LA REVOLUCIÓN DEL
METABOLISMO

LA REVOLUCIÓN DEL
METABOLISMO

BAJE 14 LIBRAS (6 KG) EN 14 DÍAS Y NO LAS SUBA EL RESTO DE SU VIDA

HAYLIE POMROY
CON EVE ADAMSON

HarperCollins *Español*

Editora en Jefe: *Graciela Lelli*
Traducción: *Eduardo Jibaja*
Adaptación del diseño en español: *www.produccióneditorial.com*

ISBN: 978-1-40021-218-7

Impreso en Estados Unidos de América
19 20 21 22 23 LSC 7 6 5 4 3 2 1

Deseo dedicar este libro a mi cuñada Leilani Roh.
Eres tan inteligente y valiente.
Tu luz ha guiado a mucha gente a su camino.
Mucho después de haber acabado nuestra obra,
soy muy afortunada de caminar a tu lado.

CONTENIDO

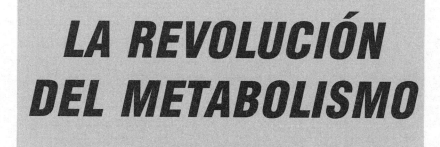

LA REVOLUCIÓN DEL METABOLISMO

INTRODUCCIÓN

Mientras me sentaba para escribir este, mi sexto libro sobre salud, nutrición y bajar de peso, tomé bastante tiempo para reflexionar acerca de mis últimos veintidós años de práctica clínica. Pensé en aquellas personas que me vienen a ver y lo que típicamente soportaron en su camino hasta llegar aquí. La mayoría de ellas llegan a mi oficina después que han sufrido años de haber sido avergonzadas por su cuerpo y han tenido problemas con las comidas. La mayoría de ellas han pasado mucho tiempo y usado muchos recursos económicos tratando de bajar de peso. Muchas de ellas están enojadas con sus cuerpos. Están frustradas con sus barrigas. Están enfadadas con sus muslos. Sin embargo, aquí están, sentadas por delante de mí pérdida, ya sea en una silla de verdad o virtualmente conforme abren las páginas de uno de mis libros, y me están diciendo que harían *cualquier cosa*. Dejarán *cualquier cosa*, porque están desesperadas por alcanzar la pérdida de peso que tanto las elude. Otras vienen a mí con mucho más de cien libras (45 kg) de peso que quieren bajar, y solo la idea de eso es abrumadora. Otras han bajado bastante peso en el pasado, pero lo volvieron a subir y parece que no pueden obtener la energía o la voluntad para pasar nuevamente por ese proceso de pérdida de peso. Ellas quieren que les dé un empujón, para ayudarlas a encontrar el valor necesario, para ayudarlas a encontrar la esperanza de saber que realmente pueden bajar de peso, y perderlo para siempre.

Con los años, he aprendido que es importante dar un paso atrás y ver la industria a la que mis clientes han acudido para recibir ayuda, recursos y productos. Cuando hago eso, veo lo dañino que ha sido para ellas el hacer dieta constantemente. Han disminuido sus metabolismos y se ha opacado su motivación. Se han decepcionado una y otra vez, y no se han mantenido saludables. En muchos casos, han desaparecido su salud y vitalidad hasta que se sienten como si casi no les quedara nada. Han aprendido que la inanición es necesaria. Han aprendido que bajar de peso requiere un enorme esfuerzo. Han aprendido que hacer dieta cuesta mucho. Muchas de ellas creen que ya no lo pueden hacer. Por eso necesitan una revolución.

Yo escribí este libro con el ánimo de revolucionar el concepto de lo que significa y cómo se siente bajar de peso. Aunque usted tal vez haya aprendido lo contrario, la verdad es que bajar de peso no tiene que ser doloroso o aburrido. No tiene que apoderarse de toda su vida. Puede ser más fácil de lo que cree. Y puede ser rápido. Puede ser eficaz. Puede ser delicioso. Y puede ser bueno para su salud. Usted no tiene que sacrificar su piel, tono muscular, nivel de energía, o saciedad para bajar de peso. Y jamás, jamás tendrá que morirse de hambre. De hecho, usted *no debe morirse de hambre*. Usted puede y debe bajar de peso comiendo. Es la única manera de trabajar con los procesos naturales de su cuerpo.

A medida que mi práctica y mi estilo de escribir han evolucionado, junto con mi dedicación e insaciable sed por ser una persona que aprende toda la vida, he observado a mis clientes cuidadosamente para averiguar lo que quieren y necesitan de mí. Mi libro bandera, *La dieta del metabolismo acelerado*, ayudó a millones de personas a reparar sus metabolismos y, en el proceso, bajar hasta veinte libras (9 kg) en 28 días. Mis otros libros, incluyendo *Las recetas de la dieta del metabolismo acelerado*, *Quémalo*, y *Los alimentos del metabolismo acelerado: recetario médico*, han ayudado a la gente a enfrentar barreras muy específicas de la salud y la pérdida de peso. Ahora, por primera vez, ya que es mi constante búsqueda darle lo que usted busca de mí, estoy develando mi más reciente plan de acción más rápida para bajar de peso. *La revolución del metabolismo* puede ayudarle a bajar hasta 14 libras (6 kg) en solo 14 días derritiendo la grasa y estimulando su metabolismo para que consuma con una velocidad sin precedentes. Y todo gira en torno a la comida.

Pero bajar de peso en forma superacelerada no es todo lo nuevo en *La revolución del metabolismo*. Nosotras vamos a hacer algunas cosas que nunca antes he hecho con mi comunidad. Vamos a definir su peso corporal ideal. Vamos a clasificar el estado actual de su disfunción metabólica (qué tan lejos está usted de tener un metabolismo acelerado ahora mismo). Vamos a definir una intervención específica a su cuerpo. Y en 14 días, vamos a revolucionar su metabolismo para que pueda quemar la grasa a una velocidad tremendamente rápida.

Si usted no conoce mi trabajo, bienvenida a mi mundo. Yo soy su nutricionista ahora, y me haré cargo de usted y la guiaré por el asombroso y maravilloso mundo de comer para bajar de peso rápidamente y el mantenimiento de un metabolismo acelerado mientras que a la vez estimule su salud y vitalidad para que se sienta y se vea mejor que lo que quizás se haya visto en mucho tiempo. En 14 días, dará firmeza a los músculos, estimulará la producción de colágeno, quemará la grasa de manera agresiva y logrará bajar de peso increíblemente sin morirse de hambre o sufrir privación, hasta una libra (,45 kg) al día, día tras día tras día. Se verá más delgada, se sentirá más en forma, estará más firme y más fuerte, y tendrá una piel más luminosa, un cabello más brilloso y unas uñas más fuertes. Vamos a crear mapas de comidas juntas, y sabrá exactamente lo que necesitará hacer cada día. Todo es más fácil con instrucciones claras y un constante apoyo, y eso es exactamente lo que recibirá de mí. No será complicado. No consumirá el tiempo. Pero funcionará.

Es supersimple, siga el Mapa de su comida y elija sus alimentos de la Lista de alimentos de la revolución del metabolismo, o use las Recetas de la revolución del metabolismo personalizadas para cada mapa de comidas. Ni siquiera tendrá que pensarlo, 14 días ¡y buuum!: pérdida de peso rápida. Pasará rápidamente los puntos establecidos del pasado histórico, dará inicio a una gran pérdida de peso, o finalmente derrotará esas últimas libras tercas. Todo depende de su Puntaje de intervención metabólica, el cual calcularemos juntas; una vez que lo sepa, conocerá su estrategia exacta para bajar de peso rápidamente.

Luego, en la Segunda Parte, le ayudaré a decidir qué hacer posteriormente. ¿Tiene que bajar más de peso? Usted tiene opciones eficaces. ¿Está en el peso que tiene como meta? Entonces va a necesitar saber cómo evitar subir de ese peso por el resto de su vida. La segunda mitad de este libro contiene un plan de mantenimiento completo para toda la vida con un mapa de comidas que se deben comer con un ritmo natural, una Lista maestra de alimentos para estimular el metabolismo de por vida, y respuestas a todas sus preguntas relacionadas con los perturbadores metabólicos que encontrará viviendo en nuestro mundo moderno. Y cuando digo «De por vida», quiero decir para siempre. Quiero decir cuando la vida sigue su rumbo, cuando necesite una intervención terapéutica basada en la comida, cuando pase por la menopausia, cuando tenga un bebé, cuando pierda su empleo. En otras palabras, usted necesita saber cómo mantener su pérdida de peso *en la vida real*. Porque a pesar de lo lindo que sería tener un chef personal o incluso una mamá que todavía le empaque el almuerzo todos los días, o tal vez un servicio que le envíe a la puerta de su casa cada comida o refrigerio, aun en esas situaciones que cuentan con el apoyo de un taxi, la vida continúa. Continúa para todos.

No importa quién sea usted o cuáles sean sus circunstancias, quiero que sepa que siempre hay poder en su plato para bajar de peso, y hay poder en su plato para evitar que suba de por vida. Al terminar este libro tendrá las herramientas que necesita para tener éxito en bajar de peso rápidamente y mantenerlo en forma fija y agradable. Usted estará viviendo el estilo de vida del Metabolismo acelerado conmigo, y espero que también se una a mi comunidad activa e inspiradora.

Aun si bajar de peso rápidamente en el pasado no funcionó con usted, este nuevo plan promete ayudarle a pasar con fuerza su punto establecido y evitar subir de peso de maneras que funcionan con usted como individuo. Hay muchas razones distintas para subir de peso, y muchos caminos distintos para bajarlo. En mis otros libros, me enfoco en preocupaciones específicas, como la reparación metabólica completa, el estancamiento en bajar de peso por razones específicas, y procesos de enfermedad crónica que pueden paralizar la pérdida de peso y obstruir la salud. Aquí me vuelvo más personal que nunca, con cálculos que personalizarán su plan, para que pueda bajar de peso y recuperar su salud más rápido que nunca. Bajar de peso rápidamente, que también desarrolla fuerza y salud, no solo le ayudará a sentirse mejor con rapidez, sino que estimulará su confianza rápidamente conforme ve el número de la balanza bajar cada mañana. La parte relacionada con la salud sucede simultáneamente a medida que la pérdida de peso basada en nutrientes desencadena una cascada de cambios metabólicos positivos que son reales, comprobados y documentados. Esta pérdida de peso rápida es tanto permanente como terapéutica. Cuando usted baja de peso estimulando el metabolismo con comida, prepárese para disfrutar:

- Una reducción en las hormonas del estrés
- Niveles estabilizados de insulina y glucosa en la sangre
- Un aumento en el índice metabólico
- Un consumo de grasas más eficaz
- Más energía, fortaleza y resistencia
- Un mejoramiento en el estado de ánimo y mayor confianza en sí mismo

Después de seguir este nuevo plan, sentirá como que hubiese viajado por todo el país para verme en mi clínica privada sin haber tenido que salir de su casa. Combinando los dos elementos que mi público dice que son los que les encantan: bajar de peso rápidamente y muchas recetas asombrosamente deliciosas, con un plan nunca antes publicado que utiliza rotaciones tácticas de gramos de proteínas y combinaciones patentadas de comida para crear una pérdida de peso significativa sin las secuelas de un régimen muy estricto, *La revolución del metabolismo* tiene todo lo que usted necesita para tener éxito. En las siguientes páginas, encontrará:

- Mapas de comida personalizables y fáciles de seguir para todos, exactamente como los que usan mis clientes.
- Casi cien recetas deliciosas, de chuparse los dedos, que requieren poco esfuerzo, justo de la manera que les encanta a mis clientes y mi comunidad, todas completamente nuevas, nunca antes vistas, y maravillosamente fotografiadas en mi sitio web con preciosos colores. (Y siga su sintonía para recibir aun más en nuestra página web).
- Claras listas de comida que se pueden preparar fácilmente con alimentos que puede encontrar en cualquier supermercado. Nada difícil de conseguir o costoso, solo comida real e integral que usted reconoce, en combinaciones que tal vez nunca haya pensado disfrutar anteriormente.
- Opciones para cada dieta especial. ¿Vegetariana o vegetariana estricta? Se puede. ¿Libre de granos? No hay problema. ¿Omnívora satisfecha? Delo por hecho y rehecho.
- Los amantes de la comida y los que le temen a la cocina también hallarán todo para suplir sus necesidades. Lo he visto todo, y mis clientes abarcan desde chefs aficionados y sofisticados hasta aquellos que preferirían hacer cualquier cosa en vez de pasar un día en la cocina. Tengo opciones para todos.
- Una vez que haya conquistado su peso, se recibirá un plan de mantenimiento sólido para que siga allí, a fin de que nunca tenga que preocuparse de volver a subir de peso. Usted tendrá todas las herramientas para mantenerse exactamente donde está. O, si surge la necesidad, ayudarle a bajar aun más de peso, cuando esté preparada.
- Respuestas a todas sus preguntas, desde preguntas de principiantes acerca de cómo comer en los restaurantes o qué comer cuando está de viaje o en la carretera, hasta preguntas veteranas de la DMA (Dieta del metabolismo acelerado) acerca de cómo

coordinar mis diversos programas y vivir la vida de la DMA a largo plazo. Usted se enterará de mis mejores trucos de metabolismo más recientes para cuando se dé un gusto de vez en cuando, de cómo tomarse un refrigerio poderoso, exactamente cómo y qué comer en las fiestas y otros eventos sociales y mucho, mucho más.

Usted es mi cliente ahora, y estamos en este camino juntas. Usted tiene todos los beneficios de mi conocimiento clínico. Tiene todos mis recursos. Este libro está en sus manos, y nosotros somos un equipo. Trato hecho. Usted está a punto de revolucionar su metabolismo. Está a punto de empezar a quemar grasa para tener combustible a un ritmo vertiginoso. Y está a punto de empezar a bajar de peso y sentirse mejor. Apenas me puedo aguantar de ver lo que su cuerpo va a hacer por usted cuando le demos todo lo que necesita. Bienvenida a la Revolución.

PRIMERA PARTE

BAJE
DE PESO
RÁPIDAMENTE

1
PÉRDIDA DE PESO RÁPIDA

Eso es todo. Ya hemos tenido suficiente. Las condiciones son inaceptables. Es hora de pararse y decir algo. Es hora de levantarse y hacer algo, para poner fin a la opresión y la disfunción sistémica. Es hora de afirmar nuestros derechos, de cambiar todo el sistema. *Es hora de una revolución.*

Una revolución del metabolismo, esto es. Si está cansada de probar dietas que no funcionan o de recuperar el peso que haya bajado, y se siente como que ya no puede hacerlo, usted necesita una revolución del metabolismo. Si se mantiene recortando su ingestión de comida más y más pero aún parece que no puede deshacerse del peso extra que la incomoda, usted necesita una revolución del metabolismo. Si tiene factores de riesgo amedrentadores de alguna enfermedad crónica, necesita una revolución del metabolismo. Si cree que está destinada, o genéticamente predeterminada, a tener exceso de peso y ser poco saludable, necesita una revolución del metabolismo.

Si su metabolismo no está haciendo lo que necesita que haga, necesita hacer algo diferente. Necesita sacudirlo. Necesita cambiarlo. Necesita despertar su metabolismo y hacer que arda y lo haga rápidamente otra vez. Y solo hay una forma de hacer eso.

Yo me considero una especie de revolucionaria, no solo del metabolismo, sino de toda una industria y mentalidad que trata de invocar el bajar de peso y la salud quitando comida. Qué ridículo. Yo sé, por más de veinte años de experiencia clínica y miles de clientes y lectores que han bajado literalmente millones de libras de peso, que quitar comida para bajar de peso no funciona. La razón por la cual he tenido tanto éxito es porque yo *nunca saco la comida de la ecuación*. Jamás saco a los nutrientes de la ecuación. Siempre estoy tratando de girar hacia la comida, no de alejarme de ella, como la manera de acelerar, sanar y reparar el metabolismo y proveerle lo que su cuerpo necesita para lograr bajar de peso rápidamente mientras también promueve la salud radiante. Mis métodos siempre están basados en los nutrientes y siempre se centran en el metabolismo, porque su metabolismo es el secreto para un cuerpo saludable que permanece con un peso saludable.

¿Entonces, por qué seguimos creyendo las «falsas noticias» que dicen que hacer dieta debe consistir en privación, restricción de calorías, o la eliminación de importantes grupos nutritivos de comida? Y aun más relevante para este libro, ¿por qué seguimos creyendo que la única manera real de bajar de peso permanentemente es bajarlo lentamente? Este es el mensaje cultural: coma menos, haga más ejercicios y no espere resultados rápidos. Qué poco inspirador. Qué poco motivador. Y según las investigaciones, qué ineficaz. Yo sé dos cosas acerca de bajar de peso, y las sé porque hago que se realicen en mis clientes cada día. Lo que sé es que la mejor manera de lograr bajar de peso en forma real, significativa, restauradora de la salud, estimuladora del metabolismo y transformadora de la vida es:

1. Alimentándose, a menudo con más comida de la que está comiendo ahora; y
2. Bajando de peso lo más rápido posible.

No solo vamos a despertar su metabolismo con comida, sino que vamos a invocar el bajar de peso en forma rápida y permanente. Ahora, *eso* es lo que yo llamo revolucionario. La sabiduría tradicional dice que se supone que usted baje de peso lentamente. Esa era la vieja creencia, pero gracias a Dios por el progreso. Ahora la ciencia está finalmente apoyando lo que les he estado diciendo a mis clientes todo este tiempo: usted bajará más de peso, obtendrá más motivación, más energía y mejores mediciones de la salud cuando *baje de peso rápidamente*. Mientras sepa cómo comer para mantener esa pérdida de peso, no tendrá más probabilidad de recuperar ese peso que alguien que lo haya bajado lentamente. Tal vez sea menos probable que usted lo recupere. En otras palabras, su pérdida de peso rápida puede ser segura, estable y permanente.

¿Qué es metabolismo?

Metabolismo es el proceso de convertir los alimentos en combustible y usar ese combustible para generar energía. Su *índice metabólico* es la velocidad con la que esto sucede. Cuando es lenta, su cuerpo no es eficaz para convertir los alimentos en combustible. Cuanto más rápido sea su metabolismo, mejor podrá quemar la grasa para tener combustible y convertir los nutrientes en formas usables para edificar, reparar, sanar y producir energía.

Aunque el proceso metabólico es complejo, también funciona según unas cuantas leyes naturales muy sencillas, tan reales e inquebrantables como la gravedad:

LEY #1: El cerebro necesita glucosa para funcionar. La glucosa es el combustible del cerebro, y solo procede de los alimentos.

LEY #2: El cuerpo debe almacenar energía de los alimentos antes de poder usarla. Usted no puede usar instantáneamente la energía de una manzana justo después que la haya comido. Debe convertirla y almacenarla primero. Esto es un proceso metabólico, así que su metabolismo tiene que estar funcionando para almacenar la energía de los alimentos.

LEY #3: El cuerpo debe usar energía almacenada para hacer cualquier cosa, desde crecer hasta sanar y moverse. Si no puede acceder a la energía almacenada no puede funcionar. Si el metabolismo no está funcionando bien para acceder a la energía almacenada, entonces permanecerá almacenada en sus células de grasa.

Toda mi práctica y filosofía se basan en estas leyes naturales, lo cual básicamente dice que *usted necesita alimentarse* para mantener su metabolismo a su máximo rendimiento. Necesita alimentarse para tener suficiente glucosa para darle combustible al cerebro. Necesita alimentarse para que pueda ingerir los micronutrientes que requiere el metabolismo para almacenar energía. Y necesita alimentarse para dar combustible al metabolismo para que pueda acceder a esa energía almacenada, la cual usted necesita para vivir su vida.

En otras palabras, para hacer cualquier cosa, *incluyendo bajar de peso*, usted necesita alimentarse.

CREENCIAS DE LA PÉRDIDA DE PESO RÁPIDA

Veamos esa ciencia y cómo ha evolucionado en base a viejas ideas acerca de cuál debería ser el ritmo de la pérdida de peso. Esencialmente, hay dos puntos de vista convencionales acerca de bajar de peso de forma rápida:

Punto de vista convencional #1 de la pérdida de peso rápida: La pérdida de peso rápida es buena, a cualquier precio. Para alguien cuyo peso corporal amenaza severa y directamente su vida, bajar de peso drásticamente puede salvar la vida, pero eso no se aplica a la mayoría de la gente. Si usted se embarca en un régimen drástico para bajar de peso en un entorno médico, probablemente le darán una dieta extrema de bajas calorías, una dieta de líquidos, o le pondrán en un programa de ayuno. O quizás le ofrezcan una intervención más invasiva, que podría cubrir un seguro: cirugía para engrapar o amarrar el estómago para que sea más pequeño. Un alambre para cerrar la mandíbula y evitar comer en exceso (o comer en lo absoluto). Una receta para obtener hormonas del embarazo, aunque no esté embarazada. Muchos doctores defienden estos métodos porque traen como resultado bajar de peso. Funcionan. ¿Y no es eso mejor que ser morbosamente obesa? Muchos profesionales de medicina creen que lo es. El lado negativo (aparte del dolor, el sufrimiento y el riesgo de discapacidad a largo plazo o permanente o incluso de muerte) es que estos métodos implican literalmente hacer que se muera de hambre un ser humano. Además de eso, estos métodos radicales tienen efectos metabólicos negativos. Cuando las personas bajan de peso de estas maneras, nunca podrán volver a comer la cantidad que comían antes de tener sobrepeso. Sus metabolismos se quedan perjudicados, y la privación será el nombre del juego que practicarán el resto de sus vidas, o correrán el riesgo de recuperar todo ese peso, y tener que pasar otra vez por todo el proceso penoso y doloroso.

No puedo creer con la conciencia limpia que esta clase de intervención sea necesaria para la mayoría de la gente que necesita bajar de peso. Debido a que es un método basado en componentes no nutrientes para bajar de peso rápidamente, perturba el equilibrio hormonal, estimula el almacenamiento de grasas aun ingiriendo muy pocas calorías y a menudo trae como resultado hambre extrema, poca energía, achaques, piel caída, pérdida del cabello, depresión y una sensación general de mala salud. Y ni se diga, eso no es lo que yo quiero para usted.

Punto de vista convencional #2 de la pérdida de peso rápida: *La pérdida de peso rápida no dura.* Según esta creencia, si usted baja de peso rápidamente, lo recuperará. Puesto que los métodos agresivos fácilmente traen como resultado la subida de peso, este punto de vista dice que para lograr bajar de peso de manera perdurable, «con lentitud y firmeza se gana la carrera». La gente que defiende este método cree que cambios de estilo de vida pequeños, graduales y progresivos supuestamente le ayudarán a bajar de ½ a 1 libra (,22 a ,45 kg) a la semana, un ritmo «seguro» para bajar de peso, y castigarán mucho menos y serán mucho más agradables. Por supuesto, comer un poquito menos y hacer un poquito más de ejercicios es con seguridad más divertido que una gran operación quirúrgica o morirse de hambre. Pero hay graves problemas con la eficacia de esta perspectiva.

Consideremos la motivación. Cuando hay que bajar 100 libras (45,4 kg) o más, o incluso 30 libras (13,6 kg), entonces un ritmo lento y firme puede parecer no solo frustrante, sino también no valer la pena los cambios que tenga que hacer en su vida. ¿Para qué dejar el chocolate o las hamburguesas con queso para bajar una mísera ½ libra (,22 kg) de peso a la semana? Usted pasará *años* tratando de bajar 100 libras (45,4 kg) a ese ritmo. Pero aun más problemático, lo que veo en mis clientes es que con cambios muy lentos de estilo de vida vienen ajustes muy lentos de metabolismo. A su metabolismo le encanta quedarse en un lugar cómodo, así que tan pronto como usted deja el chocolate, su metabolismo se ajusta a una vida libre de chocolates, así que ya no está ocupando el mismo cuerpo que solía comiendo chocolate. Su cuerpo necesita unas cuantas calorías menos para quedarse donde está. Tal vez baje una o dos libras (45 a ,90 kg), pero eso es todo. Va a tener que dejar otra cosa si quiere continuar bajando de peso. De pronto, esa ½ libra (,22 kg) a la semana se detiene, y ahora hasta bajar esas 30 libras (13,6 kg) de peso parece inalcanzable porque no está pasando nada. Tal vez se sienta mejor tomando mejores decisiones, pero nunca verá una pérdida de peso real y significativa. Y cuando la pérdida de peso disminuye o se detiene completamente, mucha gente siente que hay que rendirse y comer todo lo que se quiera.

Si alguna vez ha probado uno de estos métodos convencionales, tal vez descubrió que funcionó por un tiempo o que no funcionó en lo absoluto. Pero ya que han sido las únicas opciones por ahí, tal vez continuó probando diferentes versiones de ellas, una y otra vez.

Estoy aquí para sacarla de ese tren loco. Hay una tercera opción. No es parte del punto de vista convencional de la pérdida de peso rápida, pero es apoyada cada vez más por la ciencia emergente más reciente acerca de cómo funciona la pérdida de peso.

Creencia poco convencional de la pérdida de peso rápida: La pérdida de peso rápida impulsada por la aplicación estratégica de la comida y los nutrientes puede aumentar la salud y a la vez disolver la grasa, y de manera permanente. Un plan para bajar de peso rápidamente que le alimente en vez de privarle de comida y nutrientes puede evitar que usted pierda energía, experimente hambre extrema, consuma los músculos y pierda fortaleza. Cuando usa la comida para desarrollar los músculos, quemar las grasas y aumentar la producción de colágeno y elastina, en otras palabras, cuando come más, pero elige las comidas correctas en los momentos correctos, usted puede realmente elevar su índice metabólico, aumentar las fuerzas, mejorar su tono de piel, obtener más energía y verse increíble... todo mientras le da resultados que puede medir, en tiempo récord.

Esta es la Revolución del metabolismo. Mis clientes no tienen tiempo para «con lentitud y firmeza se gana la carrera», ni usted tampoco. Ellos no quieren todos los efectos secundarios negativos de la privación extrema, y usted tampoco. Ellos tienen vidas que vivir, y quieren poder disfrutar la comida. Apuesto que usted también.

Un momento científico para aficionados

La investigación respalda la noción de que la pérdida de peso rápida no tiene más probabilidades de traer como resultado la recuperación del peso disminuido, y no tiene más probabilidades de reprimir el metabolismo que bajar de peso lentamente. Si nos remontamos hasta 1984, la investigación ha demostrado que en las mujeres que tenían mucho sobrepeso, la pérdida de peso rápida trajo como resultado un metabolismo parecido al de las mujeres que siempre han sido esbeltas.[*] Otro estudio financiado por Australian National Health and Medical Research Council mostró que «el índice de pérdida de peso no afecta la proporción de peso

---

[*] Well, SL, et ál., «Resting metabolic rates of obese women after rapid weight loss», *J Clin Endocrinol Metabl*, julio 1984; 59(1): pp. 41-44.

que se recupera en un lapso de 144 semanas» y notó que «estos hallazgos no son coherentes con las pautas dietéticas actuales que recomiendan la pérdida de peso gradual en vez de rápida basadas en la creencia que la pérdida de peso rápida se recupera más rápidamente».[*] Un estudio de la Universidad de la Florida concluyó que «los hallazgos indican ventajas tanto a corto como a largo plazo de bajar de peso rápidamente inicialmente» y que «los que bajan de peso rápidamente obtuvieron mayor reducción de peso y mantenimiento a largo plazo, y que no eran más susceptibles a volver a subir de peso que los que bajan de peso gradualmente».[†] Finalmente, un estudio del *New England Journal of Medicine* desacreditó varios mitos clave de la obesidad, incluyendo la demostración de que *no es cierto* que pequeños cambios sostenidos de la ingestión o consumo de calorías conducen a grandes cambios de peso a largo plazo.[‡] *Tampoco es cierto* que establecer metas realistas para bajar de peso es importante porque de otro modo los pacientes se frustrarán y bajarán menos de peso. Así que tenga altas aspiraciones. Déjese llevar por su peso ideal como meta. El estudio también mostró (como muchos otros) que no es cierto que bajar rápidamente grandes cantidades de peso está asociado con resultados a largo plazo más malos que bajar de peso en forma más lenta y más gradual.

En última instancia, usted es la persona más importante en mi ecuación. Yo he pasado mi carrera analizando y experimentando con cada opción para bajar de peso que hay por ahí. Me ha llevado algo de tiempo, pero ahora tengo confianza, tanto desde una

---

[*] Purcell, Katrina, et ál., «The effect of rate of weight loss on long-term weight management: a randomized controlled trial», *The Lancet: Diabetes & Endocrinology*, diciembre 2014; 2(12): pp. 954-62.

[†] Nackers, Lisa M., et ál., «The Association Between Rate of Initial Weight Loss and Long-Term Success in Obesity Treatment: Does Slow and Steady Win the Race?», *Int J Behav Med*, septiembre 2010; 17(3): pp. 161-67.

[‡] Casazza, Krista, et ál., «Myths, Presumptions, and Facts About Obesity», *New England Journal of Medicine*, 2013; 368: pp. 446-54.

perspectiva investigadora como en base a lo que veo delante de mí en mi clínica todos los días, que bajar de peso rápidamente estimulado por nutrientes es el mejor método, más rápido y de más apoyo para bajar de peso a fin de tener una salud radiante, alta energía y un rápido metabolismo.

Usted quiere bajar de peso. Yo quiero que baje de peso. Olvídese de todas las distracciones, las modas pasajeras y los extremos. Regresemos a la comida, y terminemos con esto.

¿ASÍ QUE CREE QUE TIENE UN PUNTO ESTABLECIDO?

Se cree que los cuerpos tienen un «punto establecido», o un peso en el cual tienden a establecerse o estabilizarse. Esto es verdad, en cierta forma; hay veces en que el cuerpo hace una pausa en un cierto peso y parece establecerse y sentirse cómodo. Sin embargo, esto es solo una condición temporal, no permanente. Cuando las personas vienen a verme en la oficina, a menudo han intentado todo lo demás que se les ha podido ocurrir, ya sea extremo o «lento y firme». Vienen a mí porque ninguna otra cosa está funcionando, pero una de las cosas más comunes que me dicen mis clientes en nuestra primera visita es que no tienen muchas esperanzas porque creen, después de años y años de hacer dieta, que tienen un «punto establecido» y probablemente no pueden bajar de allí. Algunos me dicen que creen haber arruinado sus cuerpos, o dañado permanentemente sus metabolismos, porque no pueden bajar de peso de la manera que solían. Piensan que es físicamente imposible regresar a su peso anterior al bebé, o antes de lesionarse, o en pleno estado atlético, o cuando estaban en la universidad. Me preguntan si simplemente deben aceptar tener más peso. Escucho cosas como: «Claro que me encantaría pesar 145 libras (65,8 kg), pero ya no puedo bajar de 165 (74,8 kg), así que ¿tal vez ese sea mi punto establecido?».

La mayoría de estos clientes han bajado de peso y lo han recuperado repetidas veces, y siempre parece que se quedan estancados. Dicen que se siente como si sus cuerpos estuvieran peleando con ellos, y que aunque es un peso mayor de lo que les gustaría, o un peso con el cual aún no se sienten cómodos, se han resignado a ello. Acuden a mí para confirmar que sí, sus expectativas pueden ser poco realistas porque, sí, a cierta edad, usted tiene que pesar más. Ellos creen que sus puntos establecidos les han ganado.

Yo digo: *tonterías*. Usted no tiene un punto establecido genético o un punto establecido de posbebé o un punto establecido de menopausia que no pueda cambiar. Su metabolismo no está programado anticipadamente con un número mágico especial al cual siempre se dirige como única alternativa.

Los puntos establecidos vienen del estrés. Cuando usted experimenta estrés significativamente, ya sea físico (una lesión, un período de enfermedad, o un tiempo de esfuerzo físico extremo), emocional (un cambio de vida importante que le hace sentir inseguro), basado en el estilo de vida (falta de sueño, trabajar en el turno de la noche, un trabajo difícil), o un gran cambio hormonal (pubertad, embarazo, menopausia), su cuerpo se adapta. Este es un mecanismo de supervivencia. Su peso actual siempre refleja sus necesidades metabólicas actuales, y cuando está bajo estrés, su metabolismo detecta esa «emergencia» y empieza a almacenar grasa. El llamado punto establecido suyo es el punto en el que su cuerpo empieza a almacenar grasa, y una vez que ha ingresado más grasa, la situación cambia.

La grasa no es un tejido benigno e inactivo. Es en realidad una glándula secundaria que produce hormonas, razón por la cual el cuerpo la almacena. Es funcional. Si usted está tratando de quemar grasa para tener combustible o metabolizar la grasa, su metabolismo necesita sentir que está bien hacer esto. Necesita estar dispuesto a dejar esa glándula activa que produce hormonas. Si usted está bajo estrés, su cuerpo no va a querer tomar ese riesgo, así que crea un lugar cómodo de seguridad. No va a querer ir (temporalmente) por debajo de un punto establecido. Esta es en realidad una estrategia asombrosa, a nivel genial, y yo, por lo menos, aplaudo al cuerpo humano por ser tan ingenioso. Pero eso no le ayuda cuando realmente necesita bajar de peso.

Lo que eso significa es que si usted está detectando un punto establecido, si tiene un peso que parece que no puede rebajar, entonces algo tiene que cambiar. Necesita convencer a su cuerpo de que está bien soltar esa grasa almacenada. Morirse de hambre con toda certeza no lo logrará. Estresarse por su peso con toda certeza no lo logrará. Odiar su cuerpo definitivamente no lo logrará. ¿Pero comer comidas deliciosas llenas de micronutrientes que estimulan el metabolismo? ¿Practicar conductas calmadas y relajantes? ¿Mover su cuerpo delicada y amorosamente? Ahora eso sí suena bien.

Los puntos establecidos tienen una fuerte atracción gravitacional, y cuando se mueve lentamente sobre ellos, se pueden sentir como el imán más fuerte del mundo, siempre jalándolo hacia ese número. Recuerde que necesitaba esta fuerza interna durante los tiempos de estrés, pero cualquier cosa que envía una señal a su cuerpo diciéndole que le está yendo de maravillas, y se acabó la emergencia, atravesará ese punto establecido como si fueran noticias viejas, lo cual es cierto. Marque otro punto a favor de bajar de peso en base a nutrientes.

La comida es la fuente del combustible que usted necesita para desarrollar y mantener un cuerpo humano saludable. Todos sus procesos metabólicos, incluyendo la conversión de energía almacenada, dependen de los nutrientes. Si no está comiendo lo suficiente, como durante una dieta estricta o mientras ayuna, no puede darle a su cuerpo los nutrientes que necesita para convertir la energía almacenada en energía utilizable. Los carbohidratos alimentan su cerebro y crean energía. La proteína forma su estructura. La grasa facilita la producción y la absorción de hormonas. Las vitaminas y los minerales ayudan a mantener funcionando sus vías metabólicas. Usted lo necesita todo, y va a conseguirlo todo. La comida va a hacer que esto sea una realidad para usted... y va a suceder rápidamente. Yo he guiado a cientos de clientes a través de este proceso y ellos han dejado atrás sus puntos establecidos del pasado y bajado de peso más rápidamente de lo que se hubieran imaginado, sin hacer nada que pareciera extremo. Conozcamos a algunos de ellos.

Janet y su problema con el riesgo a su salud

Janet vino a mí después de haber bajado 60 libras (27,2 kg). Ella necesitaba bajar casi 60 libras (27,2 kg) más, pero se habían agotado sus fuerzas, había abandonado su programa y ya no estaba motivada. Se había extenuado a causa de la privación. Ella estaba cansada, no solo cansada de hacer dieta, sino abrumada por la fatiga crónica debido a su mala salud.

Janet inicialmente decidió bajar de peso porque su doctor le había advertido que tenía muchos factores de riesgo de enfermedad cardiaca y que aunque tuvo cierta mejoría al bajar de peso inicialmente, todavía tenía problemas mensurables, como el nivel alto de colesterol, presión arterial alta, y alto nivel de glucosa en la sangre. Ambas estuvimos de acuerdo con que tenía que bajar de peso, de una vez y para siempre, para que no tuviese que preocuparse por ello otra vez; pero puesto que ella no se sentía bien, se le hacía muy difícil hacer a la fuerza lo que sabía que tenía que hacer. Confesó haber recaído en su hábito de comer comida chatarra, estaba comiendo demasiado azúcar y casi ya no comía verduras. Le parecía un camino largo y penoso hacia su salud, cuando todo lo que quería hacer era acurrucarse con alguna comida deliciosa y ver televisión. Así que le pregunté: «¿Me puedes dar 14 días?». Vamos a acabar con esto rápidamente. Yo le dije que podía quitarle de encima 14 libras (6 kg) en 14 días. Una vez que se moviera la balanza otra vez y ella se sintiera con más energía y motivación, sabía que se iba a sentir mejor y tener más energía para un compromiso de más largo plazo a fin de tener un estilo de vida que promueva la salud. Janet decidió que podía obtener energía para dos semanas de comer organizadamente, así que le presenté un plan de 14 días para ella, mostrándole cada cosa que tendría que hacer. No había nada que pensar.

Apenas comida que preparar. Le dije que iba a ser fácil, la comida sería simple, pero la dejaría satisfecha, y ella empezaría finalmente a bajar de peso otra vez... y rápidamente.

Efectivamente, 14 días después, Janet había bajado en realidad *15 libras* (6,8 kg). Me dijo que tenía más energía que la que había tenido en años, y no podía creer lo rápido en que todo sucedió. Ella decidió hacer otra ronda del plan de la Revolución del metabolismo, y cuando hablé con ella recientemente, había bajado otras 10 libras (4,5 kg), su colesterol estaba casi dentro del rango normal, la glucosa sanguínea estaba en el rango normal, y su presión arterial estaba constantemente dirigiéndose hacia abajo también. Pronostico que ella estará en el peso que se puso como meta muy pronto.

¿Qué hace que el bajar de peso sea lento hasta detenerse de golpe?

El estrés viene de muchas maneras: un ambiente físicamente tóxico (como la contaminación y los químicos en la comida), un ambiente emocionalmente tóxico (como una relación disfuncional o un trabajo derrotista), o un evento que cambia la vida (de una boda a un divorcio, una movida o un cambio de trabajo o la pérdida de un amigo o un familiar). El estrés puede ser agudo, como estar en un accidente automovilístico o romperse la pierna. Y el estrés puede ser crónico, por ejemplo, si usted viaja todo el tiempo o da atención médica o su trabajo es sumamente exigente pero no sumamente remunerado. Incluso hacer dieta —especialmente hacer dieta estricta, ayunar y las dietas muy bajas en calorías— es extremadamente estresante para el cuerpo. El estrés también la pone en riesgo de recuperar todo el peso que con tanto esfuerzo rebajó, porque el estrés predispone al cuerpo a almacenar excesivamente la grasa, porque el cuerpo trata de rescatarnos de estos riesgos, al sellar las toxinas en las células de grasa y rehusándose a dejarlas salir.

Lucy y su supuesto punto establecido inmóvil

Cuando Lucy vino a mi oficina por primera vez, ella me dijo que no le interesaba «verse como una modelo». Ella a mi parecer se veía como que tenía un peso promedio, con lindas curvas y una personalidad vivaracha. Me dijo que quería bajar 12 libras (5,4 kg) porque sabía por experiencia pasada que estaba unas 12 libras (5,4 kg) por encima del peso que mejor la hacía sentir. «Todavía quiero estas curvas», dijo ella, manoteando sus caderas, «pero no estoy exactamente donde mejor me siento, y no importa lo que yo haga, no puedo bajar hasta ahí».

El problema era que cada vez que hacía una dieta, solo podía bajar hasta 168 libras (76,2 kg) o, a lo mucho, 165 libras (74,8 kg). Ella nunca podía bajar de ese número. Se había rendido y subido hasta 170 libras (77,1 kg). Trajo un listado de un estudio de investigación acerca de puntos establecidos, lo soltó sobre mi escritorio y dijo: «Bueno, creo que 165 (74,8 kg) es lo mejor que puedo».

Yo le expliqué a Lucy que los puntos establecidos son barreras temporales contra la pérdida de peso, que levanta el metabolismo en respuesta al estrés. Cuando Lucy pensó en ello, dijo que recordaba que había subido unas 30 libras (13,6 kg) cuando se fue lejos a seguir sus estudios universitarios, y nunca había podido bajarlas otra vez. Decidimos que la Revolución del metabolismo era simplemente la intervención de acción rápida que Lucy necesitaba para probarse a sí misma que su punto establecido no era una condición permanente.

En efecto, Lucy arrasó con su supuesto punto establecido, y hacia el final de los 14 días, pesaba 159 libras (72,1 kg). Ella estaba emocionada, y lo que es mejor, por fin se sentía cómoda con su cuerpo.

Kelly y su problema con la falta de paciencia

Una de mis clientes llamada Kelly quería bajar 70 libras (31,8 kg), y yo estuve de acuerdo con que esa era una buena meta para ponerla en un rango de peso saludable para su estatura. Ella había estado esforzándose en bajar de peso, con un plan para bajar de peso y reuniones grupales, siguiendo la meta recomendada por ese plan para bajar de peso en forma lenta pero firme de 1 a 2 libras (,45 a ,90 kg) a la semana. Todos estaban contentos por ella. Según su programa actual, ella tuvo éxito con la dieta. En verdad estaba bajando aproximadamente una libra (,45 kg) a la semana, la mayor parte del tiempo. Sin embargo, debido a que tenía mucho peso que bajar, ella se estaba frustrando y volviéndose impaciente. Se sentía como que iba a llevar una eternidad poder ver un progreso real. Ella me dijo: «¿Sabes? Nunca obtengo una verdadera recompensa. Nunca bajo suficiente peso en una semana que no pueda deshacer en una noche de comer "saliéndome del plan" como al ir a un restaurante o una fiesta. Entonces es como si nunca hubiera bajado de peso. A este ritmo, no estaré cerca del peso que tengo como meta por más de un año, y no sé si pueda sostener esto todo ese tiempo. ¿Vale la pena el esfuerzo que estoy poniendo?».

Kelly realmente no creía que jamás alcanzaría su meta, y estaba empezando a pensar que la vida con un peso saludable jamás sería posible para ella. Yo le dije que un ritmo más rápido para bajar de peso sería mucho más motivador para ella y le daría la respuesta que su cuerpo merecía. Le mostré un plan de 14 días que suscitaría una disminución de peso significativa de una manera saludable, ½ a 1 libra (22 a 45 kg) *al día*, y estuvimos de acuerdo en que cuando esto realmente funcionara, su cuerpo la volvería a inspirar y ella regresaría asombrada por lo que era capaz de lograr. Yo quería que Kelly volviera a amar la manera que sentía cuando su cuerpo estaba quemando grasa rápidamente como combustible.

Kelly cambió de su plan grupal a la Revolución del metabolismo, y 14 días después, no podía creer la diferencia. «Por fin siento como que algo está sucediendo», dijo ella. «Todo mi cuerpo se siente diferente, más fuerte, con más energía. Esto es asombroso». Kelly sí extrañaba la comunidad de apoyo de su programa anterior, así que le presenté nuestro programa de membresía de oro (también puede visitarlo en https://hayliepomroy.com/become-a-member/) y nuestra página de

Facebook (www.facebook.com/hayliepomroy/), y ella rápidamente hizo nuevos amigos y le encantaron todas las fotos de «antes y después» y las historias inspiradoras, así como también el aliento que encontró. En 14 días, Kelly había bajado exactamente 14 libras (6 kg) pero aun mejor, ella había adquirido motivación y estaba mucho más optimista de alcanzar el peso que se había puesto como meta.

Laura y su problema con la fertilidad

Laura llegó a mi oficina porque su doctor la había derivado a un doctor muy famoso en el tema de bajar de peso, conocido por sus planes de inanición, que por casualidad tiene una oficina en mi vecindario, pero que también por casualidad estaba de vacaciones. Yo era la siguiente en la lista, así que la envió a mí. Laura no estaba teniendo una buena reacción a los medicamentos estimulantes de la fertilidad, y su doctor había visto información acerca de bajar de peso rápidamente y cómo esto puede alterar la receptividad hormonal. Él le dijo a Laura: «No me importa cómo lo hagas, pero necesito que rebajes diez libras (4,5 kg) en las siguientes cuatro semanas». Cuando Laura me dijo esto, yo le dije: «Lo podemos hacer en dos. Planifiquemos tus siguientes 14 días, quitemos esas diez libras, y alístate a quedar embarazada».

A Laura le encantó el plan, fácil y lleno de nutrientes. Me dijo que se sintió como que no solo la estaba ayudando a bajar de peso y aumentar su energía, sino que su cuerpo se estaba preparando para su futuro bebé. Seis meses después, Laura quedó embarazada y terminó dando a luz a una bebé saludable.

Michael y su problema con el colesterol

Yo tengo bastantes clientes masculinos también, así que hablemos de Michael. Cuando Michael inicialmente vino a verme, él pesaba 237 libras (108 kg). Yo lo puse en uno de mis planes de más largo plazo y logramos rebajar su peso a 195 libras (88,5 kg) en un período de tres a seis meses. Él se sintió realmente bien con 195 libras

(88,5 kg). Estaba tomando Lipitor (un medicamento que reduce el colesterol), y con esta disminución de peso, él pudo reducir su dosis diaria de 40 mg a 10 mg.

Cuando regresó a mi oficina otra vez después de tres años, viéndose muy guapo en su traje impecable, yo le comenté lo bien que se veía. «No lo suficiente», dijo él. Él había mantenido exitosamente su peso en alrededor de 195 libras (88,5 kg) desde la última vez en que lo vi y recientemente le había pedido a su doctor que le quitara completamente el Lipitor. Pero su doctor dijo que solo lo permitiría si Michael pudiera bajar hasta 185 libras (84 kg). Él ya había experimentado un gran alivio de sus problemas respiratorios y el dolor en las rodillas con 195 libras, pero ahora él tenía una nueva motivación para volver a empezar a bajar de peso. La Revolución del metabolismo era el plan perfecto para eliminar esas últimas 10 libras (4,5 kg). Nosotros fácilmente lo redujimos a 185 (84 kg) al final de dos semanas, y su doctor le quitó el Lipitor completamente. El colesterol de Michael y la glucosa sanguínea ahora están en el rango normal sin la ayuda de medicamentos, y él se siente mejor que nunca. Dos años después, aún se mantiene contento con 185 libras (84 kg).

LO QUE BAJAR DE PESO RÁPIDAMENTE PUEDE HACER POR USTED

Justo el otro día, salí a pescar con mis hijos, y el sedal se atascó debajo de unas rocas. Yo estaba jalando y jalando y enrollando y jalando, y creí que iba a romper el sedal. Luego uno de los ayudantes de botes vino al muelle y dijo: «Tienes que sacarlo de un tirón». Él le dio un tirón violento, y se soltó el sedal. «¿Qué?», dije yo. «Eso fue fácil».

Eso es lo que la Revolución del metabolismo puede hacer por usted. A veces está jalando y jalando y enrollando y jalando para bajar de peso de la manera que usted cree que supuestamente se baja de peso, y no le está dando ningún resultado. Está atascada y frustrada, pero todo lo que necesita hacer es cambiar de ángulo y darle un tirón. Sea usted una persona que hace dieta, que sube y baja como un yo-yo o que hace dieta en forma lenta y firme, o alguien que siente que debe hacer dieta o algún día podría hacer dieta, todos tenemos una meta en común. Queremos mover la balanza. Esto es lo que quiere, lo que necesita, lo que su doctor le está diciendo que necesita. Obtengamos algunos resultados rápido para que se pueda sentir bien por el esfuerzo que está haciendo. Hagamos que usted se sienta bien por su cuerpo y la forma en que rinde en respuesta a sus esfuerzos.

¿Por qué escogí este plan para Michael? Porque él estaba listo para elevar su salud al siguiente nivel. ¿Por qué escogí este plan para Janet? Porque ella quería vencer la enfermedad crónica y vivir su vida, en forma activa y libre de preocupaciones. ¿Por qué escogí este plan para Lucy? Porque ella necesitaba derribar su supuesto punto establecido de una vez por todas. ¿Por qué escogí esta dieta para Kelly? Porque la manera lenta y firme era demasiado lenta para ella. ¿Por qué escogí este plan para Laura? Porque ella necesitaba estimular sus hormonas. Ahora usted y yo vamos a revolucionar *su* metabolismo. Vamos a desatascarla, a hacer que se mueva esa grasa, y desatar la energía que usted necesita. Vamos a descubrir exactamente dónde usted quiere estar, en cuanto a su peso, y lo que necesita su cuerpo para hacer eso. Luego vamos a crear el plan perfecto para evitar subir de peso y llevarla por el proceso de no subir de peso el resto de su vida.

En resumidas cuentas, bajar de peso en forma lenta y firme es de 1 a 2 libras (,45 a ,90 kg) a la semana, y eso no va a lograr todas las cosas impresionantes que usted quiere para su cuerpo y su vida. Bajar de peso rápidamente es de ½ a 1 libra (,22 a ,45 kg) *al día*, pero es mucho más que eso. Es una reiniciación del metabolismo. Es una renovación del sistema hormonal. Es toda una nueva vida. Bajar de peso rápidamente es lo que usted puede lograr y logrará con la Revolución del metabolismo. Todo lo que tiene que hacer para comprobarlo es ir a mi página web (hayliepomroy.com) o a nuestra comunidad en

Facebook (www.facebook.com/hayliepomroy/), y usted verá historia tras asombrosa historia, fotos de antes y después de bajar de peso que la volverán loca, y gente real hablando de cómo el bajar de peso rápidamente (ya sea que lo llamen así o no) ha transformado completamente sus vidas para bien.

Si usted está un poquito asustada por las posibilidades de esta promesa, pase un poquito de tiempo viendo esos testimonios. Puede hacer esto. Yo he guiado a miles de personas a través de este proceso, y funciona. Ahora es su turno para dejar que funcione con usted.

2

LA DISFUNCIÓN METABÓLICA Y EL PESO IDEAL DEL CUERPO

Lo que usted pesa y qué tan bien está funcionando su metabolismo no siempre están directamente correlacionados, pero en la mayoría de los casos, el almacenamiento del exceso de grasa es una de las señales más obvias de la disfunción metabólica. Entonces hablemos de peso. ¿Cuánto cree que debe pesar? Tal vez tenga un número en mente. O quizás tenga dos números en mente, el número que realmente le gustaría pesar, y el número que piensa que probablemente es el más bajo al que va a llegar a estas alturas de su vida. Tal vez ese primer número, el número que realmente le gustaría pesar, es el que pesó en un momento de su vida en el que se sintió realmente bien, o quizás sabe que solía pesar esa cantidad, pero sinceramente no puede recordar porque ha pasado mucho tiempo. Tal vez ese segundo número, su «número de resignación», es su peso actual, o el peso que típicamente alcanza cuando hace una dieta, aunque lo sobrepasa de nuevo tan pronto como deja la dieta.

Ponemos mucha emoción y preocupación alrededor de esos números. Pero lo que realmente los determina es el metabolismo. Pasemos un poquito de tiempo considerando cómo funciona eso, para saber lo que necesitamos hacer en su cuerpo para lograr que el número que quiere se haga realidad. Porque sí... puede hacer realidad ese número.

La calculadora del peso ideal

¿Cuál es su peso ideal? ¿Es el número que usted cree, o es algo completamente distinto? Lo ideal es que me gustaría que mis clientes tuvieran un *rango* de peso ideal, porque el peso fluctúa de un día a otro por muchas razones. Para el cálculo de nuestra disfunción metabólica, no obstante, necesitará un número específico, así que calculemos un rango y un número como objetivo.[*]

PESO IDEAL MÍNIMO

100 libras (45,4 kg) +/- 5 libras (2,3 kg) por cada pulgada por encima/debajo de 5 pies (1,52 m) = peso ideal mínimo

Rellene sus números en base al cálculo de arriba:

100 libras (45,4 kg) +/- _____ **=**

5 libras (2,3 kg) por cada pulgada por encima/debajo de 5 pies (1,52 m)

_____

peso ideal mínimo

PESO IDEAL MÁXIMO

Si usted mide 5 pies 8 pulgadas (1,72 m) o menos:

100 libras (45,4 kg) +/- 12 libras (5,4 kg) por cada pulgada por encima/debajo de 5 pies (1,5 m) = peso ideal máximo

Rellene sus números en base al cálculo de arriba:

100 libras (45,4 kg) +/- _____ **=**

12 libras (5,4 kg) por cada pulgada por encima/
debajo de 5 pies (1,52 m)

_____

peso ideal máximo

---

* Nota especial para gente que mide menos de 5 pies (1,5 metros) de estatura: Cada libra es un porcentaje mayor del peso de su cuerpo que una persona de mayor estatura, así que el rango de su peso será menor. Si usted mide 5 pies (1,5 metros), lo ideal sería que fluctuara entre 95 y 105 libras (40,8 y 47,6 kg). Si es de menos estatura que 5 pies, puede sustraer 5 libras por cada pulgada (2,5 cm) debajo de 5 pies (1,52 m), pero no recomiendo que pese menos de 90 libras (40,8 kg), no importa cuán pequeña(o) sea.

Si usted mide 5 pies 9 pulgadas (1,75 m) o más:

**100 libras (45,4 kg) + 10 libras (4,5 kg) por cada pulgada
por encima de 5 pies (1,52 m) =
peso ideal máximo**

Rellene sus números en base al cálculo de arriba.

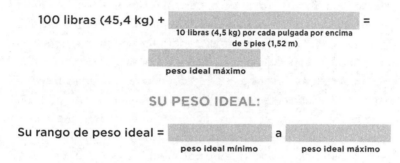

100 libras (45,4 kg) + ⬛⬛⬛⬛⬛⬛⬛⬛⬛⬛ **=**

10 libras (4,5 kg) por cada pulgada por encima
de 5 pies (1,52 m)

⬛⬛⬛⬛⬛⬛

peso ideal máximo

SU PESO IDEAL:

Su rango de peso ideal = ⬛⬛⬛⬛⬛ **a** ⬛⬛⬛⬛⬛

peso ideal mínimo   peso ideal máximo

Finalmente, su peso ideal está en algún lugar en el rango entre su mínimo y máximo calculado. Escoja un número en ese rango con el cual se sienta cómodo.

Su peso ideal = ⬛⬛⬛⬛⬛⬛⬛

cualquier número que usted escoja dentro del rango
de arriba, como meta

¿Por qué no usar el IMC?

Hay muchas maneras de determinar el peso ideal, y un método popular que les gusta a los profesionales de la salud es el sistema del índice de masa corporal (IMC). Yo no estoy a su favor porque el IMC originalmente se desarrolló para ver tendencias generalizadas de la salud. Nunca fue con la intención de evaluar el peso de individuos, y no funciona bien con gente muy musculosa, muy alta o muy baja.

¿No es lo que se imagina que debe ser su peso ideal?

A veces mis clientes quieren desafiarme en cuanto al rango de su peso. Piensan que el valor mínimo es demasiado alto, o que el valor máximo es demasiado bajo. A menudo tienen la idea equivocada de lo que la gente realmente pesa, o lo que la gente debe pesar, o tienen una imagen en su cabeza, tal vez basada en alguien que conocen o una celebridad o algo que alguien les dijo.

Confíe en mí, si usted supiera lo que verdaderamente pesa la gente real (incluyendo las celebridades), probablemente no se sentiría tan mal con su propio peso, pero si realmente cree que debe pesar menos que el mínimo calculado, recomiendo que busque consejería personal de la nutrición para hacer esto con medidas de seguridad, especialmente si quiere pesar menos de su mínimo. Hay importantes riesgos a la salud cuando no se tiene suficiente estructura o suficientes nutrientes para sostener su estructura. Si va a alterar su estructura significativamente, debe proteger los músculos y los huesos mediante la medición y el monitoreo de un profesional de la salud. Así que, por ejemplo, si mide 5 pies y 10 pulgadas de estatura y quiere pesar menos de 150 libras (68 kg), recomiendo un examen físico a profundidad antes que yo apoye su deseo de adelgazar más que eso. Yo quiero que esté saludable, por encima de todo.

POR QUÉ ACUMULAMOS EXCESO DE PESO

Cuando subimos de peso nuestros cuerpos almacenan más energía de la que consumen. Usted podría estar diciendo: «¡Qué noticia, Haylie! Todos saben eso». Sin embargo, demos un paso atrás y veamos lo que eso realmente significa. «Nuestros cuerpos almacenan más energía de la que consumen» no es lo mismo que decir "Coma menos, haga más ejercicios». Hay muchas fuerzas metabólicas funcionando en cualquier momento dado de su vida que determinan exactamente dónde y por qué su cuerpo decide almacenar energía, y cuándo y por qué su cuerpo decide consumir energía.

Si reuniera a un grupo de amigos y familiares, y cada uno comiera una sola rosquilla, cada persona en ese grupo usaría esa energía un poquito diferente. Algunos podrían consumirla casi inmediatamente.

Otros podrían almacenar cada trozo de esa rosquilla directamente en sus células grasosas. La mayoría probablemente está en un lugar intermedio, junto con un complejo espectro de almacenamiento y consumo, y la diferencia es el metabolismo. Todos tienen un proceso metabólico muy particular que se lleva a cabo dentro de ellos, y es un proceso que usted puede controlar mayormente, en base a lo que haga. Usted podría ser el superconsumista, o podría ser el superalmacenador, o podría almacenar algo y consumir algo.

¿Se ha preguntado alguna vez por qué su cuerpo decide almacenar grasas cuando claramente ya tiene bastante grasa almacenada? ¿Alguna vez se ha preguntado por qué su cuerpo se resiste a bajar de peso, a pesar de que su doctor le dijo que bajar de peso mejoraría su salud? ¿Por qué un cuerpo inteligente decide aferrarse al peso extra? Siempre hay un motivo.

Si se le ha hecho más fácil subir de peso que bajarlo, su cuerpo está en cierto estado de disfunción metabólica. Yo defino la *disfunción metabólica* como la incapacidad de quemar grasas eficazmente para tener combustible y la tendencia excesiva a almacenar grasa en lugares donde no se quiere o desea o por todo el cuerpo. Pero su metabolismo no se puso así al azar. No está funcionando tan bien como podría porque así es la manera en que su cuerpo está respondiendo a algo en su ambiente. La disfunción del metabolismo es un mecanismo de supervivencia. Hay un «porqué» detrás de lo que le está sucediendo. Tal vez su cuerpo no está obteniendo los micronutrientes que necesita, así que ha apagado o reducido la velocidad de algunos sistemas a fin de mantenerse funcionando. Quizás ha estado bajo estrés, y su cuerpo estaba almacenando grasa para una emergencia. Tal vez nunca sabrá el motivo, pero confíe en mí cuando le digo que hay un motivo. Su cuerpo no es estúpido, y tampoco es caprichoso. Hace lo mejor que puede por usted en cada momento de su vida. Ahora es su turno para que haga lo mejor que pueda por su cuerpo.

Pero antes de poder saber con seguridad lo que es mejor para su cuerpo, necesitamos evaluar el nivel actual de su disfunción metabólica. ¿Qué tanto se ha desviado? ¿Dónde se encuentra ahora mismo?

Esto nos ayudará a determinar lo que usted necesita para que su metabolismo vuelva a funcionar al máximo y en forma robusta.

LAS SEÑALES PRINCIPALES DE LA DISFUNCIÓN METABÓLICA

Si usted está en un estado de disfunción metabólica, su cuerpo ya está tratando de decirle eso. Marque el casillero junto a alguna pregunta a la cual pueda contestar SÍ:

I.

❑ ¿Ha notado la aparición repentina de grasa donde nunca antes la había tenido, como grasa en la barriga, grasa a lo largo de la marca que deja la tira del sostén, grasa que sobresale de las caderas, o grasa debajo de los brazos o debajo de las rodillas?

❑ ¿Está sintiendo dolor en las articulaciones o en los músculos que no están relacionados con alguna lesión, especialmente por todo el cuerpo, o en ambos lados de su cuerpo al mismo tiempo?

❑ ¿Ha notado que su energía es menor de la usual?

❑ ¿Ha estado experimentando cambios de ánimo que no parece controlar muy bien, como repentina irritabilidad, llanto, enojo o tristeza?

❑ ¿Está teniendo problemas en dormir, o se está despertando a medianoche y no puede volver a dormir fácilmente?

❑ ¿Está experimentando perturbadores síntomas de menopausia como sofocos repentinos, pérdida o aumento de cabello, síndrome premenstrual, ciclos premenstruales irregulares, migrañas menstruales, o falta de impulso sexual?

❑ ¿Siente frío todo el tiempo, aun cuando otra gente no lo siente, o están sus manos o pies siempre fríos?

❑ ¿Piensa que se estresa con demasiada facilidad, desproporcionadamente según la situación?

II.

❑ ¿Le ha dicho su doctor que usted tiene resultados anormales de las pruebas de laboratorio?
   ❑ Deficiencia de vitamina D
   ❑ Elevado nivel de colesterol total
   ❑ Bajo nivel de colesterol HDL
   ❑ Alto nivel de colesterol LDL
   ❑ Elevado nivel de hemoglobina A1C
   ❑ Elevado nivel de glucosa en la sangre después de ayunar
   ❑ Elevada proteína C-reactiva (CRP) u otros marcadores inflamatorios

III.

❑ ¿Ha recibido algunos de los siguientes diagnósticos de su doctor?
   ❑ Síndrome ovárico policístico
   ❑ Endometriosis y/o adenomiosis
   ❑ Hipotiroidismo
   ❑ Enfermedad autoinmune
   ❑ Diabetes o síndrome metabólico

Si marcó tres o más puntos de la primera lista, dos o más puntos de la lista de las pruebas de laboratorio, o incluso un punto de la lista de diagnósticos, quiero que usted sepa que su condición no es normal. Su metabolismo no está funcionando como debería, y le está clamando para que haga algo. No se enoje con su cuerpo. Sea curiosa. Escuche. Y lo que es más importante, no se conforme con la situación. La disfunción metabólica no es algo que «simplemente pasa» con la edad o por comer en exceso o por la menopausia o cualquier cosa por la cual ha estado culpando su subida de peso y baja energía recientemente. Hay bastante gente sana con metabolismos rápidos que tienen más edad, o que comen mucho, o que tienen menopausia. Probablemente los conoce. Y puede ser uno de ellos. Necesita reparar su metabolismo... y rápido.

EL ESPIRAL DEL METABOLISMO LENTO

Cuando hablo de disfunción metabólica, lo que quiero decir es que su metabolismo es lento. El grado de disfunción metabólica se correlaciona directamente con la velocidad de su metabolismo. Recuerde que el metabolismo es la velocidad con que usted convierte la energía de las comidas en los procesos que su cuerpo necesita para vivir la vida. Velocidad tiene que ver con rapidez. Cuanto más elevada sea la disfunción metabólica, más lento es el metabolismo, y cuanto más sano sea el metabolismo, más rápido consume. Por eso es que siempre hablo de alcanzar un metabolismo acelerado. Un metabolismo acelerado es un metabolismo fuerte y sano.

Ahora, pensemos en la forma en que se ve un metabolismo lento o disfuncional en su cuerpo. Cuando su metabolismo es disfuncional, unas cuantas cosas muy importantes suceden que impactan directamente su peso y su salud:

1. ***Usted prioriza el consumo de carbohidratos simples***. Digamos que regresa a casa después de un largo día de trabajo y está agotada, y luego alguien en su familia le dice: «¿Qué hay para cenar?». Cuando está agotada, ¿quiere cocinar algo elaborado, o quiere pedir algo para que se lo traigan? Que le traigan un pedido es más fácil, por supuesto. Así también es el metabolismo de los carbohidratos. Cuando está agotada y estresada, su cuerpo no va a ir en busca de proteínas y grasas para convertirlas y metabolizarlas. Es demasiado trabajo. Las proteínas y las grasas requieren mucho tiempo para descomponerse en micronutrientes. Ellas proveen combustible lento y continuo, lo cual es fabuloso en teoría, pero su metabolismo básicamente se está rindiendo y diciendo: «¡Pidamos una pizza!». Los carbohidratos simples se descomponen rápidamente, proveyendo energía rápida, aun si no dura mucho tiempo. Por eso es que es más probable que se muera de ganas por comer carbohidratos cuando está estresada o cansada. (La próxima vez que esto suceda, imagínese a su cuerpo

metafóricamente pidiendo una pizza mientras los vegetales y la fruta se pudren en la refrigeradora).

2. **Usted prioriza el almacenamiento de grasas.** Un metabolismo disfuncional prioriza el almacenamiento de grasas porque la supervivencia a largo plazo es más importante que verse bien en apretados *jeans* a corto plazo. Esto a menudo le sucede a la gente que hace dietas que restringen las calorías, pero también sucede cuando la gente está bajo estrés. Para usar la comida para obtener energía, el metabolismo tiene que convertirla para almacenarla, luego usa lo almacenado para el funcionamiento. El metabolismo disfuncional tiende a meter cada caloría que viene en el almacenamiento de grasas, como una ardilla que llena a un árbol de bellotas para el largo invierno. Si su cuerpo piensa que se viene el invierno, entonces no importa lo que coma, un dulce, una manzana, incluso apio y lechuga. Todo se va al árbol.

3. **Usted no está extrayendo suficientes micronutrientes de los alimentos.** Imagínese que es realmente buena para realizar cirugías al cerebro. Es la mejor cirujana del país. Pero se levanta una mañana con un terrible caso de influenza. O pasó toda la noche despierta y ahora apenas puede mantener los ojos abiertos. Este no es el momento para realizar cirugías al cerebro. Aun si sabe cómo hacerlo, no quiere decir que está en condiciones de hacerlo. Un metabolismo disfuncional es muy parecido. Su cuerpo sabe cómo extraer micronutrientes de la comida, pero los muchos procesos bioquímicos complejos que se requieren para hacer esto no están funcionando muy bien; están durmiendo porque están agotados. Eso significa que todas las cosas que quiere que sucedan en su cuerpo, como quemar grasas para tener combustible y la producción y utilización de hormonas, todas dependen de los micronutrientes, y no está teniendo acceso a ellos.

Cuando no puede extraer esos micronutrientes, su disfunción metabólica se pone más severa porque necesita esos micronutrientes para permanecer despierta y ponerse a trabajar. Luego usted se atasca en un círculo vicioso de privación de nutrientes, lo que trae como resultado una disfunción metabólica aun peor. Aun los alimentos más ricos en nutrientes no la ayudarán si no tiene la capacidad de descomponerlos.

Si usted está experimentando disfunción metabólica y no ha podido alcanzar el peso que quiere, no es culpa suya. No es falta de voluntad. Los intensos antojos no son una señal de debilidad. Está subiendo de peso porque su cuerpo le está diciendo que coma más porque percibe falta de nutrición, mientras almacena energía agresivamente en forma de grasa para protegerse de más deficiencia nutritiva. Pero al mismo tiempo, no está extrayendo micronutrientes que su metabolismo necesita para funcionar apropiadamente, lo cual ha llevado a su cuerpo a sentir que usted no se está nutriendo en primer lugar. En teoría, esto es un esfuerzo heroico que realiza su cuerpo, pero de manera realista, es un espiral vicioso y negativo de disfunción metabólica. A medida que aumenta esa disfunción y más vías metabólicas se cierran, su cuerpo continúa compensando para protegerse de una inanición que ha percibido, pero el precio que usted paga es la subida de peso, baja energía o incluso la enfermedad crónica.

Si esto suena a usted, entonces necesitamos voltear las cosas. Necesitamos hacer que ese espiral dé marcha atrás para que podamos reparar su metabolismo y vuelva a consumir con mucha rapidez. Eso significa que tenemos que:

1. Reabastecer el almacenamiento de su energía para que su cuerpo pueda reunir la energía para digerir la proteína, grasa y los carbohidratos complejos, y también los carbohidratos simples.
2. Convencer a su cuerpo de que no hay una emergencia y no necesita continuar almacenando toda la energía que usted consume en las células de grasa.
3. Después que el cuerpo se ha calmado y vuelve a tener energía, estimule la extracción de micronutrientes con el uso estratégico y el momento apropiado de las comidas ricas en nutrientes.

CALCULANDO SU RANGO DE DISFUNCIÓN METABÓLICA

Yo sé que usted está lista para empezar a bajar de peso ahora, y sé que quiere bajarlo rápidamente. Tal vez esté inclinada a decir: «Haylie, solo dime qué comer». Mis clientes me dicen esto todo el tiempo: «Tengo que bajar de peso. Haré cualquier cosa que me digas. Dime qué comer». Mi respuesta para usted, al igual que para ellas, es que tenemos que llegar a conocerla y entender a su cuerpo juntas antes de que podamos tener el éxito increíble que se desea. Cuando sepamos lo que su cuerpo está haciendo ahora mismo, tendré una idea mucho mejor de cómo ese peso, rápidamente.

En general, yo hallo que mis clientes que quieren bajar de peso están en una de tres categorías:

- La Zona mágica, donde no se tiene mucho que bajar, pero el peso parece estable, así que es difícil rebajar esas últimas libras.
- La Zona inestable, donde bajar de peso es relativamente fácil, pero también lo es volver a subirlo.
- La Zona de resistencia a bajar de peso, donde se ha subido mucho, pero no se puede bajarlo porque parece que fuera su «nuevo nivel normal».

Le contaré más acerca de estas zonas cuando usted descubra dónde está. Para descubrir en qué zona usted está ahora mismo, calculemos su Puntaje de disfunción metabólica. Usted necesitará su peso ideal como meta, de la página 33, para este próximo cálculo.

Rango de disfunción metabólica

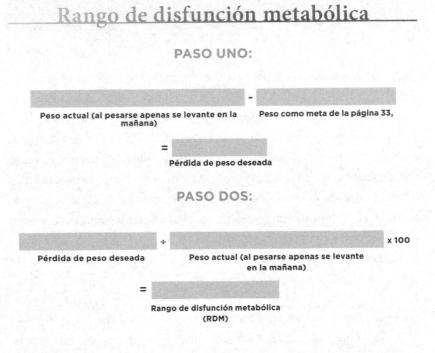

PASO UNO:

Peso actual (al pesarse apenas se levante en la mañana) - Peso como meta de la página 33,

= Pérdida de peso deseada

PASO DOS:

Pérdida de peso deseada ÷ Peso actual (al pesarse apenas se levante en la mañana) x 100

= Rango de disfunción metabólica (RDM)

EL RANGO DE DISFUNCIÓN METABÓLICA: ¿QUÉ ES LO QUE ME DICE?

Su RDM estará en una de tres categorías:

1. *2 a 7: Zona mágica.* Esta es la zona donde su cuerpo se vuelve estable y crea homeostasis. Se siente cómodo aquí, aun cuando todavía no está en su peso ideal. Aquí es donde usted puede comer mucho e ir a fiestas una o dos veces a la semana y aún permanece en el mismo peso estable. Este es el rango donde la proporción del músculo a la grasa al hueso es propicia para un metabolismo sano, por eso la llamo la Zona mágica. Pero no significa que usted esté precisamente donde quiere estar. Esta estabilidad es porque esas últimas 3 a 5 libras (1,36 a 2,26 kg)

pueden sentirse muy tercas... pero no se preocupe, nosotras las quitaremos de encima.

2. *8 a 15: Zona inestable.* Su metabolismo es menos estable en esta zona, así que cuando está aquí después de haber bajado mucho peso, probablemente tiene una sensación de ansiedad por ello. Usted teme que el peso regrese antes de que llegue completamente a su meta. Eso es comprensible, porque esta es la zona crucial. Su cuerpo puede ser fácilmente influenciado en una de dos direcciones. La gente que hace mucha dieta como yo-yo tiende a hacerla dentro de este rango, persiguiendo un número arriba y abajo en la balanza. Cuando tengo clientes en esta zona, les aconsejo que pongan manos a la obra sin distracciones por 14 días, hasta que entremos a la Zona mágica, donde se sentirán más estables.

3. *Cualquier número mayor de 15: Zona de resistencia a bajar de peso.* Cuando usted está en esta zona, su cuerpo favorece las vías metabólicas para subir de peso en vez de las vías metabólicas para bajar de peso, dificultando más el bajar de peso. Esta zona contiene muchos puntos establecidos históricos, números que mis clientes me dicen que no han podido llegar a reducir desde que tuvieron su primer bebé, por ejemplo. La meta para gente en esta zona es cambiar rápida y drásticamente el ambiente metabólico, sobrepasar esos puntos establecidos históricos y dirigirse a un estado más activo para bajar de peso.

¿En qué zona está usted ahora mismo? Esto cambiará con el tiempo a medida que baja de peso y se pone más sana, pero lo que nos concierne es dónde está hoy. Saber esto nos ayudará a reconocer la clase de desafíos que tendrá más adelante, pero no importa dónde se encuentre, la Revolución del metabolismo será personalizada para mover su peso en la dirección correcta y acabar con sus problemas de bajar de peso para siempre. Ahora es tiempo de definir el plan que va a sacarla del lugar en que está estancada ahora mismo. Es hora de una intervención metabólica.

3
PERSONALIZANDO SU INTERVENCIÓN METABÓLICA

Ahora que sabemos la clase de desafío que tenemos por delante, es hora de crear un plan personalizado de alimentación que la sacará inmediatamente de su disfunción metabólica. Para alcanzar esa meta, calcularemos su Puntaje de intervención metabólica (PIM), que la dirigirá hacia uno de mis tres mapas personalizados de comidas. Su mapa de comidas le aconsejará exactamente de qué categorías de comida deberá comer y cuánta cantidad, y también le dará un plan de ejercicios personalizado diseñado para quemar grasa en forma más eficiente para su PIM. Como expliqué en la introducción, la pérdida de peso rápida es eficaz solo cuando el plan se basa en nutrientes, es específico y eficiente.

Por favor recuerde que estos no son planes que tendrá que seguir el resto de su vida. La conducirán donde necesita estar, y después puede pasar a la fase de mantenimiento en la Segunda Parte. Además, mi comunidad siempre está ahí para brindar aun más apoyo, deliciosas recetas y motivación para ayudarle a que se quede allí. Mi meta final es crear una comunidad tan habilidosa en nutrición que el éxito, la salud deslumbrante y el metabolismo ardiente de cada persona inspiren y ayuden a otros. A los mejores maestros del mundo ya no los necesitan sus alumnos. Ahí es cuando el amor reemplaza a la necesidad.

Puesto que mis métodos para bajar de peso funcionan impulsados por los nutrientes, usted necesitará comer de una forma y estilo particular, con comidas elegidas específicamente a diferentes horas del día y a lo largo de toda la semana. Habrá un ritmo marcado para su manera de comer, basado en la condición actual de su metabolismo. Usted ingerirá aquellas comidas que contienen los micronutrientes y enzimas que necesita para quemar grasas. Digerirá esas comidas totalmente, descomponiéndolas completamente para liberar micronutrientes y enzimas que convierten la grasa almacenada en forma utilizable. Finalmente, usted absorberá esos micronutrientes y convertirá la grasa en combustible para energía (en vez de solamente descomponer la grasa en su barriga y volverla a depositar en su trasero).

Este es el proceso, pero dependiendo del estado de su metabolismo, usted requerirá diferentes combinaciones de nutrientes y horarios oportunos para personalizar el consumo de grasas y la pérdida de peso a su condición actual. Eso es lo que vamos a averiguar ahora mismo.

La razón por la que yo personalizo su PIM en vez de darle un plan a todos es que yo sé que la mejor manera de asegurarme de que mis clientes *no* tengan éxito es tratándolos como las personas que llegaron antes, o las personas que estarán llegando, en vez de tratarlos como las personas que son, sentadas delante de mí en ese momento. Su PIM determina la cantidad y clase de comida que es buena para usted en el transcurso de los siguientes 14 días.

Una vez que calculemos el puntaje, lo llevaremos a lo largo del resto de este capítulo para que pueda entender exactamente lo que viene. Agarre su lápiz y prepárese para crear un plan personalizado para que se levante a bajar 14 libras (6 kg) rápido, mientras reconstruye su metabolismo para que no lo suba, o preparándola para que continúe y pierda aun más grasa.

CALCULANDO SU PUNTAJE PIM

Para calcular su PIM, divida 14 libras (6 kg), las cuales son su máxima baja de peso como meta para los próximos 14 días, entre el peso actual de su cuerpo en libras, al pesarse apenas se levante en la mañana. Multiplique ese número por 100 para obtener su PIM, así:

Puntaje de intervención metabólica (PIM)

(14 libras (6 kg) / peso actual de su cuerpo, al pesarse apenas se levante en la mañana) x 100 = PIM

14 libras (6 kg) ÷ [   ] x 100 =

peso actual de su cuerpo, al pesarse apenas se levante en la mañana

[   ]

PIM

MAPA PERSONALIZADO DE COMIDAS:

Mapa de comidas A: Si su PIM es 10 o más.
Mapa de comidas B: Si su PIM está entre 7 y 9.
Mapa de comidas C: Si su PIM es 6 o menos.

SU MAPA DE COMIDAS: [   ]

Veamos cómo funcionaría esto con mi cliente Jessica, quien había bajado bastante peso, pero se había quedado estable por un tiempo, y se había acostumbrado a su nuevo cuerpo de 140 libras (63,5 kg). Pero Jessica solo mide 5 pies 2 pulgadas (1,6 m), y su meta era 130 libras (59 kg). Cuando ella me dijo que estaba lista a deshacerse de esas últimas 10 libras (4,5 kg), dividimos 14 entre 140 y obtuvimos 0,10, multiplicamos ese número por 100 y obtuvimos 10 de PIM. Yo le di el Mapa de comidas A para que lo usara durante los siguientes 14 días.

Otro cliente, Chris, pesaba 193 libras (87,5 kg) al empezar la mañana cuando él vino a mí en busca de una disminución de peso rápida. Él dividió 14 libras entre 193 y obtuvo 0,072, multiplicó ese número por 100 y obtuvo 7,2 de PIM. Yo le di el Mapa de comidas B para que lo usara durante los siguientes 14 días.

Otra de mis clientes, Melissa, una vez me dijo que había bajado y vuelto a recuperar 1.000 libras (453,5 kg) en el transcurso de toda su vida. Cuando calculamos su PIM, el peso actual del cuerpo de Melissa al empezar la mañana era 260 libras (118 kg). Ella dividió 14 entre 260 y obtuvo 0,053, y multiplicó ese número por 100 y obtuvo 5,3 de PIM. Yo le di el Mapa de comidas C para que lo usara durante los siguientes 14 días.

LOS MAPAS DE COMIDAS PARA BAJAR DE PESO RÁPIDAMENTE

Su mapa de comidas está diseñado para tratar su nivel exacto de necesidad de intervención metabólica, de modo que cada mapa de comidas hace esto de diferentes maneras, con diferentes proporciones de proteínas y carbohidratos, y con un ritmo de rotación diferente:

Mapa de comidas A

Si usted está siguiendo el Mapa de comidas A, no está lejos de su peso ideal, pero esas últimas libras tercas quieren mantenerse ahí porque su cuerpo se siente estable donde está. Pero no se desespere, el truco es concentrarse en lo que tiene más carbohidratos, especialmente en forma de fruta, y un poquito menos de proteína. Pero eso no quiere decir que *no* deba comer *proteínas*. Usted aún necesita proteínas para formar los músculos y la estructura, pero las necesita en cantidades diferentes y en formas diferentes a las de alguien que sigue otro mapa de comidas.

Si está siguiendo el Mapa de comidas A, su plan personalizado tiene:

- Más énfasis en carbohidratos, como los granos enteros, verduras a base de almidones, y especialmente la fruta, con solo suficientes proteínas de alta calidad para formar los músculos y la estructura.
- Una semana dividida en cuatro días altos en carbohidratos y tres días con más proteína.
- Tamaños personalizados de las porciones, las cuales generalmente (pero no siempre) son un poquito más pequeñas que las de aquellos que tienen un índice más alto de disfunción metabólica y más peso que bajar.

Este cuadro le muestra exactamente qué y cuánto estará comiendo en cada comida durante las Partes 1 y 2:

MAPA DE COMIDAS A

	DESAYUNO	REFRIGERIO A.M.	ALMUERZO	REFRIGERIO P.M.	CENA
PARTE 1 (LUNES-JUEVES)	1 PORCIÓN DE PROTEÍNAS 1 PORCIÓN DE VERDURAS 1 PORCIÓN DE FRUTAS 1 PORCIÓN DE CARBOHIDRATOS A BASE DE GRANOS O CARBOHIDRATOS COMPLEJOS	1 PORCIÓN DE FRUTAS	1 PORCIÓN DE PROTEÍNAS 2 PORCIONES DE VERDURAS 1 PORCIÓN DE FRUTAS	1 PORCIÓN DE FRUTAS	1 PORCIÓN DE PROTEÍNAS 1 PORCIÓN DE VERDURAS 1 PORCIÓN DE CARBOHIDRATOS COMPLEJOS (NO A BASE DE GRANOS)
PARTE 2 (VIERNES-DOMINGO)	1 PORCIÓN DE PROTEÍNAS 1 PORCIÓN DE VERDURAS 1 PORCIÓN DE FRUTAS	1 PORCIÓN DE FRUTAS 1 PORCIÓN DE GRASAS SALUDABLES	1 PORCIÓN DE PROTEÍNAS 1 PORCIÓN DE VERDURAS 1 PORCIÓN DE GRASAS SALUDABLES	1 PORCIÓN DE FRUTAS 1 PORCIÓN DE GRASAS SALUDABLES	1 PORCIÓN DE PROTEÍNAS 1 PORCIÓN DE VERDURAS 1 PORCIÓN DE GRASAS SALUDABLES

Una versión en blanco de su mapa de comidas, que usted rellenará con las comidas o recetas que elija comer cada día según las categorías de comidas y las porciones en el cuadro de arriba, junto con su peso diario, consumo de agua y selecciones de ejercicios, se verá así:

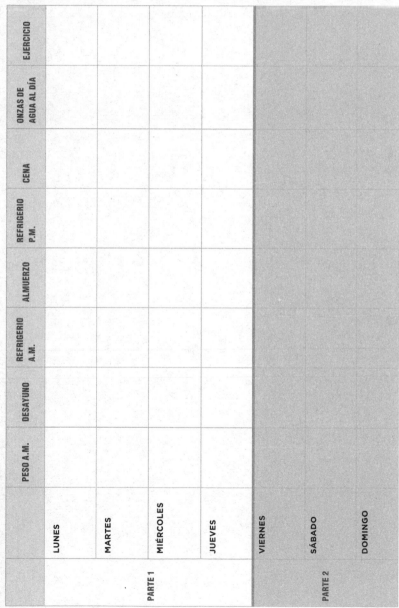

MAPA DE COMIDAS A

	PESO A.M.	DESAYUNO	REFRIGERIO A.M.	ALMUERZO	REFRIGERIO P.M.	CENA	ONZAS DE AGUA AL DÍA	EJERCICIO
PARTE 1 LUNES								
MARTES								
MIÉRCOLES								
JUEVES								
PARTE 2 VIERNES								
SÁBADO								
DOMINGO								

Mapa de comidas B

Si usted está siguiendo el Mapa de comidas B, su plan personalizado tiene:

- Un balance de proteínas y carbohidratos, para ayudarle a bajar y luego estabilizar el peso que tan fácilmente cambia.
- Una semana dividida en tres días altos en carbohidratos y cuatro días bajos en carbohidratos y altos en proteínas.
- Tamaños personalizados de las porciones, en un rango moderado entre lo que tendría en el Mapa de comidas C o A.

Este cuadro le muestra exactamente qué y cuánto estará comiendo en cada comida durante las Partes 1 y 2:

MAPA DE COMIDAS B

	DESAYUNO	REFRIGERIO A.M.	ALMUERZO	REFRIGERIO P.M.	CENA
PARTE 1 (LUNES-MIÉRCOLES)	1 PORCIÓN DE PROTEÍNAS 2 PORCIONES DE VERDURAS 1 PORCIÓN DE FRUTAS 1 PORCIÓN DE CARBOHIDRATOS A BASE DE GRANOS O CARBOHIDRATOS COMPLEJOS	1 PORCIÓN DE FRUTAS	1 PORCIÓN DE PROTEÍNAS 2 PORCIONES DE VERDURAS	1 PORCIÓN DE FRUTAS	1 PORCIÓN DE PROTEÍNAS 2 PORCIONES DE VERDURAS 1 PORCIÓN DE CARBOHIDRATOS COMPLEJOS (NO A BASE DE GRANOS)
PPARTE 2 (JUEVES-DOMINGO)	2 PORCIONES DE PROTEÍNAS 1 PORCIÓN DE VERDURAS 1 PORCIÓN DE GRASAS SALUDABLES	1 PORCIÓN DE PROTEÍNAS 1 PORCIÓN DE GRASAS SALUDABLES	1 PORCIÓN DE PROTEÍNAS 2 PORCIONES DE VERDURAS 1 PORCIÓN DE GRASAS SALUDABLES	1 PORCIÓN DE PROTEÍNAS 1 PORCIÓN DE GRASAS SALUDABLES	1 PORCIÓN DE PROTEÍNAS 2 PORCIONES DE VERDURAS 1 PORCIÓN DE GRASAS SALUDABLES

Una versión en blanco de su mapa de comidas, que usted rellenará con las comidas o recetas que elija comer cada día según las categorías de comidas y las porciones en el cuadro de arriba, junto con su peso diario, consumo de agua y selecciones de ejercicios, se verá así:

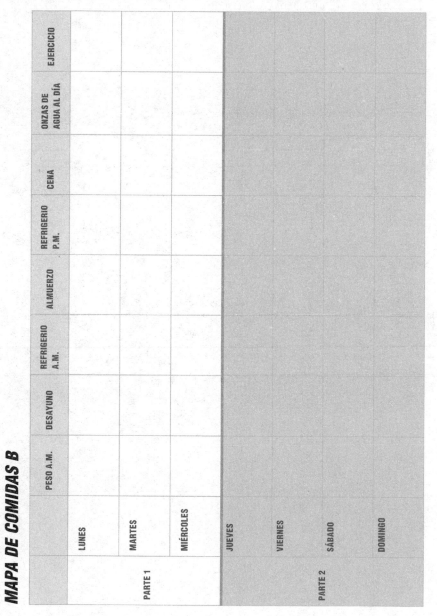

MAPA DE COMIDAS B

	PESO A.M.	DESAYUNO	REFRIGERIO A.M.	ALMUERZO	REFRIGERIO P.M.	CENA	ONZAS DE AGUA AL DÍA	EJERCICIO
PARTE 1 LUNES								
MARTES								
MIÉRCOLES								
PARTE 2 JUEVES								
VIERNES								
SÁBADO								
DOMINGO								

Mapa de comidas C

Si usted está siguiendo el Mapa de comidas C, su plan personalizado tiene:

- Un enfoque en las proteínas. De todos los planes, usted estará consumiendo la mayor cantidad de proteínas. Aún necesitará carbohidratos por sus singulares micronutrientes, fibra y energía. Alimentan sus glándulas suprarrenales, ayudan a calmar la reacción al estrés, y proveen energía fácilmente accesible, pero para el Mapa de comidas C, los carbohidratos desempeñan un papel de apoyo para las proteínas.
- Una semana dividida en tres días altos en carbohidratos y cuatro días bajos en carbohidratos y altos en proteínas.
- Tamaños personalizados de las porciones. Debido a que su metabolismo necesita la mayor intervención posible, los tamaños de sus porciones son los más grandes. La comida es su catalizador para el cambio.

Este cuadro le muestra exactamente qué y cuánto estará comiendo en cada comida durante las Partes 1 y 2:

MAPA DE COMIDAS C

	DESAYUNO	REFRIGERIO A.M.	ALMUERZO	REFRIGERIO P.M.	CENA
PARTE 1 (LUNES-MIÉRCOLES)	2 PORCIONES DE PROTEÍNAS 2 PORCIONES DE VERDURAS 1 PORCIÓN DE FRUTAS 1 PORCIÓN DE CARBOHIDRATOS A BASE DE GRANOS O CARBOHIDRATOS COMPLEJOS	1 PORCIÓN DE FRUTAS	1 PORCIÓN DE PROTEÍNAS 2 PORCIONES DE VERDURAS 2 PORCIONES DE GRASAS	2 PORCIONES DE FRUTAS	2 PORCIONES DE PROTEÍNAS 2 PORCIONES DE VERDURAS 1 PORCIÓN DE CARBOHIDRATOS COMPLEJOS (NO A BASE DE GRANOS)
PARTE 2 (JUEVES-DOMINGO)	2 PORCIONES DE PROTEÍNAS 2 PORCIONES DE VERDURAS 1 PORCIÓN DE GRASAS SALUDABLES	1 PORCIÓN DE PROTEÍNAS 1 PORCIÓN DE GRASAS SALUDABLES	1 PORCIÓN DE PROTEÍNAS 2 PORCIONES DE VERDURAS 2 PORCIONES DE GRASAS SALUDABLES	1 PORCIÓN DE PROTEÍNAS 1 PORCIÓN DE GRASAS SALUDABLES	1 PORCIÓN DE PROTEÍNAS 2 PORCIONES DE VERDURAS 2 PORCIONES DE GRASAS SALUDABLES

Una versión en blanco de su mapa de comidas, que usted rellenará con las comidas o recetas que elija comer cada día según las categorías de comidas y las porciones en el cuadro de arriba, junto con su peso diario, consumo de agua y selecciones de ejercicios, se verá así:

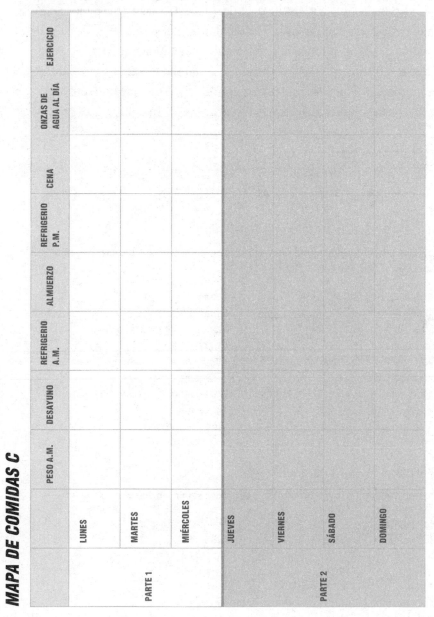

MAPA DE COMIDAS C

		PESO A.M.	DESAYUNO	REFRIGERIO A.M.	ALMUERZO	REFRIGERIO P.M.	CENA	ONZAS DE AGUA AL DÍA	EJERCICIO
PARTE 1	LUNES								
	MARTES								
	MIÉRCOLES								
PARTE 2	JUEVES								
	VIERNES								
	SÁBADO								
	DOMINGO								

LA LISTA DE ALIMENTOS DE LA REVOLUCIÓN DEL METABOLISMO

Esta lista contiene solo aquellos alimentos que yo sé, en base a mi experiencia clínica y educación, que son particularmente buenos para quemar la grasa con rapidez. No quiero que se desvíe de esta lista de alimentos mientras efectúa la Revolución del metabolismo, pero se puede desviar *dentro de la lista*, sustituyendo cualquier elemento en un grupo en particular (como las proteínas, carbohidratos complejos, fruta, o verdura) con cualquier otro en las recetas de las páginas 131 a 202.

LISTA DE ALIMENTOS DE LA REVOLUCIÓN DEL METABOLISMO

ALIMENTOS SIN RESTRICCIONES (ILIMITADOS)

Estos se pueden incorporar en cualquier comida en cualquier momento en cantidades ilimitadas.

100% fruta de monje/lo han	Limones
100% estevia pura	Limas
Xilitol de abedul	Mostaza, pura (sin aditivos)
Apio	Cebollas
Hierbas y especias secas o frescas	Pimienta: negra, roja, de cayena en
Claras de huevo	escamas
Ajo	Cacao crudo
Jengibre	Sal de mar
Rábano picante	Vinagre, puro (sin aditivos)

FRUTAS: 1 TAZA = 1 PORCIÓN

Estas pueden ser frescas o congeladas, y se pueden servir combinadas.

Manzanas	Melocotones
Moras, fresas, frambuesas, toda clase	Naranjas
Cerezas	Duraznos
Toronjas	Peras
Mangos	Piña
Melones, toda clase	Ciruelas

VERDURAS: 2 TAZAS, CRUDAS / 1 TAZA COCIDA = 1 PORCIÓN

Estas pueden ser frescas o congeladas, servidas crudas o cocidas y se pueden servir combinadas.

Espárragos

Remolacha, toda clase

Brócoli/brocolini

Repollo

Zanahorias

Coliflor

Pepinos

Vainitas, frijoles amarillos, frijoles de cera

Verduras con hojas y lechugas

Hongos, toda clase

Cebollas, toda clase

Pimientos, toda clase

Rabanitos

Calabazas, toda clase

CARBOHIDRATOS COMPLEJOS NO BASADOS EN GRANOS: ½ TAZA, COCIDOS = 1 PORCIÓN

Frijoles/legumbres (excepto maníes, arvejas y soya)

Quinua

Camotes/ñames

Arroz silvestre

GRANOS: ½ TAZA, COCIDOS = 1 PORCIÓN

Arroz integral

Rubión

Kamut

Avena

Espelta

PROTEÍNAS: 4 ONZAS (O 2 HUEVOS) = 1 PORCIÓN

Se prefieren orgánicas, de granja, y sin antibióticos. Seleccione sin nitrito, sin aditivos, sin azúcares o conservantes.

Carne de res

Búfalo

Pollo

Huevos, enteros

Pescado, fresco

Cordero

Cerdo

Camarón

Pavo

Aves de caza silvestre

PROTEÍNAS DE VEGETALES

Legumbres (tales como las lentejas, frijoles negros, frijoles blancos, frijoles refritos, etc.; *maníes no*), ¾ taza

Hongos, de cualquier tipo, crudos, 3 tazas

Tempe, crudo, 4 onzas (el único producto de soya permitido)

GRASAS SALUDABLES

Estas se pueden servir combinadas.

Aguacate, ¼

Puré de garbanzos, ¼ taza

Nueces y mantequillas de semillas, solo de nueces y semillas crudas, 2 cdas

Nueces y semillas, solo crudas, ¼ taza

Aceites (aguacate, coco, semilla de uva, aceituna, alazor, girasol, aceite de nuez), 2 cdas

Aceitunas, 8 a 10 aceitunas

Coco crudo, ¼ taza

Mayonesa de alazor, 2 cdas

Mezcle y empareje

Conforme usted empieza este plan, podrá notar que la cantidad de proteínas y verduras es bastante amplia, especialmente para el Mapa de comidas C, en el que la proteína es crucial para la reparación metabólica, y las verduras son importantes para proveer las encimas para digerir toda esa proteína. Pero comprendo que puede parecer demasiado. Cuando el mapa de comida menciona dos porciones de proteínas o verduras en una comida, no tiene que comer dos porciones de lo mismo. Usted puede mezclar y emparejar, escogiendo dos proteínas diferentes y/o dos verduras diferentes. Por ejemplo, puede tener 2 huevos y salchicha de pavo en vez de 4 huevos, o 4 onzas de pechuga de pollo y ¾ taza de frijoles negros en vez de 8 onzas de pechuga de pollo. Usted puede ser más creativo con las verduras. Si su mapa de comidas dice 4 tazas de verduras, puede escoger 2 tazas de dos clases, o 1 taza de cuatro verduras diferentes. Cuanta más variedad, más micronutrientes.

El elefante en la habitación

Usted debe haber notado que mi lista no contiene trigo, productos lácteos, azúcar, soya (excepto tempe), maíz, ni alcohol. He escogido las comidas en esta lista de alimentos para enfocarme en bajar de peso, y cualquier adición diluirá el efecto y disminuirá su progreso. Hablaré más acerca de alimentos adicionales en la segunda mitad de este libro, especialmente en el capítulo 9, el cual se trata totalmente de los perturbadores metabólicos. Por ahora, solo sepa que en los siguientes 14 días, sus opciones están limitadas por una buena razón. Quiero que se concentre en lo que está haciendo, no en lo que *no está* haciendo. Esa es la mentalidad que la llevará al éxito.

Pero ahora me voy a dirigir al elefante en la habitación. Voy a hablar del café. Y no solo del café, sino de la cafeína en general. Voy a hablar del café porque el acto reflejo de mucha gente es «¿Sin café? ¡De ninguna manera!». Escúcheme.

Los norteamericanos funcionan con café, o así dicen. Algunas de ustedes pueden funcionar con una taza de té negro fuerte, o incluso una bebida gaseosa, para superar la mañana o esa pesadez de la tarde. Pero es importante que usted sepa que la cafeína es un estresante potente de la glándula suprarrenal. Sus glándulas suprarrenales juegan un papel decisivo en mantener el control de las hormonas del estrés y también en regular el azúcar de su sangre. Bajar de peso rápidamente es mucho más difícil con las hormonas del estrés como cortisol bombeando su sistema, y es casi imposible cuando usted está teniendo grandes subidas de azúcar en la sangre seguidas de un aumento vertiginoso de insulina. Su cuerpo está diseñado para proveerle la energía que necesita para superar su día sin estimulantes. Cuando usted le da los nutrientes que necesita para el metabolismo de la energía en vez de la energía «falsa» de la cafeína, su energía será más firme, durará más, y se sentirá mejor, sin temblequear, sin manos temblorosas, o nervios, y sin estrellarse en las tardes tampoco.

Mucha gente trata de discutir conmigo defendiendo el café y otras bebidas con cafeína. Dicen cosas como «Pero el café mata mi apetito, así que como menos» o «Pero el café me ayuda a estar más enfocada y más inteligente». El café es un inhibidor del apetito solo para quienes hacen dietas bajas en carbohidratos y calorías, y esa es la clase de dieta que no apruebo, porque si alguna vez deja de hacerla, entonces tendrá la tendencia a subir rápidamente de peso. Y en cuanto a pensar en forma más enfocada, eso viene de repletar su cerebro con los micronutrientes que necesita para desarrollar más neuronas, y de hacer ejercicios con regularidad, lo cual lava su cerebro con el factor neurotrófico derivado del cerebro (BDNF, por sus siglas en inglés), una proteína que nutre y estimula las células de su cerebro. El café no tiene nada que ver con ello.

Lo que más me encantaría es que usted me dijera: «Haylie, por fin dejé el café, y jamás me he sentido mejor o con más energía en mi vida». Usted no sería la primera persona en decirme eso, y no será la última, pero espero que usted *se una* a la creciente legión de gente que se ha librado de la tiranía de la cafeína. Y después de solo tres o cuatro días, cuando se despeje el dolor de cabeza (lo cual es prueba de su adicción), usted verá la luz. Y no se arrepentirá.

SU PLAN DE EJERCICIOS PARA SU MAPA DE COMIDAS

Cada mapa de comidas también viene con un plan de ejercicios personalizado para aprovechar mejor el equilibrio en particular entre las proteínas y los carbohidratos del mapa de comidas, y su necesidad específica de tener una reparación metabólica. Su mapa de comidas especificará cuánto ejercicio cardio realizar y si levantar pesas es beneficioso para usted ahora mismo o no, y también ofrecerá orientación específica para los Ejercicios de intervención metabólica (EIM). Aquí tenemos algunas *pautas para el cardio, levantamiento de pesas y EIM, opciones, frecuencia e intensidad.*

Pautas para el cardio

El cardio no solo quema la grasa. También libera endorfinas y catecolaminas que le hacen sentir calmada y bien, de modo que su cuerpo puede dejar de tener pánico y acaparar grasa almacenada. Elija cualquier actividad de esta lista para su cardio:

- Manejar bicicleta, al aire libre, en una bicicleta estacionaria o en una clase de pedaleo
- Boxeo/*kick-boxing*
- Caminar a paso ligero/enérgicamente al aire libre, en una pista de atletismo, o en una caminadora
- Bailar o clases de baile como zumba
- Máquina elíptica para entrenar
- Senderismo
- Remar, en un bote de verdad o en una máquina
- Correr/trotar al aire libre, en una pista de atletismo, o en una caminadora
- Deportes con constante actividad como vóleibol y baloncesto
- Subir gradas, en cualquier grupo de gradas de verdad o en una máquina de subir gradas
- Clase aeróbica de gradas
- Natación
- Yoga que la mantenga moviéndose, como yoga caliente o yoga vinyasa

Su meta es aumentar el ritmo cardíaco a entre 120 y 140 latidos por minuto de 20 a 35 minutos, pero no pasar de 145 latidos por minuto. El nivel de intensidad dependerá del nivel de su estado físico. Para algunos de mis clientes, subir un pequeño tramo de gradas eleva su ritmo cardíaco a ese nivel. Para otros, requiere correr una milla (1,6 km) en 6 minutos para elevar sus ritmos cardíacos lo suficiente. Usted puede seguir su ritmo cardíaco en la mayoría de los más recientes relojes de estado físico, o con un monitor de ritmo cardíaco sujetado alrededor de su pecho o muñeca. Algunos equipos para hacer ejercicios también llevan el ritmo cardíaco por usted si pone su dedo sobre el sensor mientras hace ejercicios.

Si bien el cardio es importante, por favor observe el límite superior también. Cuando usted está usando la comida para bajar de peso y estimular estratégicamente el desarrollo de los músculos, la conservación y formación de los músculos es crucial para tener éxito. Cuando su ritmo cardíaco se eleva demasiado y el ejercicio se vuelve extenuante, la masa del músculo puede haberse afectado. La masa actual de sus músculos será algo sagrado para nosotras durante los siguientes 14 días. La va a ayudar a lograr que baje de peso rápidamente, así que no puede darse el lujo de perder músculos durante este tiempo. Si tiene la costumbre de realizar ejercicios cardio hasta extenuarse, podrá regresar a hacerlos, pero por ahora, mantenga su ritmo cardíaco debajo de 145 latidos por minuto, para que no esté socavando sus esfuerzos por reparar su metabolismo.

Pautas para hacer ejercicios de levantar pesas

Si usted está usando Mapas de comidas B o C, también estará levantando pesas una o dos veces a la semana. Escoja un día para levantar pesas que sea diferente al día en que hace cardio. Use pesas libres, máquinas de pesas, bandas de resistencia o pelotas medicinales, o el propio peso de su cuerpo para hacer funcionar estos músculos. Para estimular la quema de grasas agresivamente, trabaje con repeticiones seguidas en grupos de 3. Empiece con 8 repeticiones, luego 6 repeticiones, después 4 repeticiones. El peso debe ser suficiente como para completar las repeticiones justo hasta extenuar los músculos. Si puede hacer muchas más repeticiones, entonces necesita aumentar el peso. Siempre mantenga su cuerpo en una posición estable y con soporte para evitar las lesiones, y si ya tiene una lesión (como el desgarre del manguito rotador o un desgarre del ligamento de la rodilla), no presione esa área con pesas. En cambio, concéntrese en otras áreas. Aún obtendrá los beneficios. Para nuestro objetivo durante los siguientes 14 días, la mejor manera de usar las pesas a su favor es enfocarse en la selección de cualquiera de los tres grupos de músculos grandes en determinado día para levantar pesas. En los días posteriores, cambie de grupo muscular, rotando la siguiente lista:

- Cuádriceps y ligamentos de la corva (los músculos de su muslo)
- Glúteos (los músculos de su trasero)
- Sóleo (los músculos de sus pantorrillas)
- Pectorales (los músculos de su pecho)
- Abdominales (los músculos de su estómago)
- Trapecio y el gran dorsal (los músculos de su espalda)
- Deltoides (los músculos de su hombro)
- Bíceps y tríceps (los músculos del brazo superior)

Si no está segura de qué ejercicios hacer para el grupo de músculos que ha escogido, pídale ayuda a un entrenador de su gimnasio, o vea los ejercicios en hayliepomroy.com organizados según el grupo de peso. También puede buscar ejercicios para cada uno de estos grupos musculares en libros y páginas web acerca del estado físico.

Ejercicios de intervención metabólica (EIM)

Los EIM son actividades de apoyo o pasivas como el masaje, el sauna infrarrojo y los baños de sal de Epsom que son cruciales para el éxito en bajar de peso rápidamente. Usted estará haciendo cambios en su dieta y ejercicios rutinarios, y la acción relajadora en contra del estrés de los EIM minimizará la producción de hormonas del estrés para que su cuerpo pueda con más facilidad entrar al modo de quemar grasas. Recuerde que cuando su cuerpo experimenta estrés crónico, acumula grasa. Los EIM invierten esa respuesta. Los EIM también estimulan su circulación, aumentan el flujo de sangre y el flujo linfático, y facilitan la eliminación de deshechos. Además de todo eso, se sienten fabulosos, así que no los pase por alto.

Alguien tiene que botar la basura, y estos ejercicios son los superhéroes en ese departamento. No los subestime.

Si puede, haga estos ejercicios en los días en que no está haciendo otros ejercicios. Aquí tiene mis EIM favoritos:

- Masajes
- Cepillar la piel seca
- Baños de sal de Epsom
- Sauna infrarroja
- Terapia física
- Acupuntura
- Yoga suave o simplemente estirarse

Los EIM también son una opción excelente para aquellos que tienen problemas de movilidad. Si usted no puede hacer ejercicios de cardio con regularidad y/o levantar pesas, podría incorporar un EIM cuatro o cinco veces a la semana en vez de los ejercicios tradicionales. Yo hablo más de esto en las Preguntas frecuentes en el capítulo 5.

Aquí están las recetas personalizadas de ejercicios, según el mapa de comidas.

Mapa de comidas A

El cardio es su amigo. Usted no necesita las acciones agresivas en pos de grasas levantando pesas en los siguientes 14 días. En lugar de formar la estructura ahora mismo, usted querrá enfocarse en eliminar esas tercas libras restantes que no han respondido a sus esfuerzos anteriores. Cuando alguien no tiene una gran cantidad de masa grasosa corporal que perder, hay típicamente menos grasa visceral, y la grasa que usted quiere eliminar está más integrada a sus músculos y la fascia. Cuando eso sucede, necesitamos enfocarnos en mucha dilatación de los vasos y el aumento del flujo sanguíneo, que es lo que el cardio hace por usted. Pero no sufra, si le encanta levantar pesas, puede volver a hacerlo. Solo no lo haga los próximos 14 días.

- *Cardio:* 3 o 4 veces a la semana, para elevar su ritmo cardíaco hasta que esté entre 120 y 140 latidos por minuto de 20 a 35 minutos en cada sesión.
- *Pesas:* No levantar pesas durante el programa de 14 días.
- *Ejercicios de intervención metabólica:* Mínimo 1 vez a la semana.

Mapa de comidas B

Usted encaja justo entre las necesidades centradas en el entrenamiento para bajar de peso de aquellos en el Mapa de comidas C y los requisitos cardio de aquellos en el Mapa de comidas A. Necesita una combinación equilibrada tanto de los efectos de alivio del estrés, consumo de grasas y dilatación de vasos producidos por el cardio como los efectos de liberación potente de grasas y la formación de músculos del entrenamiento para bajar de peso, lo mejor de ambos mundos.

- *Cardio:* 2 o 3 veces a la semana, para elevar su ritmo cardíaco hasta que esté entre 120 y 140 latidos por minuto de 20 a 35 minutos para cada sesión.
- *Pesas:* Una vez a la semana, enfocándose en 3 grupos musculares principales en cada sesión.
- *Ejercicios de intervención metabólica:* Mínimo 1 vez a la semana.

Mapa de comidas C

Si usted está usando el Mapa de comidas C, las pesas son su amiga. Usted estará haciendo cardio porque el cardio dilata sus vasos sanguíneos para tener una circulación más eficiente y también reduce la reacción al estrés, pero levantar pesas es algo crítico para la gente que experimenta resistencia a bajar de peso y ha acumulado una cantidad significativa de grasa visceral. Levantar pesas causa microdesgarres en el músculo, lo cual da lugar a que su cuerpo excrete una enzima llamada creatina cinasa. Esta enzima escarba hasta encontrar la resistente «caparazón» externa alrededor de la grasa visceral para que pueda liberarse con más facilidad en el torrente sanguíneo. Esta es una poderosa forma de descomponer y soltar la grasa almacenada que haya podido estar reteniendo durante décadas.

- *Cardio:* 2 o 3 veces a la semana, para elevar su ritmo cardíaco hasta que esté entre 120 y 140 latidos por minuto de 20 a 35 minutos en cada sesión.
- *Pesas:* 2 veces a la semana, enfocándose en 3 grupos musculares principales en cada sesión.
- *Ejercicios de intervención metabólica:* Mínimo 2 veces a la semana.

REGLAS PARA BAJAR DE PESO RÁPIDAMENTE

No importa qué mapa de comidas esté siguiendo, estas son pautas generales saludables que conducen a bajar de peso rápidamente en cualquier situación. Recomiendo practicar estos hábitos aun cuando no esté tratando de bajar de peso rápidamente. Son reglas para toda la vida que siempre serán de beneficio por sus esfuerzos por bajar de peso y mantenerlo. Durante los siguientes 14 días, mientras está en el programa de Revolución del metabolismo, no son negociables. Aquí tiene las reglas:

Coma 35 veces a la semana

Coma cinco veces al día (un total de 35 comidas y refrigerios a la semana). Para estimular su fuego metabólico y quemar grasa al ritmo rápido que nos estamos dirigiendo durante los próximos 14 días, es esencial comer a menudo. Usted debe mantenerse encendiendo ese fuego. No pase por alto ninguna comida o refrigerio.

Coma dentro de un lapso de 30 minutos después de haber despertado

Coma dentro de 30 minutos después de haber despertado. No es momento de saltar el desayuno, o apagará el fuego al comienzo de su día. Aun si debe intercambiar un refrigerio por el desayuno para poder salir de casa a tiempo, coma algo inmediatamente. Después de 30 minutos, usted ya habrá rebajado su fuego metabólico y tendrá más dificultad en volver a estimularlo.

Coma cada 2 a 4 horas

Coma cada 2 a 4 horas (excepto, obviamente, cuando esté durmiendo). En algunos de mis otros libros, digo no pasar más de 3 a 4 horas, pero comer cada 2 horas está muy bien y es una buena manera de mantener su metabolismo ardiendo. *Nunca* pase más de 4 horas sin una comida o refrigerio cuando está despierto, o su fuego metabólico comenzará a apagarse. Esto es extremadamente importante.

Haga el compromiso de 14 días

Permanezca en el plan por 14 días. Si ve grandes resultados después de una semana, no se quede satisfecho ni abandone. Necesita completar los 14 días para bajar de peso y evitar que suba. Cuando usted baja de peso rápidamente al principio, necesita cimentar esos resultados. Si su peso es terco, también podrá descubrir que bajará la mayor parte durante la segunda mitad. No importa cuál sea su Puntaje de intervención metabólica hoy, usted necesita 14 días sólidos de reparación para cumplir con su objetivo y hacerlo correctamente.

Mantenga la proporción que le corresponde

El mapa de comidas que se le asignó tiene una proporción de 4/3 o 3/4, con un estilo de comer para la primera parte de la semana, y otro para la segunda mitad. Esta proporción es específicamente con el propósito de estimular la pérdida de peso rápida, así que no se desvíe.

Beba la mitad del peso de su cuerpo en onzas de agua cada día

Cuando usted baja de peso rápidamente, su cuerpo se está deshaciendo de la grasa, el líquido y los deshechos del metabolismo. Ayude ese proceso y manténgase hidratado acostumbrándose a beber la mitad del peso de su cuerpo en onzas de agua pura natural al día. Por ejemplo, si usted pesa 180 libras (82 kg), bebería 90 onzas de agua al día. A mí me gusta llenar una jarra de agua para todo el día y de ahí me sirvo vasos hasta que se acabe todo, así que no tengo que llevar la cuenta de mis onzas, pero cualquier forma que funcione con usted está muy bien.

Coma productos orgánicos cuando sea posible

Sé que los alimentos orgánicos no siempre están disponibles o no son asequibles, así que no los requiero terminantemente. Sin embargo, cuando pueda, evite los pesticidas y productos farmacéuticos en sus alimentos comiendo comida orgánica, *especialmente* cuando se trata de carne, verduras y frutas que usted come sin pelar. Estos químicos agriculturales son perturbadores metabólicos (ver el capítulo 9). Cuando su hígado debe enfocarse en procesar toxinas (no solo los químicos en la comida, sino también la contaminación ambiental, el alcohol y los productos farmacéuticos), no se puede concentrar en procesar la grasa. Los alimentos orgánicos y un ambiente limpio facilitan la labor del hígado y bajar de peso más rápidamente.

No coma lo que no está en su plan

Los alimentos que he escogido para usted están específicamente diseñados para bajar de peso rápidamente, así que siga su lista de alimentos. Si se siente tentada a preguntarme: «Pero, Haylie, ¿puedo comer X, Y o Z?», simplemente asuma que la respuesta es: «No durante los próximos 14 días». Usted puede, no obstante, intercambiar artículos parecidos con otros en la lista: fruta por fruta, verdura por verdura, proteína por proteína, etc. Por ejemplo, si no le gusta el espárrago, pero le encanta el pepino, puede intercambiarlos en porciones iguales. Pero no intercambie con algo que no está en la lista, como tomates o jícama. Esos no están en la lista por los siguientes 14 días por una buena razón, a pesar de que están en algunas de las listas de alimentos en algunos de mis otros planes. Cada plan tiene metas específicas, así que no coma lo que no está en el plan.

Elija sus 14 días sabiamente

Antes de lanzarse con todo al plan, necesitará sacar su calendario y buscar un período de 14 días en el que no estén pasando muchas cosas superestresantes. No lo haga cuando se está mudando, o enviando a su último hijo a la universidad, o empezando un nuevo trabajo. No lo haga cuando vaya a estar de vacaciones, o tenga muchas cosas del trabajo de alta intensidad.

Pero tampoco lo postergue. La vida está llena de momentos estresantes, y usted jamás podrá evitarlos completamente. Solo haga lo mejor que pueda por encontrar un período de 14 días en el que pueda ejercer control sobre lo que come y cuándo hacer ejercicios. Eso es lo más importante. No es que usted no pueda realizar la Revolución del metabolismo cuando está de viaje o yendo a un restaurante. De hecho, en el siguiente capítulo, le mostraré cómo mi cliente Cathy se las ingenió para comer afuera unas cuantas veces durante su plan de 14 días, y también cómo mi cliente Jeanine pudo sacar a comer a toda su familia para tener su tradicional cena familiar de viernes en la noche. Pero es más fácil hacerlo cuando prepara su comida en casa, así que yo le animo a que haga eso la mayor parte del tiempo durante los siguientes 14 días. Elegir un período de 14 días cuando esto es por lo menos lo más posible ayudará a que todo marche bien con menos esfuerzo.

Escoja una fecha para empezar

También considere el día en que va a empezar con mucho cuidado. A muchos de mis clientes les encanta empezar un lunes, solo porque tiene sentido para ellos empezar al principio de la semana. Después termina un domingo, y en dos semanas a partir del lunes, usted se sentirá como una persona totalmente nueva. Pero no se requiere empezar un lunes. Puede empezar en cualquier día de la semana. La planificación lo es todo.

Ahora, veamos el proceso que le impulsará directamente hacia esos 14 días para que al final se pueda sentir como que ha experimentado la Revolución del metabolismo.

4

SU PLAN PARA BAJAR DE PESO MEDIANTE LA REVOLUCIÓN DEL METABOLISMO

Ahora que usted tiene toda la información que necesita —su peso ideal, su grado de disfunción metabólica, su Puntaje de intervención metabólica, la asignación de su mapa de comidas y las filosofías detrás de los mapas de comidas y planes de ejercicios para cada mapa de comidas— es hora de emocionarse, porque las siguientes dos semanas estarán llenas de comida deliciosa, movimiento agradable y transformación metabólica espectacular.

En este capítulo, busque su mapa de comidas en blanco (A, B o C) para planificar sus 14 días. Esto le dice todo lo que necesita hacer. Usted puede planear todo antes de empezar, o hacerlo día tras día, registrando lo que hace a medida que avanza. A algunos de mis clientes les gusta superorganizarse dividiendo porciones de toda la comida comprada, precocida y congelada antes de empezar. A otros les gusta comprar cada día y cocinar conforme lo hacen. Depende de su tiempo, horario e inclinaciones personales.

También puede escoger alimentos que funcionan con cada categoría (proteína, verduras, fruta, carbohidratos complejos, etc.), preparando poco a poco sus comidas como si fuera un rompecabezas, o puede escoger recetas del capítulo 6, las cuales automáticamente cumplen con sus necesidades cuando las prepara según su mapa de comidas. Usted puede crear una receta diferente cada noche, o escoger las que le intrigan y cocinar en grandes cantidades antes de empezar, congelando sus porciones individualmente para ahorrar tiempo. (Para aquellos que quieren cocinar aun menos, vean mi Plan de apoyo supersimple en la página 317).

Yo he tenido clientes que escogen y preparan su comida de muchas maneras distintas. Es estrictamente un asunto de preferencia personal.

He tenido muchos clientes que siguen exitosamente todo este plan, así que antes de darle su mapa detallado de comidas para que lo rellene durante las próximas dos semanas, conozcamos algunas personas que ya lo hicieron: Sue, Cathy y Jeanine. El Puntaje de intervención metabólica de Sue resultó que le correspondía el Mapa de comidas A, a Cathy le tocó el Mapa de comidas B y a Jeanine le tocó el Mapa de comidas C. Veamos más de cerca cómo cada una de ellas se condujo durante sus 14 días.

CONOZCA A SUE Y SU MAPA DE COMIDAS A

Sue es una de mis clientes de veintitantos años de edad con un trabajo de alto perfil, un enamorado que la apoya y un lindo apartamento en una ciudad grande. Ella vino a verme pesando 135 libras (61,2 kg), y aunque para algunas personas este sería el peso de sus sueños, para Sue fue un estancamiento. Considerando su cuerpo ligero, 128 libras (58 kg) era el peso perfecto para ella, el peso con el cual ella sabía que se sentía mejor. Pero ella no había podido llegar allí. Se había estancado en las 130 (59 kg) y pico, subiendo y bajando, por cinco años, y simplemente no parecía romper esa barrera. Ella me dijo que no necesitaba bajar 14 libras (6 kg) en 14 días. Ella estaría rebosante de alegría solo bajando esas tercas 7 libras (3 kg) que se interponían entre ella y su mejor cuerpo. ¿Podría ayudarla?

Por supuesto. Nos sentamos juntas e hicimos los cálculos, y su Puntaje de intervención metabólica coincidió con el Mapa de comidas A, así que eso fue lo que escogimos. También calculamos su ingestión de agua. Recuerde, quiero que usted beba la mitad del peso de su cuerpo en onzas de agua cada día durante el plan de 14 días. Para Sue, quien pesaba 135 libras (61,2 kg), eso significaba (redondeando) que ella necesitaba beber 68 onzas de agua al día. Puesto que medio galón es 64 onzas, sugerí que bebiera cuatro onzas apenas se levantara en la mañana, luego llenase de agua una jarra de medio galón y la guardara en la refrigeradora. Ella llenaba su botella sacando agua de esa jarra durante el día para que no tuviese que llevar la cuenta de las onzas. A medida que bajaba de peso, su ingestión de agua se reducía correspondientemente. Aunque Sue no era una fanática del agua, unas cuantas rodajas de limón fresco y lima en la jarra le ayudaban a beberla, y una vez que se le hizo costumbre, ella empezó a desearla ansiosamente.

Para hacer ejercicios, vimos el plan de ejercicios del Mapa de comidas A, y Sue comprendió que necesitaba hacer tres o cuatro sesiones de cardio cada semana junto con un mínimo de un Ejercicio de intervención metabólica (EIM). A Sue le encanta tomar clases aeróbicas de subir gradas en su gimnasio o hacer ejercicios en la máquina elíptica, así que los programó en su calendario, junto con un masaje durante la primera semana y una sesión en la sauna infrarroja de su gimnasio en la segunda semana.

Lo que hicimos después fue ver las recetas (capítulo 6). Hojeamos todas y ella escogió las que le pareció que estaban bien y usaban los alimentos que sabía que le gustaban. También escogió unas cuantas cosas que nunca antes había probado, como avena, porque pensó que sonaban interesantes y quería expandir su paladar (e ingestión de micronutrientes). Le di un mapa de comidas en blanco y ella lo rellenó con las comidas que quería tener. Luego hicimos una lista de compras de ingredientes de las recetas. Hallamos la columna del Mapa de comidas A en cada receta y escribimos lo que ella iba a necesitar, multiplicando cada receta por el número de veces que planeaba tenerlo durante los 14 días. Antes que ella empezara, cocinó la mayoría de las comidas en cantidades y puso en la congeladora porciones individuales. Luego ella siguió su mapa de comidas durante los 14 días. Cada noche, ella veía lo que iba a comer al día siguiente y sacaba esas comidas de la congeladora. Me dijo que apenas pasaba tiempo en la cocina una vez que empezaron los 14 días, lo cual facilitó que ella se concentrara en comer todas sus comidas, refrigerios, hacer sus ejercicios e ingerir agua cada día.

Sue rompió su estancamiento en el Día 10, y alcanzó sólidamente el peso que tenía como meta en el Día 14. Ella se sintió muy orgullosa de sí, y yo de ella también. Ahora está firme en el plan de Metabolismo acelerado de por vida de la segunda mitad de este libro. Aquí está su mapa de comidas completo. Fíjese de cerca para ver todo lo que ella hizo para cumplir con el Mapa de comidas A.

MAPA DE COMIDAS A: SUE (Las recetas empiezan en la página 131).

Semana Uno

		PESO A.M.	DESAYUNO	REFRIGERIO A.M.	ALMUERZO	REFRIGERIO P.M.	CENA	ONZAS DE AGUA AL DÍA	EJERCICIO
PARTE 1	LUNES	135	DELICIAS DE AVENA CON RODAJAS DE MANZANA	PERA ASIÁTICA	BACALAO ASADO CON SALSA DE MELOCOTONES SOBRE DE VERDURAS MIXTAS	CEREZAS	KEBABS DE BISTEC, HONGOS Y CAMOTE	68 ONZAS	CLASES AERÓBICAS DE SUBIR GRADAS
	MARTES	134.2	DESAYUNO HASH	FRESAS	POLLO TROPICAL EN UNA SARTÉN	NARANJA	CHULETAS DE CERDO CON ALBAHACA, LIMÓN Y ARROZ SILVESTRE	67 ONZAS	DESCANSO
	MIÉRCOLES	133.7	DELICIAS DE AVENA CON RODAJAS DE MANZANA	PERA ASIÁTICA	BACALAO ASADO CON SALSA DE MELOCOTONES SOBRE VERDURAS MIXTAS	CEREZAS	KEBABS DE BISTEC, HONGOS Y CAMOTE	67 ONZAS	MÁQUINA ELÍPTICA
	JUEVES	133.1	DESAYUNO HASH	FRESAS	POLLO EN UNA SARTÉN	NARANJA	CHULETAS DE CERDO CON ALBAHACA, LIMÓN Y ARROZ SILVESTRE	67 ONZAS	CLASES AERÓBICAS DE SUBIR GRADAS
PARTE 2	VIERNES	132.4	DESAYUNO DE PIMIENTO RELLENO CON DURAZNOS	MANZANA CON MANTEQUILLA DE ALMENDRA	ENSALADA DE CAMARONES	TROZOS DE PIÑA CON COCO RALLADO	CERDO CON PISTACHO Y BRÓCOLI	66 ONZAS	MASAJE
	SÁBADO	131.9	TAZAS DE SALMÓN REVUELTO	TROZOS DE PIÑA CON COCO RALLADO	AGUACATE RELLENO DE ATÚN	MANZANA CON MANTEQUILLA DE ALMENDRA	POLLO AL ARCO IRIS CON VERDURAS	66 ONZAS	DESCANSO
	DOMINGO	131.1	DESAYUNO DE PIMIENTO RELLENO CON DURAZNOS	MANZANA CON MANTEQUILLA DE ALMENDRA	ENSALADA DE CAMARONES	TROZOS DE PIÑA CON COCO RALLADO	CERDO CON PISTACHO Y BRÓCOLI	66 ONZAS	MÁQUINA ELÍPTICA

MAPA DE COMIDAS A: SUE

Semana Dos

	PESO A.M.	DESAYUNO	REFRIGERIO A.M.	ALMUERZO	REFRIGERIO P.M.	CENA	ONZAS DE AGUA AL DÍA	EJERCICIO
PARTE 1								
LUNES	130.5	FRIJOLES NEGROS REVUELTOS CON MELÓN	KIWI	ENSALADA DE FRUTA CON POLLO Y TOCINO	ARÁNDANOS	TAZÓN DE BISTEC CON QUINUA	65 ONZAS	CLASES AERÓBICAS DE SUBIR GRADAS
MARTES	130	DELICIAS DE AVENA CON RODAJAS DE MANZANA	FRAMBUESAS	ENSALADA DE PEPINO CON PIÑA Y CORVINA	PERA ASIÁTICA	CAMARONES CAJÚN Y FRIJOLES NEGROS	65 ONZAS	DESCANSO
MIÉRCOLES	129.6	FRIJOLES NEGROS REVUELTOS CON MELÓN	KIWI	ENSALADA DE FRUTAS CON POLLO Y TOCINO	ARÁNDANOS	TAZÓN DE BISTEC CON QUINUA	65 ONZAS	MÁQUINA ELÍPTICA
JUEVES	129.1	DELICIAS DE AVENA CON RODAJAS DE MANZANA	FRAMBUESAS	ENSALADA DE PEPINO CON PIÑA Y CORVINA	PERA ASIÁTICA	CAMARONES CAJÚN Y FRIJOLES NEGROS	65 ONZAS	CLASES AERÓBICAS DE SUBIR GRADAS
PARTE 2								
VIERNES	128.7	TAZAS DE SALMÓN REVUELTO	TROZOS DE MANGO CON COCO RALLADO	TAZÓN DE CAMARONES CON LIMÓN	MANZANA CON MANTEQUILLA DE ALMENDRA	BISTEC ASADO CON SALSA DE AGUACATE	64 ONZAS	SAUNA INFRARROJA
SÁBADO	128.3	DESAYUNO RELLENO DE DURAZNOS CON PIMIENTA	MANZANA CON MANTEQUILLA DE ALMENDRA	AGUACATE RELLENO DE ATÚN	TROZOS DE MANGO CON COCO RALLADO	POLLO AL ARCO IRIS CON VERDURAS	64 ONZAS	DESCANSO
DOMINGO	128	TAZAS DE SALMÓN REVUELTO	TROZOS DE MANGO CON COCO RALLADO	TAZÓN DE CAMARONES CON LIMÓN	MANZANA CON MANTEQUILLA DE ALMENDRA	BISTEC ASADO CON SALSA DE AGUACATE	64 ONZAS	MÁQUINA ELÍPTICA

F íjese cómo Sue no hizo algo nuevo cada día. Ella cocinó algunas cosas con anticipación en cantidades antes de empezar y las congeló en porciones. En vez de 14 desayunos distintos, Sue disfrutó un total de cinco desayunos: tres recetas distintas para la Parte 1 y dos recetas distintas para la Parte 2. Ella hizo cuatro almuerzos para la Parte 1 y tres para la Parte 2. También hizo un total de cuatro cenas para la Parte 1 y tres cenas para la Parte 2. Esto redujo enormemente el tiempo que ella pasaba cocinando, y fue más económico que comprar ingredientes para 42 comidas distintas y 28 refrigerios distintos.

Por ejemplo, Sue tuvo avena de desayuno cuatro veces en el transcurso de 14 días, pero solamente hizo esta receta una vez. Ella cuadruplicó la receta, luego dividió la avena en cuatro porciones separadas y las congeló. La noche anterior cuando ella planeó comer avena en el desayuno, removió una porción de la congeladora. En la mañana, todo lo que tuvo que hacer fue calentarla y añadir fruta fresca. O incluso pudo haber puesto sus moras congeladas ahí cuando la estaba calentando. O cuando la empaquetaba. Usted lo puede hacer como le parezca, con todo lo preparado anticipadamente y lo preparado fresco que quiera.

Si está usando el Mapa de comidas A, aquí tiene su formulario en blanco. Puede imitar a Sue, o hacerlo a su manera. Puede usar este Mapa de comidas A en blanco para planificar toda la semana con anticipación, para que sepa exactamente lo que va a comer y cuántas porciones preparar en base a cualquier receta que use. O si le gusta cocinar conforme necesite hacerlo, use esto para llevar la cuenta de todo lo que coma o haga, ya sea usando recetas o simplemente escogiendo las comidas de la lista de la página 60 en base a los requisitos de cada día. No se olvide de llevar la cuenta de su peso, los ejercicios y el agua. Su mapa de comidas en blanco es el lugar para llevar la cuenta de todo para que permanezca organizado. Un recordatorio de su plan de ejercicios se encuentra después de su mapa de comidas en blanco. (Si está haciendo el Mapa de comidas B o C, use el formulario de la página 94 o 106, respectivamente).

MAPA DE COMIDAS A (Puntaje de intervención metabólica 10 o más)

Semana Uno—Parte 1

		PESO A.M.	DESAYUNO	REFRIGERIO A.M.	ALMUERZO	REFRIGERIO P.M.	CENA	ONZAS DE AGUA AL DÍA	EJERCICIO
PARTE 1	LUNES		RECETA: O 1 P: 1 V: 1 F: 1 G O CC:	1 F:	RECETA: O 1 P: 2 V: 1 F:	1 F:	RECETA: O 1 P: 1 V: 1 CC:		
	MARTES		RECETA: O 1 P: 1 V: 1 F: 1 G O CC:	1 F:	RECETA: O 1 P: 2 V: 1 F:	1 F:	RECETA: O 1 P: 1 V: 1 CC:		
	MIÉRCOLES		RECETA: O 1 P: 1 V: 1 F: 1 G O CC:	1 F:	RECETA: O 1 P: 2 V: 1 F:	1 F:	RECETA: O 1 P: 1 V: 1 CC:		
	JUEVES		RECETA: O 1 P: 1 V: 1 F: 1 G O CC:	1 F:	RECETA: O 1 P: 2 V: 1 F:	1 F:	RECETA: O 1 P: 1 V: 1 CC:		

CLAVE: P = Proteína V = Verdura F = Fruta CC= Carbohidratos complejos G = Carbohidratos a base de granos GS = Grasa y Aceites saludables

MAPA DE COMIDAS A

Semana Uno—Parte 2

	PESO A.M.	DESAYUNO	REFRIGERIO A.M.	ALMUERZO	REFRIGERIO P.M.	CENA	ONZAS DE AGUA AL DÍA	EJERCICIO
VIERNES		RECETA: O 1 P: 1 V: 1 F:	1 F: 1 GS:	RECETA: O 1 P: 1 V: 1 GS:	1 P: 1 GS:	RECETA: O 1 P: 1 V: 1 GS:		
PARTE 2 SÁBADO		RECETA: O 1 P: 1 V: 1 F:	1 F: 1 GS:	RECETA: O 1 P: 1 V: 1 GS:	1 P: 1 GS:	RECETA: O 1 P: 1 V: 1 GS:		
DOMINGO		RECETA: O 1 P: 1 V: 1 F:	1 F: 1 GS:	RECETA: O 1 P: 1 V: 1 GS:	1 P: 1 GS:	RECETA: O 1 P: 1 V: 1 GS:		

CLAVE: P = Proteína V = Verdura F = Fruta CC = Carbohidratos complejos G = Carbohidratos a base de granos GS = Grasa y Aceites saludables

Mapa de comidas A (Puntaje de intervención metabólica 10 o más)
Semana Dos—Parte 1

	PESO A.M.	DESAYUNO	REFRIGERIO A.M.	ALMUERZO	REFRIGERIO P.M.	CENA	ONZAS DE AGUA AL DÍA	EJERCICIO
LUNES		RECETA: O 1 P: 1 V: 1 F: 1 G O CC:	1 F:	RECETA: O 1 P: 2 V: 1 F:	1 F:	RECETA: O 1 P: 1 V: 1 CC:		
MARTES		RECETA: O 1 P: 1 V: 1 F: 1 G O CC:	1 F:	RECETA: O 1 P: 2 V: 1 F:	1 F:	RECETA: O 1 P: 1 V: 1 CC:		
MIÉRCOLES		RECETA: O 1 P: 1 V: 1 F: 1 G O CC:	1 F:	RECETA: O 1 P: 2 V: 1 F:	1 F:	RECETA: O 1 P: 1 V: 1 CC:		
JUEVES		RECETA: O 1 P: 1 V: 1 F: 1 G O CC:	1 F:	RECETA: O 1 P: 2 V: 1 F:	1 F:	RECETA: O 1 P: 1 V: 1 CC:		

PARTE 1

CLAVE: P = Proteína V = Verdura F = Fruta CC = Carbohidratos complejos G = Carbohidratos a base de granos GS = Grasa y Aceites saludables

Mapa de comidas A
Semana Dos—Parte 2

	PESO A.M.	DESAYUNO	REFRIGERIO A.M.	ALMUERZO	REFRIGERIO P.M.	CENA	ONZAS DE AGUA AL DÍA	EJERCICIO
VIERNES		RECETA: O 1 P: 1 V: 1 F:	1 F: 1 GS:	RECETA: O 1 P: 1 V: 1 GS:	1 P: 1 GS:	RECETA: O 1 P: 1 V: 1 GS:		
PARTE 2 **SÁBADO**		RECETA: O 1 P: 1 V: 1 F:	1 F: 1 GS:	RECETA: O 1 P: 1 V: 1 GS:	1 P: 1 GS:	RECETA: O 1 P: 1 V: 1 GS:		
DOMINGO		RECETA: O 1 P: 1 V: 1 F:	1 F: 1 GS:	RECETA: O 1 P: 1 V: 1 GS:	1 P: 1 GS:	RECETA: O 1 P: 1 V: 1 GS:		

CLAVE: P = Proteína V = Verdura F = Fruta CC = Carbohidratos complejos G = Carbohidratos a base de granos GS = Grasa y Aceites saludables

Ejercicios recomendados para el Mapa de comidas A

(Vea la lista de cardios aprobados y ejercicios EIM en la página 65).

- **Cardio:** 3 o 4 veces a la semana, para elevar su ritmo cardíaco hasta que esté entre 120 y 140 latidos por minuto de 20 a 35 minutos en cada sesión.
- **Pesas:** No levantar pesas durante el programa de 14 días.
- **Ejercicios de intervención metabólica:** Mínimo 1 vez a la semana.

CONOZCA A CATHY Y SU MAPA DE COMIDAS B

Cathy es una atareada mamá trabajadora con tres hijos pequeños. Siempre está correteando tratando de hacerlo todo y rara vez toma tiempo para sí misma. Ella admitió que a menudo su comida son las sobras de sus chicos: un poco de macarrones al gratín, unas cuantas vainitas, algunas galletas y leche. En la universidad, ella pesaba 150 libras (68 kg) y se sentía fuerte y bien consigo misma, pero cuando vino a verme, había estado pesando 170 libras (77,1 kg) desde que tuvo su tercer hijo dos años antes. Me dijo que su ropa le incomodaba, su estómago siempre estuvo un poquito inflado, y no tenía la energía que le parecía que necesitaba para ser una buena mamá y también sobresalir en su trabajo. Yo creía que era una Supermamá, pero ella no se sentía así, por eso pusimos manos a la obra.

Después de calcular el Puntaje de intervención metabólica de Cathy, descubrimos que a ella le correspondía el Mapa de comidas B. Rebajar hasta las 150 y tantas libras (68 kg) en 14 días le sonaba fabuloso. Ella estaba inspirada y lista, pero me advirtió que no tenía mucho tiempo, y a veces después del trabajo, toda la familia salía a cenar porque no había tiempo para cocinar y los hijos necesitaban comer. Yo le expliqué que muchas de las comidas se podían hacer con anticipación en porciones para alimentar a toda la familia. Ella o su esposo solo tendrían que calentarlas.

Ella me preguntó acerca de los almuerzos de negocios y almuerzos de trabajo, y le dije que también había maneras de permanecer en el plan en los restaurantes. Por ejemplo, en el Mapa de comidas B, Parte 1, el almuerzo consiste de una porción de proteínas, dos porciones de verduras y una porción de frutas. Le dije que pidiera una ensalada grande de pollo, bistec, o salmón y mucha verdura, sin queso ni crutones. Ella podía rociarle vinagre y comer su porción de frutas en la oficina. O podía comer enrollados de lechuga con bistec o pollo, o rollos de sushi con pescado y solo verduras (usted puede pedir rollos de sushi sin arroz), y permanecer en el plan. La animé a que mantuviera una cantidad de fruta fresca en la oficina para que consumiera toda la fruta requerida. La Parte 2 fue aún más fácil. Para el Mapa de comidas B, el almuerzo es una porción de proteínas, dos porciones de verduras y una porción de grasa saludable. Ella podía añadir aceite de oliva o aguacate a su ensalada o enrollados de lechuga, o añadir aguacate a sus rollos de sushi. A ella le pareció que esto era definitivamente factible de acuerdo a su situación.

Luego vimos la cantidad de agua que ella ingería. Le dije que puesto que pesaba 170 libras (77,1 kg), iba a empezar bebiendo 85 onzas de agua cada día y disminuir conforme su peso bajara. Cathy siempre tenía una botella de agua grande de 1 litro, o 33,8 onzas, con agua. Calculamos que iba a necesitar beber 2 ½ de esas botellas para ingerir sus 85 onzas. Ella dijo que a veces ya lo hacía, así que se iba a asegurar de hacerlo cada día durante los siguientes 14 días.

Según los ejercicios sugeridos en su Mapa de comidas B, Cathy necesitaría hacer cardio dos o tres veces a la semana, y levantar pesas una vez a la semana, y un mínimo de un ejercicio EIM. Cathy dijo que era una persona que le gusta el baño, a menudo se relaja en una tina de agua caliente después que los chicos se van a dormir. Ella decidió comprar sal de Epsom con olor a lavanda y usar eso como su EIM, ya que no pensaba que iba a tener tiempo para recibir un masaje, terapia física, o acupuntura. A ella le encantaba trotar, pero no lo había hecho por un buen tiempo, así que eligió trotar como su actividad de cardio. Su esposo tenía un grupo de pesas en el sótano. Dijo que les quitaría el polvo y hallaría un día cada semana para enfocarse en algunos de los principales grupos musculares.

Finalmente, repasamos todas las recetas del capítulo 6. Hizo un círculo alrededor de aquellas que incluían comidas que le gustaban a toda su familia, y las pusimos en su mapa de comidas en blanco. Ella contó cinco porciones cada vez que hacía cada receta e hizo su lista de comestibles basada en esto. Era menos caro de lo que esperaba porque podía comprar carne y verduras congeladas en paquetes más grandes a menos precios. Vimos su calendario y programamos un fin de semana para cocinar. Ella hizo todas las comidas con anticipación, dividiendo todo en grandes bolsas herméticas de plástico que contenían cinco porciones cada una (para algunas comidas que sabía que iban a ser especialmente populares, como salchicha con verduras asadas y los tacos de pollo con frijoles negros, ella hacía ocho porciones para dejar que su esposo y sus hijos repitieran). Todo iba a la congeladora, y luego ella estaba lista. Estaba emocionada y motivada porque el plan parecía factible y no intimidante.

Ella empezó su plan un lunes, y dos semanas después había bajado hasta 158 libras (72 kg), con una pérdida total de 12 libras (5,4 kg). Estaba emocionada. No había visto 150 y tantos en años. Ella decidió hacer el plan una vez más y descubrió que cuando volvió a calcular su Puntaje de intervención metabólica, se había «graduado» y pasado al Mapa de comidas A. Después de 14 días con el Mapa de comidas A, había bajado las últimas seis libras (3 kg) que quería bajar. Ahora se siente formidable y se ve asombrosa con 152 libras (69 kg) elegantes, sexis y sólidas. Aquí está lo que ella hizo:

MAPA DE COMIDAS B: CATHY (Las recetas empiezan en la página 131).

Semana Uno

		PESO A.M.	DESAYUNO	REFRIGERIO A.M.	ALMUERZO	REFRIGERIO P.M.	CENA	ONZAS DE AGUA AL DÍA	EJERCICIO
PARTE 1	LUNES	170	QUEQUES DE COLIFLOR	NARANJA	RESTAURANTE: ENROLLADOS DE LECHUGA CON BISTEC Y VERDURAS / 1 TAZA DE FRESAS EN LA OFICINA	MANGO	TACOS DE POLLO CON FRIJOLES NEGROS	85 ONZAS	TROTAR
	MARTES	168.9	QUINUA REVUELTA	MANZANA	POLLO CON PIÑA Y JENGIBRE	PERA ASIÁTICA	SOFRITO DE BISTEC CON REPOLLO Y PURÉ DE CAMOTE	84 ONZAS	BAÑO DE SAL EPSOM
	MIÉRCOLES	167.7	QUEQUES DE COLIFLOR	NARANJA	ENROLLADOS DE ROSBIF	MANGO	TACOS DE POLLO CON FRIJOLES NEGROS	84 ONZAS	TROTAR
PARTE 2	JUEVES	166.7	ENSALADA PARA DESAYUNO	4 ONZAS DE LONJAS DE PAVO SIN NITRATO Y 8-10 ACEITUNAS	ENSALADA DE ESPÁRRAGOS CON TOCINO	PURÉ DE GARBANZOS Y APIO	SALCHICHA CON VERDURAS ASADAS	83 ONZAS	DESCANSO
	VIERNES	166	FRITATTA DE ESPINACA CON HONGOS	PURÉ DE GARBANZOS Y APIO	RESTAURANTE: 2 ROLLOS DE SUSHI CON ATÚN Y AGUACATE, SIN ARROZ	4 ONZAS DE CARNE SECA SIN NITRATO Y 1/4 TAZA DE CASTAÑAS	POLLO CON COCO	83 ONZAS	PESAS
	SÁBADO	165.1	ENSALADA PARA DESAYUNO	4 ONZAS DE LONJAS DE PAVO SIN NITRATO Y 8-10 ACEITUNAS	ENSALADA DE ESPÁRRAGOS CON TOCINO	PURÉ DE GARBANZOS Y APIO	SALCHICHA CON VERDURAS ASADAS	83 ONZAS	DESCANSO
	DOMINGO	164.6	FRITATTA DE ESPINACA CON HONGOS	PURÉ DE GARBANZOS Y APIO	ENSALADA DE POLLO ESTILO FIESTA MEXICANA	4 ONZAS DE CARNE SECA SIN NITRATO Y 1/4 TAZA DE CASTAÑAS	POLLO CON COCO	82 ONZAS	BAÑO DE SAL EPSOM

MAPA DE COMIDAS B: CATHY
Semana Dos

		PESO A.M.	DESAYUNO	REFRIGERIO A.M.	ALMUERZO	REFRIGERIO P.M.	CENA	ONZAS DE AGUA AL DÍA	EJERCICIO
PARTE 1	LUNES	164	QUINUA REVUELTA	MANZANA	ENROLLADOS DE PAVO	PERA ASIÁTICA	SOFRITO DE BISTEC CON REPOLLO Y PURÉ DE CAMOTE	82 ONZAS	TROTAR
	MARTES	162.8	QUEQUES DE COLIFLOR	NARANJA	POLLO CON PIÑA Y JENGIBRE	MANGO	TACOS DE POLLO CON FRIJOLES NEGROS	81 ONZAS	DESCANSO
	MIÉRCOLES	161.5	QUINUA REVUELTA	MANZANA	ENROLLADOS DE PAVO	PERA ASIÁTICA	SOFRITO DE BISTEC CON REPOLLO Y PURÉ DE CAMOTE	81 ONZAS	TROTAR
PARTE 2	JUEVES	160.4	QUINUA REVUELTA	4 ONZAS DE LONJAS DE PAVO SIN NITRATO Y ¼ AGUACATE EN RODAJAS	ENSALADA DE ATÚN CON AGUACATE	PURÉ DE GARBANZOS Y APIO	TALLARINES CON POLLO Y LIMÓN	80 ONZAS	BAÑO DE SAL EPSOM
	VIERNES	159.5	ENROLLADOS DE VERDURAS CON HUEVO	PURÉ DE GARBANZOS Y APIO	ENSALADA DE POLLO CON VAINITAS	4 ONZAS DE CARNE SECA SIN NITRATO Y ¼ TAZA DE CASTAÑAS	BACALAO APANADO CON ALMENDRAS	80 ONZAS	PESAS
	SÁBADO	158.6	DESAYUNO CON CARNE A LA SARTÉN	4 ONZAS DE LONJAS DE ROSBIF SIN NITRATO Y 8-10 ACEITUNAS	RESTAURANTE: 2 ROLLOS DE SUSHI CON ATÚN Y AGUACATE, SIN ARROZ	4 ONZAS DE LONJAS DE PAVO Y ¼ AGUACATE, EN RODAJAS	TALLARINES CON POLLO Y LIMÓN	79 ONZAS	DESCANSO
	DOMINGO	158	ENROLLADOS DE VERDURAS CON HUEVO	PURÉ DE GARBANZOS Y APIO	ENSALADA DE POLLO CON VAINITAS	4 ONZAS DE CARNE SECA SIN NITRATO Y ¼ TAZA DE CASTAÑAS	BACALAO APANADO CON ALMENDRAS	79 ONZAS	BAÑO DE SAL EPSOM

omo puede ver según el mapa de comidas de Cathy, ella solo tuvo dos desayunos en la Parte 1 en el transcurso de 14 días. Encontró dos desayunos que le gustaron y los alternó. Ella tiene una mañana atareada con sus hijos, así que pudo hacer ambas recetas en grandes cantidades antes de empezar los 14 días y las congeló. Para la Parte 2, los desayunos incluyeron dos recetas para la semana 1 y dos recetas más para la semana 2, las cuales también preparó con anticipación. De esta manera, se podía levantar en la mañana, tomar su desayuno, luego hacer el desayuno para su familia y tenerlos listos para la escuela y el trabajo. Ella escogió refrigerios y almuerzos que eran rápidos de hacer, e incluso salió a almorzar tres veces mientras permanecía en el plan.

Para la cena, escogió recetas que sabía que le iban a gustar a toda la familia. Ella preparó lo suficiente para repetir una receta de la Parte 1 y dos recetas de la Parte 2 durante cada semana, pero nunca tuvo una cena más de dos veces. Hizo lo suficiente con anticipación para sus propias comidas y las de su familia, y a todos les encantaban sus cenas hechas en casa (especialmente el pollo con coco y los tallarines con pollo y limón, ambos recibieron críticas muy favorables).

Usted puede copiar a Cathy, o hacerlo a su manera, con tal de que se mantenga en el Plan de comidas B y la lista de alimentos de la página 60. Use este mapa de comidas en blanco para planificar su semana con anticipación o llevar la cuenta según la necesidad, cual sea lo que mejor se adapte a su horario e inclinaciones. No se olvide de llevar el control de su peso, los ejercicios y el agua. Lleve la cuenta de todo en este mapa de comidas en blanco. Un recordatorio de su plan de ejercicios se encuentra ubicado después de su mapa de comidas en blanco. (Si está haciendo el Mapa de comidas A o C, use el formulario de la página 83 o 106, respectivamente).

Mapa de comidas B (Puntaje de intervención metabólica 7 a 9)

Semana Uno—Parte 1

PARTE 1		PESO A.M.	DESAYUNO	REFRIGERIO A.M.	ALMUERZO	REFRIGERIO P.M.	CENA	ONZAS DE AGUA AL DÍA	EJERCICIO
	LUNES		RECETA: o 1 P: 2 V: 1 F: 1 G O CC:	1 F:	RECETA: o 1 P: 2 V: 1 F:	1 F:	RECETA: o 1 P: 2 V: 1 CC:		
	MARTES		RECETA: o 1 P: 2 V: 1 F: 1 G O CC:	1 F:	RECETA: o 1 P: 2 V: 1 F:	1 F:	RECETA: o 1 P: 2 V: 1 CC:		
	MIÉRCOLES		RECETA: o 1 P: 2 V: 1 F: 1 G O CC:	1 F:	RECETA: o 1 P: 2 V: 1 F:	1 F:	RECETA: o 1 P: 2 V: 1 CC:		

CLAVE: P = Proteína V = Verdura F = Fruta CC = Carbohidratos complejos G = Carbohidratos a base de granos GS = Grasa y Aceites saludables

Mapa de comidas B
Semana Uno—Parte 2

	PESO A.M.	DESAYUNO	REFRIGERIO A.M.	ALMUERZO	REFRIGERIO P.M.	CENA	ONZ/S DE AGUA AL DÍA	EJERCICIO
JUEVES		RECETA: O 2 P: 1 V: 1 GS:	1 P: 1 GS:	RECETA: O 1 P: 2 V: 1 GS:	1 P: 1 GS:	RECETA: O 1 P: 2 V: 1 GS:		
VIERNES		RECETA: O 2 P: 1 V: 1 GS:	1 P: 1 GS:	RECETA: O 1 P: 2 V: 1 GS:	1 P: 1 GS:	RECETA: O 1 P: 2 V: 1 GS:		
PARTE 2 **SÁBADO**		RECETA: O 2 P: 1 V: 1 GS:	1 P: 1 GS:	RECETA: O 1 P: 2 V: 1 GS:	1 P: 1 GS:	RECETA: O 1 P: 2 V: 1 GS:		
DOMINGO		RECETA: O 2 P: 1 V: 1 GS:	1 P: 1 GS:	RECETA: O 1 P: 2 V: 1 GS:	1 P: 1 GS:	RECETA: O 1 P: 2 V: 1 GS:		

CLAVE: P = Proteína V = Verdura F = Fruta CC = Carbohidratos complejos G = Carbohidratos a base de granos GS = Grasa y Aceites saludables

Mapa de comidas B (Puntaje de intervención metabólica 7 a 9)

Semana Dos—Parte 1

	PESO A.M.	DESAYUNO	REFRIGERIO A.M.	ALMUERZO	REFRIGERIO P.M.	CENA	ONZAS DE AGUA AL DÍA	EJERCICIO
LUNES		RECETA: O 1 P: 2 V: 1 F: 1 G O CC:	1 F:	RECETA: O 1 P: 2 V: 1 F:	1 F:	RECETA: O 1 P: 2 V: 1 CC:		
PARTE 1 **MARTES**		RECETA: O 1 P: 2 V: 1 F: 1 G O CC:	1 F:	RECETA: O 1 P: 2 V: 1 F:	1 F:	RECETA: O 1 P: 2 V: 1 CC:		
MIÉRCOLES		RECETA: O 1 P: 2 V: 1 F: 1 G O CC:	1 F:	RECETA: O 1 P: 2 V: 1 F:	1 F:	RECETA: O 1 P: 2 V: 1 CC:		

CLAVE: P = Proteína V = Verdura F = Fruta CC = Carbohidratos complejos G = Carbohidratos a base de granos GS = Grasa y Aceites saludables

Mapa de comidas B
Semana Dos—Parte 2

	PESO A.M.	DESAYUNO	REFRIGERIO A.M.	ALMUERZO	REFRIGERIO P.M.	CENA	ONZAS DE AGUA AL DÍA	EJERCICIO
JUEVES		RECETA: O 2 P: 1 V: 1 GS:	1 P: 1 GS:	RECETA: O 1 P: 2 V: 1 GS:	1 P: 1 GS:	RECETA: O 1 P: 2 V: 1 GS:		
VIERNES		RECETA: O 2 P: 1 V: 1 GS:	1 P: 1 GS:	RECETA: O 1 P: 2 V: 1 GS:	1 P: 1 GS:	RECETA: O 1 P: 2 V: 1 GS:		
SÁBADO PARTE 2		RECETA: O 2 P: 1 V: 1 GS:	1 P: 1 GS:	RECETA: O 1 P: 2 V: 1 GS:	1 P: 1 GS:	RECETA: O 1 P: 2 V: 1 GS:		
DOMINGO		RECETA: O 2 P: 1 V: 1 GS:	1 P: 1 GS:	RECETA: O 1 P: 2 V: 1 GS:	1 P: 1 GS:	RECETA: O 1 P: 2 V: 1 GS:		

CLAVE: P = Proteína V = Verdura F = Fruta CC = Carbohidratos complejos G = Carbohidratos a base de granos GS = Grasa y Aceites saludables

Ejercicios recomendados para el Mapa de comidas B

(Vea la lista de cardios aprobados, pautas para levantar pesas y ejercicios EIM en la página 65).

- **Cardio:** 2 o 3 veces a la semana, para elevar su ritmo cardíaco hasta que esté entre 120 y 140 latidos por minuto de 20 a 35 minutos en cada sesión.
- **Pesas:** 1 vez a la semana, concentrándose en 3 grupos musculares principales en cada sesión.
- **Ejercicios de intervención metabólica:** Mínimo 1 vez a la semana.

CONOZCA A JEANINE Y SU MAPA DE COMIDAS C

Jeanine vino a verme cuando recién había cumplido cincuenta años y pesaba 235 libras (106,6 kg). Ella me dijo que ya no sentía que era la misma. Aunque siempre había tenido curvas y sobrepeso técnicamente hablando, bordeando justo 200 libras (90,7 kg) o un poquito menos, ella era alta y llevaba su peso bien. Siempre se sintió bastante bien consigo misma. Pero desde el año pasado, había subido 35 libras (15,9 kg), no tenía energía, y sabía en base a su ciclo cada vez más irregular que la menopausia era inminente. De repente su cuerpo estaba cambiando de forma prácticamente ante sus propios ojos. Ella dijo que su cintura de avispa estaba cambiando y se sentía menos que un bombazo y más como un globo. Estaba inflada, e incluso de pronto le había salido celulitis en la parte superior de sus brazos y espalda, algo que nunca antes había tenido. Si bien su esposo parecía no notarlo, ella lo notaba, y se sentía incómoda la mayor parte del tiempo. Ella dijo que sentía que su estómago estaba hinchado, sus muslos rozaban y sus brazos bamboleaban. «Yo no soy así», me dijo ella. «Me siento como que estoy escondida dentro de este cuerpo inflado y solo quiero salir».

Yo le expliqué que probablemente estaba experimentando una subida de peso debido a un cambio hormonal, un problema común a su edad, pero que no estaba destinada a mantener esas 35 libras (15,9 kg) extras el resto de su vida. Ella solo necesitaba una reparación del metabolismo, y la Revolución del metabolismo era el camino para recuperar su energía y un cuerpo con el cual sentirse bien. Hablamos de su peso ideal y ella decidió que se sentiría mucho mejor y estaría más sana si pudiera regresar a estar cerca de las 180 libras (81,6 kg), pero eso parecía estar muy lejos. Le dije que bajar 14 libras (6 kg) en 14 días podría dar inicio a ese camino más largo de bajar de peso, y ella se entregó completamente.

Calculamos su Puntaje de intervención metabólica y vimos que ella se beneficiaría más del Mapa de comidas C. Sacamos un mapa de comidas en blanco y empezamos a planificar. Repasamos las recetas y ella escogió las que más le gustaron y que pensó que su esposo y su hija también disfrutarían. También me dijo que tenían una inquebrantable noche en familia en el restaurante los viernes en la noche. ¿Cómo iba a sortear eso ella? Hablamos de cómo podía escoger el restaurante, ver el menú con anticipación, y llamar por adelantado para asegurarse de que su comida iba a cumplir con sus necesidades. «Diles que estás siguiendo un plan de nutrición especial y necesitas su ayuda para cumplir con ello», le dije. «Los buenos restaurantes estarán contentos de ayudarte».

Después le expliqué que necesitaba estar bebiendo la mitad del peso de su cuerpo en onzas de agua. Jeanine no estaba segura de que iba a poder beber 118 onzas de agua cada día, pero yo le recordé que eso era menos que un galón, y le dije que tenía clientes que fácilmente bebían un galón de agua al día para ayudar a que sus cuerpos remuevan todas esas toxinas liposolubles que se liberan cuando se quema la grasa. Ella dijo que le gustaba una marca de agua que venía en botellas de 33.8 onzas. Hicimos los cálculos y descubrimos que 3½ botellas de este tipo al día cumplirían con su requisito, así que ella compró cuatro cajas de esta clase de agua por la Internet y las guardó en su garaje. Cada noche sacaba tres o cuatro botellas y las ponía en la refrigeradora para el día siguiente.

Luego hablamos acerca de ejercicios. Jeanine dijo que solía caminar e ir de senderismo y le encantaba, pero conforme avanzaban sus años, estaba teniendo más achaques y no había estado haciendo gran cosa. Descubrimos que una caminata a paso ligero ponía su ritmo cardíaco en el rango 125-140 latidos por minuto, así que eso era suficiente ejercicio para ella de acuerdo a su condición física actual. Ella también tenía una membresía del gimnasio que estaba pagando sin nunca haberla usado. Me dijo que no solo tenían máquinas para levantar pesas y un entrenador personal gratis, sino también una sauna infrarroja y una cama de agua para masajes. Ella programó dos días a la semana para reunirse con el entrenador y enfocarse en algunos grupos musculares principales, y luego otros dos días cuando podía ir solo para la sauna o la cama de agua para masajes. A ella le encantaba que no tenía que pagar un dólar más de lo que ya estaba pagando para añadir sus EIM, y finalmente estaba usando esa membresía del gimnasio que la había estado haciendo sentir muy culpable.

Jeanine eligió empezar un lunes, después que llegaron sus botellas de agua y ella había comprado, preparado y congelado muchas de sus cenas. En ambos viernes, cuando su familia había esperado ansiosamente para ir al restaurante en la noche, Jeanine escogió una churrasquería que a todos les gustaba. Llamó con anticipación y preguntó si podía tener un bistec de 8 onzas preparado sin mantequilla o aceite. Ella quería guardar la porción de grasa saludable para su ensalada. El restaurante fue muy complaciente. Ellos prepararon un bistec para ella tal como lo pidió, y también un espléndido plato de verduras al vapor y una ensalada fresca, sin queso ni crutones, con aceite de oliva y vinagre balsámico. Jeanine se sintió satisfecha y llena, y su hija dijo que ni siquiera podía darse cuenta de que estaba haciendo «dieta».

Después de 14 días, Jeanine estaba asombrada de descubrir que había bajado no 14 (6 kg) sino *15 libras* (6,8 kg). Esto a veces puede suceder con gente que tiene mucho peso que bajar. Lo mejor de todo, ella se sentía fabulosa. Cuanto más bajaba de peso, menos sentía los achaques y los síntomas de la menopausia. Ella tenía energía, le estaba gustando regresar al gimnasio y dar caminatas al aire libre con su perro, e incluso se estaba sintiendo sexi otra vez. «Mi cintura estaba emergiendo», dijo ella. Decidió seguir el plan dos veces más, con un total de tres rondas, y luego prosiguió con la Dieta del metabolismo acelerado hasta que alcanzó el peso que tenía como meta. «Esta es mi nueva vida», dijo ella. Y se ve como nacida de nuevo. Aquí está lo que ella hizo:

Mapa de comidas C: JEANINE (Las recetas comienzan en la página 131).

Semana uno

		PESO A.M.	DESAYUNO	REFRIGERIO A.M.	ALMUERZO	REFRIGERIO P.M.	CENA	ONZAS DE AGUA AL DÍA	EJERCICIO
PARTE 1	LUNES	235	TAZÓN DE DESAYUNO TROPICAL	1 TAZA DE KIWI	ATÚN AHÍ CON ENSALADA DE MANGO	2 TAZAS DE CEREZAS	TAZÓN DE CALABACÍN MEXICANO	118 ONZAS	CAMINAR
	MARTES	233.5	HASH DE MUCHAS VERDURAS Y RODAJAS DE MANZANA	1 TAZA DE PERAS ASIÁTICAS	ENSALADA DE POLLO CON SURTIDO DE MORAS	2 TAZAS DE NARANJAS	CAMARONES A LA SARTÉN	117 ONZAS	LEVANTAR PESAS EN EL GIMNASIO
	MIÉRCOLES	232.3	TAZÓN DE DESAYUNO TROPICAL	1 TAZA DE KIWI	CALABACITAS RELLENAS	1 TAZA DE PERAS ASIÁTICAS	SALMÓN CON LIMÓN Y ARROZ SILVESTRE	116 ONZAS	SAUNA INFRARROJA
PARTE 2	JUEVES	230.9	DESAYUNO DE ENROLLADO CON COL RIZADA	½ TAZA DE PURÉ DE GARBANZOS Y APIO	POLLO RELLENO DE FAJITA	4 ONZAS DE LONJAS DE PAVO SIN NITRATO CON ¼ AGUACATE EN RODAJAS	POLLO CON APANADO DE NUECES	115 ONZAS	CAMINAR
	VIERNES	229.6	HONGOS PORTOBELLO AL HORNO	4 ONZAS DE CARNE SECA Y ¼ TAZA DE CASTAÑAS	COL A LA SARTÉN	½ TAZA DE PURÉ DE GARBANZOS Y APIO	COMIDA DE RESTAURANTE: BISTEC, VERDURAS AL VAPOR, ENSALADA CON ACEITE DE OLIVA Y VINAGRE BALSÁMICO	115 ONZAS	LEVANTAR PESAS EN EL GIMNASIO
	SÁBADO	228.7	HONGOS PORTOBELLO AL HORNO	4 ONZAS DE LONJAS DE PAVO SIN NITRATO CON 8-10 ACEITUNAS	POLLO RELLENO DE FAJITAS	4 ONZAS DE CARNE SECA Y 8-10 ACEITUNAS	FRITTATA DE CALABACITA ESPAGUETI	114 ONZAS	CAMINAR
	DOMINGO	228	DESAYUNO DE ENROLLADO CON COL RIZADA	4 ONZAS DE CARNE DE PAVO SECA Y ¼ TAZA DE CASTAÑAS	TROCITOS PICANTES	4 ONZAS DE TROZOS DE TOCINO CROCANTE Y ¼ TAZA DE AGUACATE	SALMÓN CON JENGIBRE Y LIMA	114 ONZAS	MASAJES EN CAMA DE AGUA

Mapa de comidas C: JEANINE
Semana dos

		PESO A.M.	DESAYUNO	REFRIGERIO A.M.	ALMUERZO	REFRIGERIO P.M.	CENA	ONZAS DE AGUA AL DÍA	EJERCICIO
PARTE 1	LUNES	226.9	TAZÓN DE MANZANA CON REPOLLO	1 TAZA DE CEREZAS	ATÚN AHÍ CON SALSA DE MANGO	2 TAZAS DE KIWI	QUINUA AL CURRI CON MEDALLONES SAZONADOS DE CERDO	113 ONZAS	CAMINAR
	MARTES	225.8	TAZÓN DE FRUTAS TROPICALES	1 TAZA DE PERAS ASIÁTICAS	ENSALADA DE POLLO CON SURTIDO DE MORAS	2 TAZAS DE FRESAS	SALMÓN CON LIMÓN Y ARROZ SILVESTRE	113 ONZAS	LEVANTAR PESAS EN EL GIMNASIO
	MIÉRCOLES	225	HASH DE MUCHAS VERDURAS	1 TAZA DE MORAS	CALABACITAS RELLENAS	2 TAZAS DE NARANJA	TAZÓN DE CALABACÍN MEXICANO	113 ONZAS	SAUNA INFRARROJA
PARTE 2	JUEVES	223.7	DESAYUNO DE ENROLLADO DE COL RIZADA CON TOCINO	4 ONZAS DE LONJAS DE ROSBIF SIN NITRATO CON 8-10 ACEITUNAS	COL A LA SARTÉN	4 ONZAS DE TROZOS DE TOCINO CROCANTE Y 1/4 TAZA DE AGUACATE	POLLO CON APANADO DE NUECES	112 ONZAS	CAMINAR
	VIERNES	222.5	TAZÓN DE «ARROZ» DE COLIFLOR	1/2 TAZA DE PURÉ DE GARBANZOS (CONTIENE LEGUMBRES Y MANTEQUILLA) Y APIO (COMIDA SIN GRASA)	TROCITOS PICANTES	4 ONZAS DE CARNE SECA Y 8-10 ACEITUNAS	COMIDA DE RESTAURANTE: BISTEC, VERDURAS AL VAPOR, ENSALADA CON ACEITE DE OLIVA Y VINAGRE BALSÁMICO	111 ONZAS	LEVANTAR PESAS EN EL GIMNASIO
	SÁBADO	221.3	DESAYUNO DE ENROLLADO DE COL RIZADA CON TOCINO	4 ONZAS DE LONJAS DE PAVO SIN NITRATO CON 1/4 AGUACATE, EN RODAJAS	COL A LA SARTÉN	1/2 TAZA DE PURÉ DE GARBANZOS Y APIO	SALMÓN CON JENGIBRE Y LIMA	111 ONZAS	CAMINAR
	DOMINGO	220	HONGOS PORTOBELLO AL HORNO	1/2 TAZA DE PURÉ DE GARBANZOS Y PALITOS DE APIO	POLLO RELLENO DE FAJITAS	4 ONZAS DE TROZOS DE TOCINO CROCANTE Y 1/4 TAZA DE AGUACATE	FRITTATA DE CALABACITA ESPAGUETI	110 ONZAS	MASAJES EN CAMA DE AGUA

C omo puede ver según el Mapa de comidas C de Jeanine, ella realmente disfrutaba un Tazón de desayuno tropical durante la Parte 1. Ella lo tuvo dos veces durante la primera semana y una vez durante la segunda. Los almuerzos fueron los mismos durante la Parte 1 en la semana 1 y 2, y los mismos en la Parte 2 pero en diferente orden. Para la cena, hizo un total de cuatro cenas para la Parte 1 y cuatro cenas para la Parte 2. También sorteó exitosamente su noche en familia en el restaurante los viernes en la noche durante ambas semanas mientras continuaba siguiendo completamente el plan.

Usted puede comer como lo hizo Jeanine, o hacer sus propias selecciones, con tal de que se mantenga en el Mapa de comidas C y la lista de alimentos de la página 60. Use este mapa de comidas en blanco para planificar su semana con anticipación o llevar la cuenta según la necesidad, lo que mejor se ajuste a su horario e inclinaciones. No se olvide de llevar el control de su peso, los ejercicios y el agua. Su mapa de comidas en blanco es su organizador central, y un recordatorio de su plan de ejercicios se encuentra después de su mapa en blanco. (Si usted está siguiendo el Mapa de comidas A o B, use el formulario de las páginas 83 y 94, respectivamente).

Mapa de comidas C (Puntaje de intervención metabólica 6 o menos)

Semana Uno—Parte 1

	PESO A.M.	DESAYUNO	REFRIGERIO A.M.	ALMUERZO	REFRIGERIO P.M.	CENA	ONZAS DE AGUA AL DÍA	EJERCICIO
PARTE 1 LUNES		RECETA: O 2 P: 2 V: 1 F: 1 G O CC:	1 F:	RECETA: O 1 P: 2 V: 2 F:	2 F:	RECETA: O 2 P: 2 V: 1 CC:		
MARTES		RECETA: O 2 P: 2 V: 1 F: 1 G O CC:	1 F:	RECETA: O 1 P: 2 V: 2 F:	2 F:	RECETA: O 2 P: 2 V: 1 CC:		
MIÉRCOLES		RECETA: O 2 P: 2 V: 1 F: 1 G O CC:	1 F:	RECETA: O 1 P: 2 V: 2 F:	2 F:	RECETA: O 2 P: 2 V: 1 CC:		

CLAVE: P = Proteína V = Verdura F = Fruta CC = Carbohidratos complejos G = Carbohidratos a base de granos GS = Grasa y Aceites saludables

Mapa de comidas C
Semana Uno—Parte 2

	PESO A.M.	DESAYUNO	REFRIGERIO A.M.	ALMUERZO	REFRIGERIO P.M.	CENA	ONZAS DE AGUA AL Día	EJERCICIO
JUEVES		RECETA: O 2 P: 2 V: 1 GS:	1 P: 1 GS:	RECETA: O 2 P: 2 V: 1 GS:	1 P: 1 GS:	RECETA: O 2 P: 2 V: 1 GS:		
VIERNES		RECETA: O 2 P: 2 V: 1 GS:	1 P: 1 GS:	RECETA: O 2 P: 2 V: 1 GS:	1 P: 1 GS:	RECETA: O 2 P: 2 V: 1 GS:		
SÁBADO		RECETA: O 2 P: 2 V: 1 GS:	1 P: 1 GS:	RECETA: O 2 P: 2 V: 1 GS:	1 P: 1 GS:	RECETA: O 2 P: 2 V: 1 GS:		
DOMINGO		RECETA: O 2 P: 2 V: 1 GS:	1 P: 1 GS:	RECETA: O 2 P: 2 V: 1 GS:	1 P: 1 GS:	RECETA: O 2 P: 2 V: 1 GS:		

PARTE 2

CLAVE: P = Proteína V = Verdura F = Fruta CC = Carbohidratos complejos G = Carbohidratos a base de granos GS = Grasa y Aceites saludables

Mapa de comidas C (Puntaje de intervención metabólica 6 o menos)

Semana Dos—Parte 1

	PESO A.M.	DESAYUNO	REFRIGERIO A.M.	ALMUERZO	REFRIGERIO P.M.	CENA	ONZAS DE AGUA AL DÍA	EJERCICIO
LUNES		RECETA: O 2 P: 2 V: 1 F: 1 G OR CC:	1 F:	RECETA: O 1 P: 2 V: 2 F:	2 F:	RECETA: O 2 P: 2 V: 1 CC:		
PARTE 1 **MARTES**		RECETA: O 2 P: 2 V: 1 F: 1 G OR CC:	1 F:	RECETA: O 1 P: 2 V: 2 F:	2 F:	RECETA: O 2 P: 2 V: 1 CC:		
MIÉRCOLES		RECETA: O 2 P: 2 V: 1 F: 1 G OR CC:	1 F:	RECETA: O 1 P: 2 V: 2 F:	2 F:	RECETA: O 2 P: 2 V: 1 CC:		

CLAVE: P = Proteína V = Verdura F = Fruta CC = Carbohidratos complejos G = Carbohidratos a base de granos GS = Grasa y Aceites saludables

Mapa de comidas C
Semana Dos—Parte 2

	PESO A.M.	DESAYUNO	REFRIGERIO A.M.	ALMUERZO	REFRIGERIO P.M.	CENA	ONZAS DE AGUA AL DÍA	EJERCICIO
JUEVES		RECETA: O 2 P: 2 V: 1 GS:	1 P: 1 GS:	RECETA: O 2 P: 2 V: 1 GS:	1 P: 1 GS:	RECETA: O 2 P: 2 V: 1 GS:		
VIERNES		RECETA: O 2 P: 2 V: 1 GS:	1 P: 1 GS:	RECETA: O 2 P: 2 V: 1 GS:		RECETA: O 2 P: 2 V: 1 GS:		
PARTE 2 SÁBADO		RECETA: O 2 P: 2 V: 1 GS:	1 P: 1 GS:	RECETA: O 2 P: 2 V: 1 GS:	1 P: 1 GS:	RECETA: O 2 P: 2 V: 1 GS:		
DOMINGO		RECETA: O 2 P: 2 V: 1 GS:	1 P: 1 GS:	RECETA: O 2 P: 2 V: 1 GS:	1 P: 1 GS:	RECETA: O 2 P: 2 V: 1 GS:		

CLAVE: P = Proteína V = Verdura F = Fruta CC = Carbohidratos complejos G = Carbohidratos a base de granos GS = Grasa y Aceites saludables

Ejercicios recomendados para el Mapa de comidas C

(Vea la lista de cardios aprobados, pautas para levantar pesas y ejercicios EIM en la página 65).

- **Cardio:** 2 o 3 veces a la semana, para elevar su ritmo cardíaco hasta que esté entre 120 y 140 latidos por minuto de 20 a 35 minutos en cada sesión.
- **Pesas:** 2 veces a la semana, concentrándose en 3 grupos musculares principales en cada sesión.
- **Ejercicios de intervención metabólica:** Mínimo 2 veces a la semana.

5

SÍ, PERO ¿Y SI...?: PREGUNTAS FRECUENTES SOBRE LA REVOLUCIÓN DEL METABOLISMO

Una de las cosas que me encanta de los clientes que acuden a mi clínica y mi comunidad de miembros es que todos están llenos de muchas preguntas inteligentes y sagaces. Yo he recolectado estas preguntas frecuentes de mis clientes que han estado en el programa de la Revolución del metabolismo; tal vez sean preguntas que usted también tenga. Espero que se identifique con algunas de estas preguntas y que mis respuestas ayuden a inspirarla y animarla a que continúe. Si piensa en algo que no está en esta lista, por favor únase a mi robusta comunidad y forme parte de nuestros chats activos por Internet. Pregúnteme a mí, pregúntele a mi equipo, o a los demás miembros. Forme parte de nuestros desafíos, nuestros concursos de recetas y nuestro apoyo e inspiración mutuos. Estamos allí para apoyarnos los unos a los otros, compartir nuestras experiencias y animarnos. Mi meta es que usted y yo seamos amigas por mucho, mucho tiempo. Bueno, aquí tiene mis respuestas a esas preguntas frecuentes.

PREGUNTAS GENERALES ACERCA DEL PLAN DE LA REVOLUCIÓN DEL METABOLISMO

P: No estoy convencida de que los hombres y las mujeres deben compartir el mismo rango de peso ideal. ¿Está segura de que eso es correcto?

R: Ya he tratado esto brevemente, pero la idea de que los hombres siempre pesan más que las mujeres, o que las mujeres siempre pesan menos que los hombres, es anticuada. Si usted supiera cuánto *realmente pesaban* algunos de mis clientes, se sentiría mucho mejor de sí misma. Si tengo un cliente masculino y una cliente femenina que miden 5 pies y 5 pulgadas de estatura (1,7 m), es un juego de azar saber quién pesa más, el hombre con sus músculos o la mujer con sus caderas y senos. Algunos hombres no tienen muchos músculos. Algunas mujeres están bien dotadas. Usted no puede estereotipar los cuerpos o la salud. Los rangos de peso que proveo en este programa, cuando usted está calculando su peso ideal en la página 32, son *rangos* porque tienen en cuenta estos tipos de diferencias individuales. De modo que sí, ellos comparten un rango de peso ideal. Pero tal vez no compartan la misma meta de peso ideal. Eso es personal.

P: He estado siguiendo la Dieta del metabolismo acelerado (DMA) y he bajado mucho peso rápidamente, y usted ha dicho que DMA es una dieta para bajar de peso rápidamente. Si ya sigo su dieta para bajar de peso rápidamente en 28 días, ¿por qué voy a seguir esta dieta para bajar de peso rápidamente en 14 días?

R: Esa es una pregunta excelente, y estoy segura de que muchas que por mucho tiempo han seguido la DMA se están preguntando lo mismo. DMA *es* una dieta para bajar de peso rápidamente, pero la Revolución del metabolismo es una dieta más corta y de acción más veloz para bajar de peso rápidamente. Con la DMA, usted puede bajar hasta 20 libras (9,1 kg) en 28 días, pero en un período de tiempo más corto, usted en realidad puede sostener bajar de peso hasta una libra (,45 kg) al día, lo cual es incluso más rápido.

Sin embargo, la DMA y la Revolución del metabolismo se basan en el concepto unificador de «confúndelo para perderlo», un proceso de cambiar las proporciones de macronutrientes a lo largo de la semana. Para algunas personas, 14 días y 14 libras (6 kg) es todo lo que necesitarán, pero para otras con metas más grandes para bajar de peso, la Revolución del metabolismo es una manera fabulosa de empezar, y la DMA podría ser una herramienta para usar posteriormente, conforme progresa la pérdida de peso. Usted puede hacer el plan de la Revolución del metabolismo hasta tres veces seguidas para bajar más de 14 libras (6 kg), pero después de eso, si mis clientes aún están tratando de bajar de peso, prefiero que cambien y prueben otra cosa. Algunas personas tienen de 75 a 100 libras (de 34 a 45,4 kg) o más que bajar, así que es genial tener opciones. Cambiar de plan puede sacarla de estancamientos a largo plazo, y eso es una versión más amplia de «confúndelo para perderlo».

P: Yo hago muchos ejercicios/doy clases de gimnasia/estoy entrenando para una maratón, y no puedo/no quiero cambiar mi horario de entrenamiento. ¿Necesito ajustar esta dieta de alguna forma?

R: Sí, pero el ajuste es fácil y agradable. Si está haciendo un ejercicio que hace que su ritmo cardíaco pase de 120 latidos por minuto (lpm) por más de 10 minutos, entonces debe agregar una fruta antes de la sesión de su ejercicio, no importa en qué parte de la semana usted se encuentre. Además, si está haciendo ejercicios más de cuatro días a la semana con un constante ritmo cardíaco de más de 120 lpm por más de 10 minutos, necesita añadir una porción más de proteínas a cada día que haga esto por más de cuatro días. Esta porción de proteínas debe ser con el desayuno o el almuerzo.

Fíjese que este sistema toma en cuenta variaciones en la condición física. Si usted está en muy buenas condiciones, requerirá mucho más ejercicio llegar hasta 120 lpm y mantenerla ahí por más de 10 minutos, así que asegúrese de medir su ritmo cardíaco para confirmar que necesita esa fruta extra o porción de proteínas. Si está en menos condición física, pero hace ejercicios vigorosamente, es más probable que necesite este empuje nutritivo extra hasta que aumente su condición física.

P: Estoy embarazada/soy una madre lactante. ¿Puedo seguir este plan?

R: Yo no sugiero bajar de peso durante el embarazo, de modo que este no es un plan para mujeres embarazadas. Recuerde que bajar de peso promueve la desintoxicación, y el embarazo no es el momento para ayudar a que su cuerpo libere toxinas liposolubles a un ritmo agresivo. No obstante, esta es una dieta excelente para aquellas que están planeando quedar embarazadas pronto. Usted puede rebajar peso extra y eliminar toxinas de su sistema, lo cual creará un ambiente interno más beneficioso para el embarazo.

Si está lactando, probablemente ya está bajando de peso rápidamente, pero de lo contrario, su meta principal no debe ser bajar de peso. La hidratación y el descanso son reyes (o reinas). Beba toda su agua, duerma lo suficiente en la noche, y no se sienta mal por echarse una siesta. Con respecto a la nutrición, la meta es mantener alta la cantidad y la calidad de la leche. Considerando esto que he dicho, puede seguir este programa mientras está lactando, *si* usted:

1. Añade dos porciones de grasas saludables al día a la primera parte de su semana, a cualquier comida o refrigerio, y
2. Añade dos porciones de fruta al día a la segunda mitad de la semana, a cualquier comida o refrigerio.

Recuerde, esto es *solo si usted está lactando*. Una vez que el bebé es destctado, regrese al plan tal como está escrito.

> **P:** Yo tengo un trabajo realmente activo (como, por ejemplo, construc-ción) y quemo muchas calorías. ¿Necesito comer más?

R: No necesariamente. Mientras que no sea un trabajo nuevo y su cuerpo ya esté acondicionado para ese puesto, este plan provee toneladas de nu-trientes para sostener su alto nivel de intensidad física. Su cuerpo ya ha regulado su disfunción metabólica según su nivel actual de estrés físico, así que para efectuar una disminución de peso rápida, necesita hacer algo diferente. Sin embargo, no quiero que baje más de 1 libra (,45 kg) al día cuando está teniendo este esfuerzo físico. De modo que si se da cuenta de que está bajando más que eso con esta dieta, entonces puede hacer uno de estos dos cambios: duplique las porciones de su refrigerio *o* añada un tercer refrigerio, ya sea antes del desayuno o al final del día.

> **P:** Estoy en ventas y constantemente tengo que recibir a clientes en restaurantes y bares. ¿Puedo hacer que funcione este plan conmigo?

R: Por supuesto. Muchos de mis clientes son trabajadores profesiona-les que viajan mucho, hacen *tours* o manejan bastante, o tienen vidas muy atareadas que las sacan de la cocina frecuentemente. Mi mejor consejo es que planifiquen con anticipación, planifiquen con antici-pación, planifiquen con anticipación. Que no la sorprenda una situa-ción alimenticia inesperada, espere cualquier cosa. Hagamos una cita: usted, su calendario, una taza caliente de té de hierbas y yo. Vamos a planificar esto para que sepa exactamente qué está sucediendo en cualquier noche determinada y lo que hará en cualquier situación. Es-pecíficamente, he aquí mis mejores consejos para usted:

1. Trate de ser proactiva en seleccionar los restaurantes.
2. Consiga el menú con anticipación. La mayoría de los restaurantes tienen sus menús en Internet.
3. Llame por adelantado para decirle al restaurante que está siguiendo un plan especial nutritivo y pregúntele acerca de comidas o preparaciones sustitutas. Algunos restaurantes cobran por las sustituciones si las pide estando en el lugar, pero nunca he visto que un restaurante cobre a uno de mis clientes cuando ha llamado con anticipación para encargarse de las comidas.
4. Lleve comida cuando viaje para que no esté dependiendo solo de restaurantes para alimentarse. Prepare mucha carne seca de la receta y póngala en una bolsa herméticamente sellada para los viajes, junto con nueces y semillas.
5. Cuando se consumen muchas bebidas, recuerde que este plan solo dura 14 días, y por ahora, usted ya no bebe; un agua gaseosa con lima es todo el coctel que necesita. La mejor respuesta que he escuchado a la presión insistente de compañeros para consumir bebidas alcohólicas es decirles que está siguiendo «un plan intenso de infusión de nutrientes», así que no se puede dar el gusto esa noche. Ellos sabrán que es ruda y hasta quizás sigan su ejemplo.

P: ¿Pueden seguir esta dieta los niños o comer con seguridad la comida que estoy haciendo para mí?

R: Cada receta en este plan es perfectamente saludable para los niños, y puede contener alimentos más nutritivos que los que estuvieron comiendo antes. Esta no es «comida dietética». Es comida real, integral y buena. A sus hijos probablemente les encantarán algunas de estas recetas, las cuales podrían convertirse en nuevas recetas favoritas de la familia. Tomando en cuenta esto, ellos pueden comer porciones más grandes si son activos, y pueden añadir otras comidas saludables a esta dieta.

Si está esperando usar esta dieta para ayudar a sus hijos a bajar de peso, le diré que yo nunca uso el término *bajar de peso* con los niños. Cuando los niños aún están creciendo, lo más importante para ellos es establecer vías metabólicas sanas y activas que les servirán bien el resto de sus vidas. Los niños pasan por fases de crecimiento y descanso, y en la presencia de una dieta con infusión de nutrientes, los problemas con el peso tienden a resolverse por sí mismos. Debido a que estamos enfocándonos en establecer esas vías metabólicas, los niños que todavía están creciendo necesitan más fruta de la que provee este plan. Para los jóvenes que estén siguiendo este plan, añada más fruta, específicamente en la Parte 2. Los niños deberían tener cinco porciones de fruta *al día*, *cada día*, lo que quiere decir fruta en cada comida y refrigerio, ya sea que usted también la esté teniendo o no. Esto también se aplica a los adolescentes (vea la siguiente pregunta).

P: Soy adolescente con 50 libras (22,7 kg) de exceso. ¿Necesito alterar esta dieta de alguna forma?

R: Los años de la adolescencia son un tiempo increíble para esforzarse en mejorar y maximizar su metabolismo. Sus hormonas están empezando a navegar por sus propias vías, y las frutas enteras son cruciales durante este tiempo de su vida. No me gusta enfatizar en los niños el bajar de peso, pero para los adolescentes mayores que quieren alcanzar un peso saludable antes de ser adultos, la Revolución del metabolismo es un buen lugar donde empezar. No obstante, cuando aplica el programa, quiero que haga este cambio importante: asegúrese de tener cinco porciones completas de fruta cada día, ya sea especificado en el programa básico o no.

Las frutas enteras son *cruciales* durante este tiempo de su vida. Digamos que usted está siguiendo el Mapa de comidas B. En la Parte 1, su día incluye cuatro porciones completas. Quiero que añada otra, con la cena, o duplicando una de las otras porciones de fruta. En la Parte 2, cuando la dieta no incluye porciones de fruta, quiero que añada una porción con cada comida y refrigerio. Esto *no comprometerá las metas que usted tiene para bajar de peso.* Puesto que usted es adolescente, su metabolismo aún no está establecido como el de un adulto, y esta fruta es crucial para asegurarse de que cuando su metabolismo se establezca en forma más permanente, lo haga de una manera que beneficie su salud y peso. Aun cuando no esté siguiendo esta dieta, le recomiendo totalmente que coma cinco porciones de fruta cada día.

También quiero advertirle de manera especial cuando esté calculando el peso ideal de su cuerpo. Una vez que ha calculado el peso ideal mínimo y máximo, quiero que seleccione la meta de su peso ideal aproximadamente en la mitad de ese rango. No quiero que se obsesione con alcanzar el número más bajo. Este no es un tiempo de la vida para «hacer dieta» de una manera tradicional. Si hace eso ahora, escúcheme cuando le digo que *usted lo estará haciendo el resto de su vida.* Este es un tiempo divertido para volver a establecer su metabolismo para que lo pueda tener funcionando de manera rápida cuando tenga treinta, cuarenta, cincuenta y tantos años y más. Sé que probablemente no está pensando en jubilarse ahora mismo, o en guardar la línea durante la menopausia, pero confíe en mí; muchos de mis clientes darían cualquier cosa por retroceder el reloj y crear vías hormonales sanas en los años de su adolescencia. Ellos miran retrospectivamente ese tiempo y lamentan que no lo sabían. Usted tiene una enorme ventaja aquí, así que siga este programa agregando cinco porciones de frutas enteras cada día, y se estará haciendo un gran favor el resto de su vida.

P: ¿Cómo alimento a mi familia con esta dieta? ¿Deben comer lo que estoy comiendo si no quieren bajar de peso?

R: Su familia puede comer realmente las mismas comidas que usted está comiendo con esta dieta. De hecho, mis clientes descubren que cuando dan estas comidas a sus familias, la salud de toda la familia mejora porque las comidas son más nutritivas que las que estaban comiendo antes. Para aquellos que no están tratando de bajar de peso o reparar sus metabolismos, los tamaños de las porciones no son tan cruciales. Deje que repitan; muchas de estas recetas se convierten en favoritas de la familia, y la gente siempre está regresando para servirse más. Además, también pueden añadir ingredientes a las comidas, tales como más proteínas, verduras o carbohidratos complejos, o rociar a sus comidas queso o rebanadas de pepinillos encurtidos o lo que les guste. Solo ponga a la disposición estas opciones en la mesa en vez de en la cocina. De esta manera, usted estará compartiendo una comida, pero al mismo tiempo, puede fácilmente estructurar su comida de la manera que lo necesita, mientras que da a otros miembros de la familia la libertad de adaptar sus comidas de acuerdo a sus preferencias.

Cuando los niños se apropian de estas comidas, expanden sus paladares y consumen micronutrientes sin siquiera notar que están comiendo «comida saludable», y todos empiezan a sentirse mejor. Y no se preocupe de que otros miembros de la familia no estén obteniendo suficientes calorías. Estas comidas están diseñadas estratégicamente para liberar la grasa almacenada, pero en la gente que no tiene exceso de grasa almacenada o disfunción metabólica, las comidas no tendrán ese efecto. Simplemente proporcionarán asombrosos nutrientes para formar músculos, huesos, piel, cabello y uñas. Es comida de verdad, diseñada para nutrir a todo tipo de cuerpo.

P: Yo no me puedo mover o lo hago limitadamente, y no puedo seguir el plan de ejercicios. ¿Puedo dejar de hacerlo? ¿Significa eso que tengo que cambiar el plan de comidas de alguna forma?

R: No, no deje de hacer ejercicios. Pero «ejercicio» no quiere decir que usted tenga que correr una maratón o empiece a tomar clases de *kick-boxing*. Si tiene problemas para moverse, por favor seleccione EIM —opciones de ejercicios pasivos o de apoyo— en lugar de cardio y levantamiento de pesas, en la medida que supla sus necesidades. También cuentan como ejercicio. Usted notará que en el plan de ejercicios he incluido actividades como sauna infrarroja, masajes, cepillado de piel seca, terapia física, baños calientes, baños de sal de Epsom y acupuntura. Con tal de que esté haciendo algo que estimule su circulación y flujo de sangre por lo menos tres veces a la semana, usted está haciendo ejercicio.

Yo ofrezco muchas opciones, así que sus elecciones no tienen que ser caras. A veces usted puede encontrar cupones para recibir masajes gratis o sesiones de sauna infrarroja o visitas de acupuntura. Busque oportunidades, especiales, cupones y promociones durante los 14 días, especialmente para cosas que nunca antes ha probado. Tal vez encuentre una terapia nueva favorita. Otras cosas como los baños son baratos, y a menudo puede hallar sales Epsom y escobillas secas en la tienda de descuentos.

Un comentario acerca de la terapia física: yo creo que la terapia física es una de las formas de ejercicio disponibles que menos se utilizan. Si puede obtener una receta de su doctor para tener terapia física, por favor hágalo. Si solo le permiten cierto número de visitas al año, este es el momento de usarlas.

> **P:** Yo falté/tuve que saltar mi sesión de cardio/levantamiento de pesas durante la semana. ¿Puedo recuperarlo?

R: Por supuesto. Si bien el ejercicio trae muchos beneficios importantes para mejorar el metabolismo suyo, sé que a veces suceden cosas en la vida y uno termina perdiendo una sesión (o tres). En esos casos, siempre puede reemplazar un ejercicio de cardio o levantamiento de pesas con un EIM. Eso le dará muchos de los beneficios del ejercicio, incluyendo el alivio del estrés y aumento de la circulación. Una lista de EIM se encuentra en la página 68.

P: He tenido una cirugía de *bypass* gástrico. ¿Necesito modificar este plan?

R: Sí, es típico que aquellos que han tenido *bypass* gástrico no puedan consumir las grandes porciones de proteína, verduras y fruta que requiere este plan. Pero usted aún *puede* seguir el plan. Cuando tengo clientes que han pasado por esto, típicamente divido las comidas en ocho o hasta diez comidas más pequeñas, de modo que usted estará comiendo con más frecuencia, pero en cantidades más pequeñas, lo cual le da a su cuerpo la oportunidad de digerir adecuadamente la comida cada vez. También hay maneras de hacer que la comida llena de nutrientes sea menos voluminosa y más fácil de digerir y absorber. Usted puede cocinar y hacer un puré con verduras y frutas, e incluso carnes. A veces, me parece que el tamaño de las porciones de proteína de las carnes es demasiado para aquellos que han tenido *bypass* gástrico. Generalmente puedo lograr que usted ingiera de 20 a 26 gramos de proteína con mis batidos, lo cual obviamente puede probar, pero es más difícil obtener este alto nivel de proteínas con la carne. Escuche a su cuerpo, y si es verdaderamente demasiado, usted puede reducir las porciones a una cantidad que le sea cómoda.

PREGUNTAS ACERCA DE LA LISTA DE ALIMENTOS Y TAMAÑOS DE LAS PORCIONES

P: ¿Cuenta la lechuga repollada como una lechuga aprobada en la lista de verduras?

R: La lechuga repollada tiene el número más bajo de micronutrientes por taza de todas las lechugas. También es típicamente un cultivo agrícola al que se le ha aplicado una cantidad significativa de herbicidas y pesticidas. Por estas dos razones, es la lechuga que menos recomiendo. Las lechugas suaves de color verde oscuro típicamente tienen un mejor impacto en el metabolismo en general y son más probables que estimulen el bajar de peso.

P: En algunos de sus otros planes, los pepinos son una comida sin restricciones. ¿Por qué no son comida sin restricciones en este plan?

R: En base a mis experiencias personales con clientes, no he seleccionado pepinos como comida sin restricciones para la Revolución del metabolismo. He observado que cuando los pepinos son «sin restricciones», muchos de mis clientes los consumen a montones. Los comen cada día, múltiples veces al día, excluyendo todas las demás verduras deliciosas disponibles para los refrigerios y comidas. Cuando se comen los pepinos crónicamente de esta manera, pierden su impacto estratégico, así que se los estoy excluyendo a propósito durante este programa. Quiero que usted obtenga todos sus maravillosos beneficios sin pasarse de la raya con los pepinos. Pero los pepinos son una elección de verduras excelente, con una cantidad increíble de fibra y potasio, así que cuando los sugiero, espero que los disfrute totalmente. (En los tamaños aprobados de las porciones, por supuesto).

P: En la lista de alimentos, usted usa el término *puro* para describir las mostazas y los vinagres. ¿Qué quiere decir con eso?

R: Estos condimentos tienen una historia de estar repletos de azúcares, miel, dextrosa y otros ingredientes que reducen el metabolismo. Si los va a usar, tiene que leer las etiquetas y asegurarse de que no haya nada sospechoso. La etiqueta de información nutritiva para la mayoría de las mostazas solo debe listar semillas de mostaza, vinagre y especias como ingredientes, y las etiquetas de vinagre no deben listar mucho más que el ingrediente principal por el cual se llama vinagre (por ejemplo, la cidra de manzana para el vinagre de cidra de manzana, vino tinto para el vinagre de vino tinto, etc.; el vinagre balsámico debe listar «mosto de uva» como primer o segundo ingrediente).

P: ¿Cuentan las nueces como proteína y grasa para un refrigerio, o también necesito añadir proteína?

R: Para la Revolución del metabolismo, las nueces crudas y las semillas están en la categoría de grasas saludables. Aunque contienen proteínas, no cuentan como proteína para esa comida o refrigerio. Esta es una distinción importante para los propósitos de esta dieta. Significa que necesitará seleccionar un alimento de la categoría de las proteínas para cumplir con ese requisito.

P: Para una cena con carbohidratos complejos y proteínas, ¿puedo tener solo dos porciones de legumbres?

R: Sí, si es que lo hace correctamente. Las porciones de legumbres, cuando se cuentan como carbohidratos complejos, son una porción, y las porciones de una legumbre cuando se cuentan como proteína son otra porción. Por ejemplo, para una cena de un Mapa de comidas B Parte 1, usted podría tener ½ taza de frijoles negros como su proteína y otra ½ taza como su carbohidrato complejo. Con tal de que use la porción apropiada según su mapa de comidas, estará dando en el clavo.

P: ¿Por qué están el arroz silvestre y la quinua en la lista de carbohidratos sin granos? ¿No son granos?

R: En realidad, son semillas, no granos, y tienen un contenido mucho más bajo de almidón. Tal vez está confundida si leyó algunos de mis otros libros, porque en el pasado, los listé en la categoría de granos. Eso fue a propósito para aquella dieta en particular. Para esta dieta, no obstante, y para nuestros fines ahora, el arroz silvestre y la quinua deben contarse como carbohidratos sin granos, así que los puede tener con la cena en la Parte 1.

P: ¿Tengo que comer los granos enteros, o puedo tenerlos en una forma rápida y más fácil de comer como roscas saladas, pan de grano germinado (usando un grano aprobado por el plan), galletas saladas, o tortillas?

R: Si encuentra un producto puro y aprobado sin aditivos, como tortillas de arroz integral puro, pan de trigo rubión germinado, o esas queridas roscas saladas, entonces dese el gusto, con tal de que el producto no esté adulterado con otros ingredientes. Repito, usted tiene que ser un ávido lector de etiquetas.

P: Yo uso el Mapa de comidas C, pero dos porciones de proteínas me parece mucho, especialmente para el desayuno. ¿Cómo se supone que coma un omelet de cuatro huevos u 8 onzas de salchicha de pavo?

R: Yo seleccioné cada categoría de comidas en base al grado de intervención metabólica que necesite su cuerpo. La proteína es un participante clave en sanar el metabolismo, especialmente para la gente que usa el Mapa de comidas C. Sin embargo, usted no tiene que seleccionar las cuatro porciones de la misma comida. Mézclelas. Podría tener 2 huevos y 4 onzas de salchicha de pollo sin nitrato o tocino de pavo, por ejemplo. Tomando en cuenta lo dicho, siempre escuche a su cuerpo. Si realmente no puede comer toda su comida, no lo haga a la fuerza. Pero tampoco se aguante porque piensa que le ayudará a bajar de peso más rápidamente. Con mis clientes, descubrí que las grandes metas requieren una gran intervención.

P: En serio, ¿cómo se supone que coma 4 tazas de verduras en el desayuno?

R: La mejor manera de hacer esto es masticar, masticar y masticar. Oh, espere, usted dijo «en serio». Muy bien. Recuerde, estamos activando enzimas digestivas, liberando micronutrientes, rebalanceando la distribución hormonal y estimulando la liberación de la grasa terca, y las verduras son la clave para todas esas tareas muy importantes. Usted quizás no esté *acostumbrada* a comer verduras en el desayuno, pero ellas se están encargando de hacer un trabajo importante para usted ahora mismo. Son como leña para el fuego. No obstante, eso no significa que tenga que tragarse 4 tazas de pepinos a las 6 a.m. Hay formas más fáciles. A algunas personas les gusta hacer puré de verduras y añadirlas a un refresco helado, o incluso convertirlas en una sopa (sopa de desayuno es común en algunas culturas). O cocerlas con huevos: use cebollas, pimientos, espinaca picada, o lo que le guste. Cuando se cocen, esas 4 tazas en verdad se encogen a un tamaño razonable.

P: Me resulta realmente difícil beber toda esa agua. ¿Tiene sugerencias?

R: Mi comunidad siempre está ofreciendo ideas acerca de cómo ingerir toda esa agua (lo cual muy bien vale la pena). Algunos dicen que ponen todas las onzas que necesitan hoy en una jarra al comenzar la mañana o en la noche anterior. Entonces no tienen que llevar la cuenta, simplemente se sirven de la jarra hasta que quede vacía. Puede guardarla en la refrigeradora o no, dependiendo de si le gusta el agua helada o a temperatura ambiente. Otros saben exactamente cuántas botellas de agua necesitan y las llevan a la oficina. Una miembro de la comunidad tiene cuatro fichas y un pequeño plato junto al fregadero. Cada vez que llena su botella de 24 onzas de la llave de agua con ósmosis revertida, ella pone una ficha en el plato. Cuando todas las fichas están en el plato, terminó. Otra persona usa monedas y se paga a sí misma por cada botella, y otra pone seis brazaletes en su muñeca derecha y pasa una a su muñeca izquierda cada vez que vuelve a llenar su botella de agua. ¡Qué ingeniosos miembros de la comunidad tengo!

P: ¿Cuenta el calabacín como calabaza?

R: Sí, el calabacín es una calabaza de verano.

P: ¿Puedo comer jícama?

R: Yo, a propósito, no he añadido jícama a la Revolución del metabolismo. Sin embargo, notará que está en la Lista de alimentos del metabolismo acelerado de por vida, así que puede esperar ansiosamente comer jícama cuando siga el plan de mantenimiento.

P: Toda esa fruta está molestando mi estómago. ¿Debo realmente estar comiendo seis porciones al día? Eso parece mucho.

R: Repito, por encima de todo, escuche a su cuerpo, pero también considere que la cantidad de fruta no es el problema. Podría ser el *tipo* de fruta. Trate de seleccionar diferentes frutas. Otra forma de hacer que la fruta sea más digerible es cocerla ligeramente en la hornilla con un poquito de agua. También, cuando coma, trate de crear un ambiente relajado y mastique bien para estimular la liberación de enzimas digestivas. Nada causa tanto malestar estomacal como estresarse mientras come.

> **P:** ¿Por qué no puedo comer tomates? No me puedo imaginar mi vida sin salsa y su famoso chile.

R: En muchos de mis planes encontrará tomates en una variedad de recetas decadentes y deliciosas. Pero no hay nada que diga que tiene que comerlas cada día de su vida, y para la Revolución del metabolismo he sacado estratégicamente esta fruta/verdura para permitir que brillen otros alimentos. Nunca tema, vamos a estar cocinando juntas por mucho, mucho tiempo, y cuando esté siguiendo el Plan de por vida para mantener el peso que ha bajado (o si está probando algunos de mis otros planes, como la Dieta del metabolismo acelerado), los tomates están bien.

> **P:** Me encanta la leche de coco en mi té de hierbas/en mi avena. ¿Puede contar esto como grasa saludable?

R: A propósito he dejado fuera de este plan leches de nueces, incluyendo la leche de coco. Por ahora, use todo el coco, crudo, o aceite de coco en su avena. O en cambio pruebe otras nueces crudas o semillas. Su cuerpo puede extraer azúcar más rápido y con facilidad de las leches de nueces como la leche de coco que del coco (o nuez) mismo. Si está buscando una manera de hacer que su avena sea menos espesa, simplemente prepárela con más agua. La única excepción que permito es si hace un puré con el coco fresco en sí, en la porción adecuada para la ración apropiada, con todo el agua que quiera. Esta «leche de coco» casera estará libre de aditivos y menos dispuesta a liberar sus azúcares porque contiene toda la fibra natural del coco en sí, que no tiene la leche de coco que se compra en la tienda. Tengo una cliente que le encanta la crema en su café, y ella prepara cantidades de leche de coco casera, la echa en bandejas de cubitos vacíos de hielo, y la congela. Cada mañana, ella pone un cubito en su té de hierbas. Genial.

P: Quiero seguir el plan de comidas en vez del plan de apoyo, pero ¿hay maneras de sustituir de vez en cuando uno de sus batidos con cualquiera de las comidas o refrigerios? A veces esto sería realmente conveniente.

R: Por supuesto que puede hacer esto. Puede usar los batidos de las Comidas reemplazantes para el metabolismo una vez a la semana en ese día realmente ajetreado que siempre tiene, o hasta dos veces al día cada día como reemplazo en cualquier desayuno o almuerzo. Son productos basados en alimentos y enfocados en micronutrientes con la intención de apoyarle en sus momentos de necesidad. Algunos de mis clientes salen disparados por la puerta con su batido cada mañana, y otros los usan cuando viajan. Yo tiendo a hacer un poquito de ambos, y la mayoría de mis clientes también van a medias más o menos. Si bien hay un Plan de apoyo supersimple que usa los batidos dos veces al día para los que verdaderamente tienen el tiempo apretado o son reacios a cocinar, siempre puede decidir cocinar cuando quiera y sustituir con un batido en cualquier desayuno o almuerzo durante un día cuando no tiene tiempo, energía, o alimentos limpios para comer.

P: Sé que no está el café en la lista, pero ¿hay algunos sustitutos saludables que podría usar durante los 14 días, como el té de hierbas descafeinado o un sustituto del café a base de granos como Pero o Dandy Blend?

R: Yo no promuevo el café. De hecho, estoy totalmente en contra de ello, por muchas razones (en particular, vea «El elefante en la habitación» en la página 63). Pero eso no quiere decir que no pueda disfrutar una taza de té. Las hierbas y las especias están en su lista de comida sin restricciones, lo cual significa que una taza de té de hierbas hecha con hierbas secas o frescas está bien. No beba el verdadero té (negro, verde, o blanco, aun si está descafeinado), pero hay muchos tés excelentes e incluso terapéuticos que probar, como el té de menta, jengibre, manzanilla, limón, diente de león, que tiene un sabor tostado, como de café y también es un tónico excelente para su hígado.

Si el té no es exactamente para usted y quiere algo que más se parezca al café, podría probar Pero, un sustituto del café hecho de granos tostados. No animo que se haga esto cada día, pero podría ayudarle a dejar el café. A algunos de mi comunidad les lleva hasta una semana para romper el hábito de tomar café *antes* de empezar el plan de 14 días (o el plan de la Dieta del metabolismo acelerado de 28 días, o cualquiera de mis otros planes), porque para muchos, esa es la parte más difícil. Solo recuerde que Pero y sustitutos parecidos del café a base de granos *no* son libres de gluten, así que si tiene enfermedad celíaca o sensibilidad al gluten no celíaco, no debería usar estos productos. Además, incluso si usted no es específicamente sensible al gluten, pero tiene otros tipos de alergia como alergias a inhalantes o cutáneas, esté consciente de que el gluten puede ser un nutriente catalizador de la histamina, y eso podría empeorar los síntomas de su alergia. Por esta razón, no recomiendo sustitutos del café a base de granos (o cualquier otro alimento que contenga gluten) para cualquiera con cualquier tipo de alergias, sea a inhalantes, cutánea, o de alimentos.

6

RECETAS DE LA REVOLUCIÓN DEL METABOLISMO

E stas recetas de la Revolución del metabolismo son supersimples de hacer, así que no hay que preocuparse por pasar mucho tiempo en la preparación o en cocinar. Todas las recetas mencionadas en los mapas de comidas de los clientes del último capítulo están incluidas aquí, y cada receta es adaptable a los Mapas de comidas A, B y C. El capítulo también está dividido en recetas apropiadas para la Parte 1 y 2. Al final de este capítulo, puede encontrar unas cuantas de mis recetas favoritas «sin restricciones», que puede comer en cualquier día, a cualquier hora y en cualquier cantidad. Estos son perfectos festines que resultan divertidos al comer y pueden ayudar a mantenerla aún más satisfecha sin ningún impacto negativo en el peso que usted baje.

Cuando prepare estas recetas, busque la columna que corresponda a su mapa de comidas A, B o C. Use la medida en su columna del mapa de comidas para la preparación. Si la receta sirve a más de uno, divida su comida completamente preparada entre el número de porciones que designa la receta. Use cualquier porción adicional para alimentar a otros, o guárdela en la congeladora para futuras comidas. También puede duplicar, triplicar o cuadruplicar cualquier receta en este libro si sirve a uno. Esto le permitirá servir a otros o guardar porciones adicionales para después.

DESAYUNOS, PARTE 1

Delicias de avena

SIRVE 1

INGREDIENTES	MAPA DE COMIDAS A	MAPA DE COMIDAS B	MAPA DE COMIDAS C
AVENA A LA ANTIGUA*	½ TAZA	½ TAZA	½ TAZA
RAMITA FRESCA DE TOMILLO	1	1	1
SAL DE MAR	PIZCA	PIZCA	PIZCA
HUEVOS**	2	2	2
HONGOS	1 TAZA, EN TAJADAS	2 TAZAS, EN TAJADAS	2 TAZAS, EN TAJADAS
ESPINACA BEBÉ	1 TAZA	2 TAZAS	2 TAZAS
HOJUELAS DE PIMIENTO ROJO	PIZCA	PIZCA	PIZCA
MANZANA, SIN EL CENTRO, Y EN RODAJAS	1	1	1
TOCINO DE PAVO,** SIN NITRATO, COCIDO	NINGUNO	NINGUNO	4 TAJADAS

1. Cocine la avena según las instrucciones del paquete. Reduzca la temperatura hasta que esté baja para mantener la avena apenas a fuego lento. Añada la ramita fresca de tomillo y sal, revuelva y cubra. No tocar durante por lo menos 5 minutos, o que esté cocida a la consistencia deseada.

2. Mientras se está cocinando la avena, escalfe o fría los huevos en una sartén de teflón (no use aceite), y saltee los hongos y la espinaca.

3. Remueva la avena del calor, remueva la ramita de tomillo, y con una cuchara saque la avena y póngala en un tazón.

4. Cubra la avena con los huevos, hongos y la espinaca. Adorne con las hojuelas de pimiento rojo y sirva con las rodajas de manzana y, solo para el Mapa de comidas C, tocino de pavo.

*Si usted no come granos, puede sustituir con cualquier carbohidrato complejo sin granos de la Lista de alimentos de la Revolución del metabolismo de la página 60.

**Si usted no come productos de animales, puede sustituir con cualquier proteína vegetariana de la Lista de alimentos de la revolución del metabolismo de la página 60.

Desayuno hash

SIRVE 1

INGREDIENTES	MAPA DE COMIDAS A	MAPA DE COMIDAS B	MAPA DE COMIDAS C
TOCINO DE PAVO,* SIN NITRATO, PICADO	2 RODAJAS	2 RODAJAS	4 RODAJAS
CAMOTE	½ TAZA, CORTADO EN CUBITOS	½ TAZA, CORTADO EN CUBITOS	½ TAZA, CORTADO EN CUBITOS
MANZANA	1 TAZA, CORTADA EN CUBITOS	1 TAZA, CORTADA EN CUBITOS	1 TAZA, CORTADA EN CUBITOS
CEBOLLA	½ TAZA, CORTADA EN CUBITOS	1 TAZA, CORTADA EN CUBITOS	1 TAZA, CORTADA EN CUBITOS
SAL DE MAR	¼ CDTA	¼ CDTA	½ CDTA
CANELA MOLIDA	¼ CDTA	¼ CDTA	¼ CDTA
ESPINACA BEBÉ	1 ½ TAZAS	3 TAZAS	3 TAZAS
HUEVO(S)*	1	1	2

1. En una sartén mediana y pesada, cocine el tocino a temperatura media alta. Cuando el tocino empiece a dorarse y esté medio cocido, añada el camote. Cocine, revuelva y añada un poquito de agua si se necesita para ayudar a que se cocine el camote.

2. Una vez que el camote se está dorando y poniendo suave, añada la manzana y la cebolla a la sartén y revuelva. Reduzca la temperatura hasta que sea media o media-baja y cubra la sartén. Cocine entre unos 45 segundos y 1 minuto, deje de cubrir y revuelva. Añada la sal y la canela y cocine, revolviendo hasta que la mezcla esté dorada en forma pareja y la manzana y la cebolla se hayan ablandado y estén ligeramente doradas. Añada la espinaca y cocine hasta que se derrita.

3. Remueva de la sartén y transfiera el hash a un plato. En una sartén de teflón, fría el huevo sin aceite (o escálfelo) y póngalo encima del hash de manzana con camote. Servir.

*Si usted no come productos de animales, puede sustituir con cualquier proteína vegetariana de la Lista de alimentos de la revolución del metabolismo de la página 60.

Frijoles negros revueltos

SIRVE 1

INGREDIENTES	MAPA DE COMIDAS A	MAPA DE COMIDAS B	MAPA DE COMIDAS C
HUEVOS*	2	2	2
FRIJOLES NEGROS ENLATADOS, COLADOS Y ENJUAGADOS	$1/2$ TAZA	$1/2$ TAZA	$1/2$ TAZA
PIMIENTO VERDE	$1/3$ TAZA, PICADO	$2/3$ TAZA, PICADO	$2/3$ TAZA, PICADO
CEBOLLA	$1/4$ TAZA, MOLIDA	$1/2$ TAZA, MOLIDA	$1/2$ TAZA, MOLIDA
ESPINACA BEBÉ	$1 3/4$ TAZAS	$3 1/2$ TAZAS	$3 1/2$ TAZAS
CHILE EN POLVO	$1/4$ CDTA	$1/4$ CDTA	$1/4$ CDTA
PIMIENTA DE CAYENA U HOJUELAS DE PIMIENTO ROJO	PIZCA	PIZCA	PIZCA
SAL DE MAR Y PIMIENTA MOLIDA	SEGÚN SE NECESITE	SEGÚN SE NECESITE	SEGÚN SE NECESITE
MELÓN PEQUEÑO	1 TAZA, EN CUBITOS	1 TAZA, EN CUBITOS	1 TAZA, EN CUBITOS
TOCINO DE PAVO,* SIN NITRATO, COCIDO	NINGUNO	NINGUNO	4 RODAJAS

1. En una sartén mediana de teflón, combine los huevos, los frijoles negros, el pimiento, la cebolla, espinaca, el chile en polvo, la cayena y sal y pimienta al gusto.

2. Cocine a temperatura media hasta que los huevos estén totalmente cocidos.

3. Sirva con el melón y, solo para el Mapa de comidas C, acompañado de tocino de pavo.

*Si usted no come productos de animales, puede sustituir con cualquier proteína vegetariana de la Lista de alimentos de la revolución del metabolismo de la página 60.

Queques de coliflor

SIRVE 1

INGREDIENTES	MAPA DE COMIDAS A	MAPA DE COMIDAS B	MAPA DE COMIDAS C
CABEZUELAS DE COLIFLOR (DE 1 CABEZA MEDIANA)	2 TAZAS	4 TAZAS	4 TAZAS
HUEVOS*	2	2	2
HARINA DE AVENA**	¼ TAZA	¼ TAZA	¼ TAZA
SAL DE MAR Y PIMIENTA MOLIDA	SEGÚN SE NECESITE	SEGÚN SE NECESITE	SEGÚN SE NECESITE
SURTIDO DE MORAS	1 TAZA	1 TAZA	1 TAZA

1. En el microondas, cocine la coliflor en un plato tapado con 2 cucharadas de agua hasta que se ablande. (Empiece con 3 minutos y pruebe para ver si está suave. Si todavía está demasiado dura para majar, continúe cocinando 1 minuto a la vez, probando después de cada minuto). Cuele la coliflor, transfiérala a un tazón, y májela con la parte de atrás de un tenedor o un prensapapas.

2. Añada 1 huevo, la harina de avena, y sal y pimienta al gusto y mezcle. Forme masas redondas como de hamburguesa con la mezcla, usando alrededor de ¼ taza para cada una. En una sartén grande de teflón, cocine las masas a temperatura media-alta hasta que estén doradas en ambos lados, volteándolas una vez. Transfiera a un plato.

3. Bata el huevo restante en un tazón pequeño. Vierta el huevo en una sartén pequeña de teflón y cocine a temperatura media, removiendo con una espátula para revolver el huevo, hasta que esté cocido al gusto.

4. Sirva los queques de coliflor con el huevo revuelto y las moras.

*Si usted no come productos de animales, puede sustituir con cualquier proteína vegetariana de la Lista de alimentos de la revolución del metabolismo de la página 60.

**Si no tiene harina de avena, vierta a pulso entre ½ y 1 taza de avena tradicional en una licuadora o moledora limpia de café y use lo que necesite de ahí. Guarde el resto en la refrigeradora para la próxima vez que necesite harina de avena.

Quinua revuelta

SIRVE 1

INGREDIENTES	MAPA DE COMIDAS A	MAPA DE COMIDAS B	MAPA DE COMIDAS C
QUINUA	¼ TAZA	¼ TAZA	¼ TAZA
HUEVOS*	2	2	4
SAL DE MAR Y PIMIENTA MOLIDA	1 PIZCA DE CADA UNA	1 PIZCA DE CADA UNA	1 PIZCA DE CADA UNA
ESPINACA BEBÉ	2 TAZAS	2 TAZAS	2 TAZAS
CABEZA(S) DE AJO, PICADA(S)	1	1	2
MELÓN	1 TAZA, EN RODAJAS	1 TAZA, EN RODAJAS	1 TAZA, EN RODAJAS
PEPINO, MEDIO, EN TAJADAS	NINGUNO	1	1

1. Cocine la quinua según las direcciones del paquete. Mientras tanto, bata los huevos con 1 cucharada de agua, y sal y pimienta. Póngalo a un lado.

2. Añada la espinaca y el ajo a la sartén y cocine por unos 30 segundos. Vierta la mezcla de huevo en una sartén. Deje que repose unos 10 segundos, luego empiece a jalar los huevos rápidamente hacia el centro de la sartén con una cuchara de madera. Cuando parece que los huevos están casi cocidos, añada la quinua cocida a la sartén. Mezcle bien.

3. Transfiera a un plato o tazón. Sirva con el melón y, para el Mapa de comidas B y C, el pepino.

*Si usted no come productos de animales, puede sustituir con cualquier proteína vegetariana de la Lista de alimentos de la revolución del metabolismo de la página 60.

Tazón de desayuno tropical

SIRVE 1

INGREDIENTES	MAPA DE COMIDAS A	MAPA DE COMIDAS B	MAPA DE COMIDAS C
HUEVOS*	2	2	4
CLARAS DE HUEVO*	2	2	NINGUNA
PIMIENTO, HONGOS, CEBOLLA, ESPINACA BEBÉ Y JALAPEÑO, EN LAS PORCIONES QUE PREFIERA	2 TAZAS TOTAL, PICADOS	4 TAZAS TOTAL, PICADOS	4 TAZAS TOTAL, PICADOS
HOJUELAS DE PIMIENTO ROJO	SEGÚN SE NECESITE	SEGÚN SE NECESITE	SEGÚN SE NECESITE
SAL DE MAR Y PIMIENTA MOLIDA	SEGÚN SE NECESITE	SEGÚN SE NECESITE	SEGÚN SE NECESITE
ARROZ INTEGRAL	½ TAZA, COCIDO	½ TAZA, COCIDO	½ TAZA, COCIDO
PIÑA	1 TAZA, CORTADA EN CUBITOS	1 TAZA, CORTADA EN CUBITOS	1 TAZA, CORTADA EN CUBITOS

1. En un tazón pequeño, bata ligeramente los huevos (y las claras de huevo, para los Mapas de comidas A y B) solo para combinar.

2. En una sartén grande de teflón, cocine las verduras a temperatura media hasta que queden suaves. Añada la mezcla de huevos y cocine, removiendo con una espátula para revolver los huevos, hasta que los huevos estén cocidos. Sazone con hojuelas de pimiento rojo, sal y pimienta negra.

3. Sirva encima del arroz integral. Ponga encima la piña.

*Si usted no come productos de animales, puede sustituir con cualquier proteína vegetariana de la Lista de alimentos de la revolución del metabolismo de la página 60.

Hash de la huerta

SIRVE 1

INGREDIENTES	MAPA DE COMIDAS A	MAPA DE COMIDAS B	MAPA DE COMIDAS C
PIMIENTO VERDE Y/O ROJO	1/2 TAZA, CORTADO EN CUBITOS	1 TAZA, CORTADO EN CUBITOS	1 TAZA, CORTADO EN CUBITOS
CEBOLLA ROJA	1/4 TAZA, CORTADA EN CUBITOS	1/2 TAZA, CORTADA EN CUBITOS	1/2 TAZA, CORTADA EN CUBITOS
AGUA O CALDO	1/4 TAZA	1/4 TAZA	1/4 TAZA
CABEZAS DE AJO, PICADAS	2	3	3
ROMERO FRESCO	1 1/2 CDTS	1 CDA	1 CDA
TOMILLO FRESCO	1 1/2 CDTS	1 CDA	1 CDA
CAMOTE	1/2 TAZA, EN CUBOS	1/2 TAZA, EN CUBOS	1/2 TAZA, EN CUBOS
COL RIZADA	1 TAZA, HOJAS CORTADAS	2 TAZAS, HOJAS CORTADAS	2 TAZAS, HOJAS CORTADAS
HONGOS	1/4 TAZA, EN RODAJAS	1/2 TAZA, EN RODAJAS	1/2 TAZA, EN RODAJAS
HOJUELAS DE PIMIENTO ROJO	PIZCA	PIZCA	PIZCA
SAL DE MAR Y PIMIENTA MOLIDA	SEGÚN SE NECESITE	SEGÚN SE NECESITE	SEGÚN SE NECESITE
HUEVOS*	2	2	4
DURAZNOS	1 TAZA, EN RODAJAS	1 TAZA, EN RODAJAS	1 TAZA, EN RODAJAS

1. En una sartén mediana de teflón, cocine el pimiento y la cebolla en el agua o caldo a temperatura media. Añada el ajo, romero, tomillo y el camote, y cocine hasta que el camote deje penetrar el tenedor con suavidad, unos 20 minutos.

2. Añada la col rizada, los hongos, las hojuelas de pimiento rojo, y la sal y pimienta negra al gusto. Cocine, revolviendo, por unos 5 minutos, hasta que la col esté suave. Transfiera el hash a un plato.

3. Cocine los huevos en el estilo que le guste (frito, revuelto) en una sartén de teflón (no use aceite).

4. Sirva el hash con los huevos encima o al costado y las rodajas de durazno a su lado.

*Si usted no come productos de animales, puede sustituir con cualquier proteína vegetariana de la Lista de alimentos de la revolución del metabolismo de la página 60.

Repollo de manzana

SIRVE 1

INGREDIENTES	MAPA DE COMIDAS A	MAPA DE COMIDAS B	MAPA DE COMIDAS C
REMOLACHAS	1 TAZA, CORTADAS EN TIRAS	2 TAZAS, CORTADAS EN TIRAS	2 TAZAS, CORTADAS EN TIRAS
ZANAHORIAS	1 TAZA CORTADA EN TIRAS	2 TAZAS CORTADAS EN TIRAS	2 TAZAS CORTADAS EN TIRAS
MANZANA GRANNY SMITH, SIN EL CENTRO Y CORTADA EN TIRAS	1	1	1
VINAGRE DE CIDRA DE MANZANA	¼ TAZA	½ TAZA	½ TAZA
SAL DE MAR	PIZCA	PIZCA	PIZCA
STEVIA PURA O XILITOL DE ABEDUL	SEGÚN SE NECESITE	SEGÚN SE NECESITE	SEGÚN SE NECESITE
ARROZ INTEGRAL*	½ TAZA, COCIDO	½ TAZA, COCIDO	½ TAZA, COCIDO
HUEVOS DUROS,** EN RODAJAS	2	2	4

1. Ponga las remolachas, zanahorias y la manzana en un tazón grande.

2. En otro tazón, combine el vinagre y la sal. Añada stevia o xilitol de abedul al gusto. Vierta sobre las verduras y la manzana y revuelva hasta que se forme una capa. Enfríe por 30 minutos, si se desea.

3. Sirva sobre el arroz integral con las rodajas de huevo duro encima.

*Si usted no come granos, puede usar quinua o cualquier otro carbohidrato complejo sin granos de la Lista de alimentos de la revolución del metabolismo de la página 60.

**Si usted no come productos de animales, puede sustituir con cualquier proteína vegetariana de la Lista de alimentos de la revolución del metabolismo de la página 60.

DESAYUNOS, PARTE 2

Desayuno de pimiento relleno

SIRVE 1

INGREDIENTES	MAPA DE COMIDAS A	MAPA DE COMIDAS B	MAPA DE COMIDAS C
PIMIENTO(S)	1	1	2
ESPINACA BEBÉ	1 TAZA, PICADA	1 TAZA, PICADA	2 TAZAS, PICADAS
TOCINO DE PAVO,* SIN NITRATO, COCIDO Y CORTADO	2 TAJADAS	4 TAJADAS	4 TAJADAS
HUEVO(S)*	1	2	2
SAL DE MAR Y PIMIENTA MOLIDA	SEGÚN SE NECESITE	SEGÚN SE NECESITE	SEGÚN SE NECESITE
AGUACATE, CORTADO EN CUBITOS	NINGUNO	¼	¼
SURTIDO DE MORAS	1 TAZA	NINGUNA	NINGUNA

1. Precaliente el horno a 400 °F (204 oC). Cubra un pequeño plato de hornear con papel de aluminio.

2. Corte la punta del pimiento(s) y remueva las semillas. Ponga el pimiento(s) vertical en el plato de hornear y hornee por 15 minutos.

3. Remueva el pimiento(s) del horno y rellene el fondo con la espinaca. Añada el tocino de pavo. Rompa el huevo(s) en el pimiento(s). (Para el Mapa de comidas B, si ambos huevos no entran en el pimiento, puede cocer uno de los huevos separadamente y comerlo como acompañamiento. Para el Mapa de comidas C, divida todos los ingredientes entre los dos pimientos).

4. Hornee por 15 a 20 minutos, o hasta que las claras de los huevos se hayan sentado y opacado.

5. Transfiera a un plato y sazone con sal y pimienta negra. Para los Mapas de comidas B y C, ponga encima aguacate. Para el Mapa de comidas A, sirva con el surtido de moras al costado.

*Si usted no come productos de animales, puede sustituir con cualquier proteína vegetariana de la Lista de alimentos de la revolución del metabolismo de la página 60.

Tazas de salmón revuelto

SIRVE 1

INGREDIENTES	MAPA DE COMIDAS A	MAPA DE COMIDAS B	MAPA DE COMIDAS C
HUEVO(S)*	1	2	2
CEBOLLA ROJA	¼ TAZA, CORTADA EN CUBITOS	½ TAZA, CORTADA EN CUBITOS	½ TAZA, CORTADA EN CUBITOS
SALMÓN AHUMADO,* CAPTURADO EN LA NATURALEZA, SIN NITRATO, SIN AZÚCAR AÑADIDA	2 ONZAS	4 ONZAS	4 ONZAS
SAL DE MAR Y PIMIENTA MOLIDA	SEGÚN SE NECESITE	SEGÚN SE NECESITE	SEGÚN SE NECESITE
CEBOLLINOS FRESCOS	ADORNO, PICADOS	ADORNO, PICADOS	ADORNO, PICADOS
PEPINO	½ TAZA, EN RODAJAS DELGADAS	½ TAZA, EN RODAJAS DELGADAS	1 TAZA, EN RODAJAS DELGADAS
HOJAS DE LECHUGA BOSTON O ESTILO BUTTER	2 O 3	2 O 3	4 A 6
AGUACATE, CORTADO EN CUBITOS	NINGUNO	¼	¼
MELÓN (CUALQUIER TIPO)	1 TAZA EN CUBOS	NINGUNO	NINGUNO

1. En un pequeño tazón, bata bien el huevo(s). Añada un poquito de agua y bata un poco más. Caliente una sartén mediana de teflón a temperatura media. Añada la cebolla y cocine de 3 a 5 minutos, hasta que quede blanda. Añada el huevo(s) y use una cuchara de madera o espátula de caucho para revolver suavemente los huevos hasta que empiecen a endurecerse.

2. Añada el salmón ahumado a la sartén y cocine, removiendo suavemente, hasta que los huevos se hayan cocido completamente al gusto. Sazone con sal y pimienta al gusto.

3. Transfiera a un plato y rocíe los cebollinos sobre los huevos. Divida las tajadas de pepino entre las hojas de la lechuga y póngalas en el plato con los huevos. Para los Mapas de comidas B y C, ponga aguacate encima de los huevos. Para el Mapa de comidas A, sirva con el melón al costado.

*Si usted no come productos de animales, puede sustituir con cualquier proteína vegetariana de la Lista de alimentos de la revolución del metabolismo de la página 60.

Ensalada para desayuno

SIRVE 1

INGREDIENTES	MAPA DE COMIDAS A	MAPA DE COMIDAS B	MAPA DE COMIDAS C
MEZCLA DE VERDURAS	2 TAZAS	2 TAZAS	4 TAZAS
CEBOLLA ROJA	1/4 TAZA, CORTADA EN CUBITOS	1/4 TAZA, CORTADA EN CUBITOS	1/4 TAZA, CORTADA EN CUBITOS
AGUACATE, EN TAJADAS	NINGUNO	1/4	1/4
SALMÓN AHUMADO,* CAPTURADO EN LA NATURALEZA, SIN NITRATO, SIN AZÚCAR AÑADIDA	2 ONZAS	4 ONZAS	4 ONZAS
HUEVO(S),* ESCALFADOS	1	2	2
SAL DE MAR Y PIMIENTA MOLIDA	SEGÚN SE NECESITE	SEGÚN SE NECESITE	SEGÚN SE NECESITE
PAPRIKA	PIZCA	PIZCA	PIZCA
SURTIDO DE MORAS	1 TAZA	NINGUNA	NINGUNA

1. En un plato grande, ponga la mezcla de verduras, cebolla y aguacate en capas, si está siguiendo el Mapa de comidas B y C. Ponga el salmón ahumado alrededor del plato.

2. Ponga encima el huevo(s) escalfado. Sazone con sal y pimienta al gusto y rocíe la paprika. Para el Mapa de comidas A, sirva con el surtido de moras al costado.

*Si usted no come productos de animales, puede sustituir con cualquier proteína vegetariana de la Lista de alimentos de la revolución del metabolismo de la página 60.

Frittata de espinaca con hongos

SIRVE 1

INGREDIENTES	MAPA DE COMIDAS A	MAPA DE COMIDAS B	MAPA DE COMIDAS C
HUEVO(S)*	1	3	3
CLARAS DE HUEVO*	4	NINGUNA	NINGUNA
AGUA	1/4 TAZA	1/4 TAZA	1/4 TAZA
ALBAHACA SECA	1/4 CDTA	1/4 CDTA	1/4 CDTA
ORÉGANO SECO	1/4 CDTA	1/4 CDTA	1/4 CDTA
TOMILLO SECO	1/4 CDTA	1/4 CDTA	1/4 CDTA
HOJUELAS DE PIMIENTO ROJO	PIZCA	PIZCA	PIZCA
SAL DE MAR Y PIMIENTA MOLIDA	SEGÚN SE NECESITE	SEGÚN SE NECESITE	SEGÚN SE NECESITE
TOCINO DE PAVO,* SIN NITRATO, CORTADO	2 TAJADAS	2 TAJADAS	2 TAJADAS
AJO	1 CDTA, PICADO	1 CDTA, PICADO	1 CDTA, PICADO
HONGOS	1/2 TAZA, EN TAJADAS	1/2 TAZA, EN TAJADAS	1 TAZA, EN TAJADAS
AGUA O CALDO (OPCIONAL)	SEGÚN SE NECESITE	SEGÚN SE NECESITE	SEGÚN SE NECESITE
ESPINACA BEBÉ	1 1/2 TAZAS	1 1/2 TAZAS	3 TAZAS
ACEITUNAS, SIN PEPA Y EN RODAJAS	NINGUNA	8	8
MANZANA	1 TAZA, EN RODAJAS	NINGUNA	NINGUNA

1. Precaliente el horno a 425 °F (218 °C).

2. En un tazón grande, bata juntos el huevo(s), las claras de huevo (para el Mapa de comidas A), el agua, la albahaca, el orégano, el tomillo, las hojuelas de pimiento rojo, y la sal y pimienta negra al gusto. Póngalo a un lado.

3. Caliente una sartén grande segura para usar en el horno a una temperatura media-alta. Añada el tocino y cocine hasta que quede dorado y crocante, 6 a 8 minutos. Transfiera a un plato.

4. En la misma sartén, cocine el ajo y los hongos, revolviendo de vez en cuando y añadiendo un poquito de agua o caldo para ayudar a que se cocinen, hasta que quede blando y dorado, 3 a 4 minutos.

5. Añada la espinaca y revuelva hasta que empiece a ablandarse, 2 a 3 minutos. Revuelva la mezcla del huevo. Aparte 2 cucharadas del tocino para adornar y revuelva lo restante hasta que se combine bien. Cocine, sin perturbar, hasta que los bordes de los huevos estén firmes, unos 2 minutos. Transfiera la sartén al horno y hornee hasta que el centro se vea firme, unos 8 a 10 minutos.

6. Transfiera a un plato y adorne con el tocino que ha apartado.

7. Para el Mapa de comidas A, sirva con manzanas. Para el Mapa de comidas B y C, sirva con aceitunas.

*Si usted no come productos de animales, puede sustituir con cualquier proteína vegetariana de la Lista de alimentos de la revolución del metabolismo de la página 60.

Sartén de desayuno carnoso

SIRVE 1

INGREDIENTES	MAPA DE COMIDAS A	MAPA DE COMIDAS B	MAPA DE COMIDAS C
CARNE MOLIDA DE RES,* PREFERENTEMENTE ALIMENTADA CON PASTO	2 ONZAS	4 ONZAS	4 ONZAS
CEBOLLA	¼ TAZA, CORTADA EN CUBITOS	¼ TAZA, CORTADA EN CUBITOS	½ TAZA, CORTADA EN CUBITOS
AJO	1 CDTA PICADO	1 CDTA PICADO	1 CDTA PICADO
AGUA O CALDO	2 CDAS	NINGUNA	NINGUNA
ACEITE DE OLIVA	NINGUNA	1 CDA	1 CDA
COL RIZADA	2 TAZAS, HOJAS PICADAS	2 TAZAS, HOJAS PICADAS	4 TAZAS, HOJAS PICADAS
HUEVO(S),* FRITO	1	2	2
SAL DE MAR Y PIMIENTA MOLIDA	SEGÚN SE NECESITE	SEGÚN SE NECESITE	SEGÚN SE NECESITE
ALMENDRAS CRUDAS EN TAJADAS FINAS	NINGUNA	ADORNO	ADORNO
NARANJA	1 TAZA, EN TAJADAS	NINGUNA	NINGUNA

1. Caliente una sartén de teflón a temperatura media-alta. Añada la carne molida, cebolla, ajo, y cocine, desmoronando la carne con una cuchara de madera mientras se cocina, hasta dorarse. Remuévala del calor, cuele la grasa, y transfiera la carne a un tazón. Póngala a un lado.

2. En la misma sartén, caliente el agua o caldo (para el Mapa de comidas A) o el aceite de oliva (para el Mapa de comidas B y C). Añada la col rizada y cocine hasta que se ablande. Añada la carne molida y revuelva. Sazone con sal y pimienta.

3. Transfiera la mezcla a un plato y ponga encima el huevo(s) frito. Para el Mapa de comidas B y C, adorne con las almendras en tajadas finas. Para el Mapa de comidas A, sirva con las tajadas de naranja al costado.

*Si usted no come productos de animales, puede sustituir con cualquier proteína vegetariana de la Lista de alimentos de la revolución del metabolismo de la página 60.

Enrollado de huevo con verduras

SIRVE 1

INGREDIENTES	MAPA DE COMIDAS A	MAPA DE COMIDAS B	MAPA DE COMIDAS C
ESPINACA BEBÉ	1 TAZA	1 TAZA	2 TAZAS
HONGOS	1 TAZA, EN RODAJAS	1 TAZA, EN RODAJAS	2 TAZAS, EN RODAJAS
CEBOLLA	2 CDAS, MOLIDAS	2 CDAS, MOLIDAS	¼ TAZA, MOLIDA
SAL DE MAR Y PIMIENTA MOLIDA	SEGÚN SE NECESITE	SEGÚN SE NECESITE	SEGÚN SE NECESITE
HUEVO(S)*	1	2	2
TOCINO DE PAVO,* SIN NITRATO, COCIDO Y DESMORONADO	2 TAJADAS	4 TAJADAS	4 TAJADAS
ACEITUNAS, SIN PEPA Y EN RODAJAS	NINGUNA	8	8
FRESAS	1 TAZA, EN TAJADAS	NINGUNA	NINGUNA

1. Caliente una sartén grande de teflón a temperatura media-alta. Añada la espinaca bebé, los hongos, la cebolla y cocine, revolviendo hasta que la cebolla quede suave y la espinaca se haya ablandado. Sazone con sal y pimienta, remuévalo del calor y póngalo a un lado.

2. Caliente una sartén pequeña de teflón o una sartén para omelet a temperatura media-alta. En un tazón, bata 1 huevo con un tenedor y viértalo en la sartén caliente, inclinando la sartén para cubrir el fondo con el huevo. Cocine por 30 segundos. Sazone con sal y pimienta. Cuidadosamente voltee el huevo con una espátula grande y cocine por 30 segundos más, o hasta que se cocine completamente. Transfiera el «enrollado» de huevo a un plato. Para el Mapa de comidas B y C, repita con el huevo restante para hacer un segundo enrollado de huevo.

3. Ponga encima del «enrollado(s)» de huevo la mezcla de verduras salteadas, tocino, y, para el Mapa de comidas B y C, las aceitunas en rodajas. Para el Mapa de comidas A, sirva con las fresas a un lado.

*Si usted no come productos de animales, puede sustituir con cualquier proteína vegetariana de la Lista de alimentos de la revolución del metabolismo de la página 60.

Desayuno de enrollado de col con tocino

SIRVE 1

INGREDIENTES	MAPA DE COMIDAS A	MAPA DE COMIDAS B	MAPA DE COMIDAS C
HOJAS VERDES GRANDES DE COL	2	2	2
TOCINO DE PAVO,* SIN NITRATO, CORTADO	2 TAJADAS	4 TAJADAS	4 TAJADAS
CEBOLLA	½ TAZA, CORTADA EN CUBITOS	½ TAZA, CORTADA EN CUBITOS	1 TAZA, CORTADA EN CUBITOS
PIMIENTO, CORTADO EN TIRAS	½	½	1
HONGOS	½ TAZA, EN TAJADAS	½ TAZA, EN TAJADAS	1 TAZA, EN TAJADAS
SAL DE MAR Y PIMIENTA MOLIDA	SEGÚN SE NECESITE	SEGÚN SE NECESITE	SEGÚN SE NECESITE
COMINO MOLIDO (OPCIONAL)	SEGÚN SE NECESITE	SEGÚN SE NECESITE	SEGÚN SE NECESITE
CHILE EN POLVO (OPCIONAL)	SEGÚN SE NECESITE	SEGÚN SE NECESITE	SEGÚN SE NECESITE
AJO EN POLVO (OPCIONAL)	SEGÚN SE NECESITE	SEGÚN SE NECESITE	SEGÚN SE NECESITE
HUEVO(S)*	1	2	2
AGUACATE, CORTADO EN CUBITOS	NINGUNO	¼	¼
PIÑA	1 TAZA, EN CUBITOS	NINGUNA	NINGUNA

1. Coloque las hojas verdes de col boca abajo en una tabla para cortar y use un cuchillo filudo para cortar los tallos para que estén del mismo grosor de las hojas. Corte y deseche la parte del tallo que se pase del tamaño de la hoja. Ponga a un lado las verduras.

2. Caliente una sartén mediana a temperatura media. Añada el tocino y cocine unos 5 minutos, hasta que quede crocante, luego transfiera a un plato. Aumente la temperatura a media-alta y añada la cebolla, pimiento y hongos. Cocine, revolviendo de vez en cuando, hasta que se ablande, 6 a 7 minutos. Sazone con sal, pimienta negra, y, si se desea, comino, chile en polvo y ajo en polvo. Vuelva a poner el tocino en la sartén y revuelva bien. Transfiera a un plato y póngalo a un lado. Reduzca la temperatura de la sartén a media-baja.

3. En un tazón pequeño, bata el huevo(s) y sazone con sal y pimienta negra. Vierta el huevo(s) en una sartén y cocine, removiendo con

una espátula para revolver, hasta que esté cocido al gusto, 3 a 4 minutos.

4. Para formar el enrollado, eche una hoja de col en un plato y ponga la mitad de la mezcla de pimiento con cebolla en medio de la hoja. Ponga la mitad del huevo(s) revuelto en capas, y para el Mapa de comidas B y C, ponga la mitad del aguacate. Doble los costados hacia arriba y luego enrolle como una tortilla común. Repita con la hoja de col restante para hacer un segundo enrollado. Para el Mapa de comidas A, sirva con la piña al costado.

*Si usted no come productos de animales, puede sustituir con cualquier proteína vegetariana de la Lista de alimentos de la revolución del metabolismo de la página 60.

Hongos portobello al horno

SIRVE 1

INGREDIENTES	MAPA DE COMIDAS A	MAPA DE COMIDAS B	MAPA DE COMIDAS C
HONGO PORTOBELLO	2 GRANDES	2 GRANDES	2 GRANDES
SAL DE MAR	¼ CDTA	¼ CDTA	¼ CDTA
PIMIENTA MOLIDA	¼ CDTA	¼ CDTA	¼ CDTA
AJO EN POLVO	¼ CDTA	¼ CDTA	¼ CDTA
HUEVOS*	2	2	2
PEREJIL FRESCO (ADORNO)	2 CDAS, CORTADOS	2 CDAS, CORTADOS	2 CDAS, CORTADOS
AGUACATE, EN TAJADAS	NINGUNO	¼	¼
CEREZAS	1 TAZA	NINGUNA	NINGUNA
TOCINO DE PAVO, SIN NITRATO*, COCIDO	NINGUNO	4 TAJADAS	4 TAJADAS

1. Precaliente el asador a temperatura alta. Posicione una rejilla en el centro del horno. Cubra una bandeja para hornear con papel aluminio.

2. Ponga los hongos en la bandeja para hornear y sazone con media cantidad de sal, media cantidad de pimienta y media cantidad de ajo en polvo. Ponga la bandeja para hornear en el centro de la rejilla y ase los hongos por 5 minutos en cada lado, o hasta que apenas se ponga blando.

3. Remueva los hongos del horno. Apague el asador y prenda el horno a 400 °F (204 °C). Voltee los hongos con las laminillas boca arriba y rompa un huevo encima de cada uno. Hornee por 15 minutos, justo hasta que las claras de los huevos estén cocidas y opacas. Remueva del horno y rocíe encima lo que resta de sal, pimienta y ajo en polvo.

4. Transfiera los hongos a un plato. Adorne con perejil y, para el Mapa de comidas B y C, el aguacate. Para el Mapa de comidas A, sirva con cerezas al costado. Para el Mapa de comidas B y C, sirva con el tocino de pavo.

*Si usted no come productos de animales, puede sustituir con cualquier proteína vegetariana de la Lista de alimentos de la revolución del metabolismo de la página 60.

Tazón de «arroz» de coliflor

SIRVE 1

INGREDIENTES	MAPA DE COMIDAS A	MAPA DE COMIDAS B	MAPA DE COMIDAS C
HUEVOS*	2	4	4
AGUACATE, EN TAJADAS	NINGUNO	1/4	1/4
JUGO FRESCO DE LIMA	NINGUNO	1 CDTA	1 CDTA
HONGOS	1/2 TAZA, EN TAJADAS	1/2 TAZA, EN TAJADAS	1 TAZA, EN TAJADAS
AJO EN POLVO	SEGÚN SE NECESITE	SEGÚN SE NECESITE	SEGÚN SE NECESITE
COLIFLOR**	1 TAZA, CON ARROZ	1 TAZA, CON ARROZ	2 TAZAS, CON ARROZ
DIENTES DE AJO, PICADOS	1	1	2
ESPINACA BEBÉ	1/2 TAZA	1/2 TAZA	1 TAZA
TORONJA	1 TAZA DE SEGMENTOS	NINGUNA	NINGUNA

1. En un tazón pequeño, sazone los huevos con sal y pimienta y bata para combinar. Póngalo a un lado. Para el Mapa de comidas B y C, en un tazón separado, combine el aguacate, el jugo de lima, y sal y pimienta al gusto y aplaste con un tenedor. Póngalo a un lado.

2. Caliente una parrilla mediana de teflón a temperatura media. Añada los hongos y sazone con ajo en polvo y sal y pimienta al gusto, luego cocine, revolviendo, hasta que quede dorado, 5 a 8 minutos. Remueva de la sartén y póngalo a un lado.

3. Suba la temperatura a media-alta, añada la coliflor, y cocine, revolviendo, por 5 minutos. Transfiera la coliflor a un tazón.

4. Vuelva a poner los hongos en la sartén y reduzca la temperatura a media. Añada el ajo picado y la espinaca bebé. Cocine, revolviendo, por 30 segundos, o hasta que la espinaca apenas se haya ablandado, luego añada los huevos. Revuelva con una espátula y cocine al gusto. Ponga la mezcla de huevo encima del arroz de coliflor.

5. Para el Mapa de comidas A, sirva con la toronja al costado. Para el Mapa de comidas B y C, ponga encima la mezcla de aguacate y sirva.

*Si usted no come productos de animales, puede sustituir con cualquier proteína vegetariana de la Lista de alimentos de la revolución del metabolismo de la página 60.

**Para hacer «arroz» de coliflor, ponga las cabezuelas en un procesador de alimentos hasta que los pedazos estén del tamaño de granos de arroz.

ALMUERZOS, PARTE 1

Bacalao asado con salsa de melocotones sobre verduras mixtas

SIRVE 1

INGREDIENTES	MAPA DE COMIDAS A	MAPA DE COMIDAS B	MAPA DE COMIDAS C
MELOCOTÓN(ES)	1	1	2
CEBOLLA ROJA	2 CDAS, CORTADA EN CUBITOS	2 CDAS, CORTADA EN CUBITOS	1/4 TAZA, CORTADA EN CUBITOS
JALAPEÑO, SIN SEMILLAS	1 CDTA, CORTADO EN RODAJAS DELGADAS	1 CDTA, CORTADO EN RODAJAS DELGADAS	2 CDTS, CORTADO EN RODAJAS DELGADAS
CILANTRO, FRESCO	1 CDA, CORTADO	1 CDA, CORTADO	2 CDAS, CORTADOS
JUGO FRESCO DE LIMA	1 1/2 CDTS	1 1/2 CDTS	2 CDTS
SAL DE MAR Y PIMIENTA MOLIDA	SEGÚN SE NECESITE	SEGÚN SE NECESITE	SEGÚN SE NECESITE
FILETE DE BACALAO*	4 ONZAS	4 ONZAS	4 ONZAS
VERDURAS MIXTAS	4 TAZAS	4 TAZAS	4 TAZAS

1. Para preparar la salsa, en un tazón mediano, combine el melocotón(es), la cebolla roja, el jalapeño, el cilantro, el jugo de lima, y la sal y pimienta al gusto. Mezclar para combinar. Cubra el tazón y póngalo en la refrigeradora de 20 a 30 minutos para dejar que se mezclen los sabores.

2. Mientras se enfría la salsa, recaliente la parrilla. Cubra un molde para asar con papel aluminio (o use una sartén de hierro fundido bien sazonada).

3. Sazone el bacalao con sal y pimienta y póngalo en el molde. Ase el bacalao hasta que la carne se vuelva opaca y se desmenuce fácilmente, de 8 a 10 minutos.

4. Sirva el bacalao sobre las verduras mixtas, ponga encima la salsa.

*Si usted no come productos de animales, puede sustituir con cualquier proteína vegetariana de la Lista de alimentos de la revolución del metabolismo de la página 60.

Pollo tropical en una sartén

SIRVE 1

INGREDIENTES	MAPA DE COMIDAS A	MAPA DE COMIDAS B	MAPA DE COMIDAS C
TOMILLO SECO	1 ½ CDTS	1 ½ CDTS	1 ½ CDTS
PIMIENTA DE JAMAICA MOLIDA	1 ½ CDTS	1 ½ CDTS	1 ½ CDTS
SAL DE MAR	¼ CDTA	¼ CDTA	¼ CDTA
PIMIENTA MOLIDA	¼ CDTA	¼ CDTA	¼ CDTA
AJO EN POLVO	¾ CDTA	¾ CDTA	¾ CDTA
CANELA MOLIDA	¼ CDTA	¼ CDTA	¼ CDTA
PECHUGA DE POLLO*	4 ONZAS	4 ONZAS	4 ONZAS
PIMIENTO ROJO	1 TAZA, CORTADO EN TROZOS GRANDES	1 TAZA, CORTADO EN TROZOS GRANDES	1 TAZA, CORTADO EN TROZOS GRANDES
PIMIENTO AMARILLO	1 TAZA, CORTADO EN TROZOS GRANDES	1 TAZA, CORTADO EN TROZOS GRANDES	1 TAZA, CORTADO EN TROZOS GRANDES
CEBOLLA ROJA	1 TAZA, CORTADA EN CUBITOS	1 TAZA, CORTADA EN CUBITOS	1 TAZA, CORTADA EN CUBITOS
CALABACÍN	1 TAZA, CORTADO EN CUBITOS PEQUEÑOS	1 TAZA, CORTADO EN CUBITOS PEQUEÑOS	1 TAZA, CORTADO EN CUBITOS PEQUEÑOS
TROZOS DE MANGO	1 TAZA	1 TAZA	2 TAZAS

1. Precaliente el horno a 425 °F (218 °C). Cubra una bandeja para hornear con papel para hornear.

2. En un tazón pequeño, revuelva el tomillo, la pimienta de Jamaica, la sal, pimienta negra, el ajo en polvo y la canela. En un tazón mediano, mezcle el pollo con 1 cucharada de la mezcla con la pimienta de Jamaica. Asegúrese de que esté cubierto en forma pareja, luego acomode el pollo en la bandeja para hornear. En un tazón grande, mezcle los pimientos, la cebolla y el calabacín con la mezcla restante de pimienta de Jamaica.

3. Hornee el pollo por 10 minutos, luego remueva del horno la bandeja para hornear y voltee el pollo. Acomode las verduras sazonadas en la bandeja con el pollo y hornee por 15 minutos más.

4. Remueva del horno y deje que el pollo repose por 5 minutos. Sirva el pollo y las verduras con el mango al costado.

*Si usted no come productos de animales, puede sustituir con cualquier proteína vegetariana de la Lista de alimentos de la revolución del metabolismo de la página 60.

Ensalada de fruta con pollo y tocino

SIRVE 1

INGREDIENTES	MAPA DE COMIDAS A	MAPA DE COMIDAS B	MAPA DE COMIDAS C
TOCINO DE PAVO,* SIN NITRATO	2 TAJADAS	2 TAJADAS	2 TAJADAS
PECHUGA DE POLLO SIN HUESOS, SIN PELLEJO*	2 ONZAS	2 ONZAS	2 ONZAS
SAL DE MAR	PIZCA	PIZCA	PIZCA
PIMIENTA MOLIDA	PIZCA	PIZCA	PIZCA
CEBOLLA EN POLVO	½ CDTA	½ CDTA	½ CDTA
ESPINACA BEBÉ	4 TAZAS	4 TAZAS	4 TAZAS
SEGMENTOS DE MANDARINA	½ TAZA	½ TAZA	1 TAZA
FRESAS	½ TAZA, EN RODAJAS	½ TAZA, EN RODAJAS	1 TAZA, EN RODAJAS
VINAGRE BALSÁMICO	SEGÚN SE NECESITE	SEGÚN SE NECESITE	SEGÚN SE NECESITE

1. En una sartén grande y honda, cocine el tocino a temperatura media-alta, revolviendo, hasta que quede crocante, luego remuévalo de la sartén y póngalo a un lado.

2. Rocíe la pechuga de pollo con sal, pimienta y cebolla en polvo en ambos lados. Cocine la pechuga de pollo en la misma sartén a temperatura media de 2 a 4 minutos en cada lado, dependiendo del grosor de la pechuga. Remuévala de la sartén y póngala a un lado por 5 minutos.

3. Cuando esté listo para servir, corte en tajadas o corte el pollo en trocitos pequeños.

4. En un tazón grande, ponga capas de espinaca, pollo cortado, tocino, segmentos de mandarina y fresas. Rocíe vinagre balsámico, si se desea, y sirva.

*Si usted no come productos de animales, puede sustituir con cualquier proteína vegetariana de la Lista de alimentos de la revolución del metabolismo de la página 60.

Ensalada de pepino con piña y corvina

SIRVE 1

INGREDIENTES	MAPA DE COMIDAS A	MAPA DE COMIDAS B	MAPA DE COMIDAS C
TROZOS DE PIÑA	1 TAZA	1 TAZA	2 TAZAS
PEPINO	1 TAZA EN RODAJAS	1 TAZA EN RODAJAS	1 TAZA EN RODAJAS
JUGO Y RALLADURA DE LIMÓN	½	½	½
CILANTRO FRESCO	2 CDAS, CORTADOS	2 CDAS, CORTADOS	2 CDAS, CORTADOS
SAL DE MAR	½ CDTA, Y MÁS SI ES NECESARIO	½ CDTA, Y MÁS SI ES NECESARIO	½ CDTA, Y MÁS SI ES NECESARIO
PIMIENTA MOLIDA	½ CDTA, Y MÁS SI ES NECESARIO	½ CDTA, Y MÁS SI ES NECESARIO	½ CDTA, Y MÁS SI ES NECESARIO
FILETE DE CORVINA*	4 ONZAS	4 ONZAS	4 ONZAS
PAPRIKA	½ CDTA	½ CDTA	½ CDTA
VERDURAS MIXTAS	3 TAZAS	3 TAZAS	3 TAZAS

1. Precaliente el asador a temperatura alta con la rejilla del horno de 6 a 8 pulgadas de la fuente de calor.

2. En un tazón mediano, combine la piña, el pepino, la ralladura de lima, el jugo de lima y cilantro. Sazone con sal y pimienta. Mezcle ligeramente para distribuir la ralladura y el jugo de lima en forma pareja. Si no se va a servir inmediatamente, cubra y congele hasta que esté listo para servir.

3. Sazone la corvina con sal, pimienta y paprika. Ponga el pescado en una bandeja para hornear. Ase hasta que la carne esté opaca y se desmenuce fácilmente con un tenedor, de 10 a 12 minutos.

4. Sirva la corvina encima de las verduras mixtas, y ponga encima la ensalada de pepino con piña.

*Si usted no come productos de animales, puede sustituir con cualquier proteína vegetariana de la lista de alimentos de la revolución del metabolismo de la página 60.

Enrollados de pavo o rosbif

SIRVE 1

INGREDIENTES	MAPA DE COMIDAS A	MAPA DE COMIDAS B	MAPA DE COMIDAS C
PAVO O ROSBIF EN LONJAS,* SIN NITRATO	4 ONZAS	4 ONZAS	4 ONZAS
PEPINOS, CEBOLLAS, RABANITOS, HONGOS, PIMIENTOS, ETC.	3 TAZAS, CORTADOS EN TAJADAS DELGADAS, EN TOTAL	3 TAZAS, CORTADOS EN TAJADAS DELGADAS, EN TOTAL	3 TAZAS, CORTADOS EN TAJADAS DELGADAS, EN TOTAL
HOJAS DE LECHUGA	4	4	4
SURTIDO DE MORAS	1 TAZA	1 TAZA	2 TAZAS

Envuelva la carne y las verduras con las hojas de lechuga y sirva con un surtido de moras al costado.

*Si usted no come productos de animales, puede sustituir con cualquier proteína vegetariana de la Lista de alimentos de la revolución del metabolismo de la página 60.

Pollo con piña y jengibre

SIRVE 1

INGREDIENTES	MAPA DE COMIDAS A	MAPA DE COMIDAS B	MAPA DE COMIDAS C
PECHUGA DE POLLO,* EN CUBOS	4 ONZAS	4 ONZAS	4 ONZAS
SAL DE MAR Y PIMIENTA MOLIDA	SEGÚN SE NECESITE	SEGÚN SE NECESITE	SEGÚN SE NECESITE
PIMIENTO VERDE	1 TAZA CON PEDAZOS DE 1 PULGADA	1 TAZA CON PEDAZOS DE 1 PULGADA	1 TAZA CON PEDAZOS DE 1 PULGADA
CEBOLLA	1 TAZA CON PEDAZOS DE 1 PULGADA	1 TAZA CON PEDAZOS DE 1 PULGADA	1 TAZA CON PEDAZOS DE 1 PULGADA
ESPÁRRAGO	2 TAZAS CON PEDAZOS DE 1 PULGADA	2 TAZAS CON PEDAZOS DE 1 PULGADA	2 TAZAS CON PEDAZOS DE 1 PULGADA
JENGIBRE FRESCO, PELADO	1 CDA, PICADO	1 CDA, PICADO	1 CDA, PICADO
AJO	2 CDTS, PICADOS	2 CDTS, PICADOS	2 CDTS, PICADOS
TROZOS DE PIÑA	1 TAZA	1 TAZA	2 TAZAS
CEBOLLETA, EN RODAJAS FINAS	ADORNO	ADORNO	ADORNO

1. Sazone el pollo con sal y pimienta negra. En una sartén para sofreír, cocine el pollo a temperatura media-alta, revolviendo de vez en cuando, por 5 minutos, hasta que el pollo esté completamente cocido y ya no esté rosado por adentro. Transfiera el pollo a un plato y póngalo a un lado.

2. Añada el pimiento, la cebolla y el espárrago a la sartén. Cocine, revolviendo de vez en cuando, por 5 minutos, o hasta que las verduras hayan adquirido la consistencia deseada. Añada el jengibre, el ajo, y la piña y mezcle. Cocine, revolviendo, de 1 a 2 minutos más, o hasta que el ajo esté fragrante. Vuelva a poner el pollo en la sartén y cocine, revolviendo de vez en cuando, de 1 a 2 minutos.

3. Transfiera a un plato, adorne con cebolletas en rodajas, y sirva.

*Si usted no come productos de animales, puede sustituir con cualquier proteína vegetariana de la Lista de alimentos de la revolución del metabolismo de la página 60.

Filete de atún tropical

SIRVE 1

INGREDIENTES	MAPA DE COMIDAS A	MAPA DE COMIDAS B	MAPA DE COMIDAS C
MANGO	1 COPA, CORTADO EN CUBITOS	1 COPA, CORTADO EN CUBITOS	1 COPA, CORTADO EN CUBITOS
CEBOLLA ROJA	¼ TAZA, CORTADA EN CUBITOS	¼ TAZA, CORTADA EN CUBITOS	¼ TAZA, CORTADA EN CUBITOS
PIMIENTO ROJO	2 CDAS EN CUBITOS	2 CDAS EN CUBITOS	2 CDAS EN CUBITOS
CILANTRO FRESCO U HOJAS DE PEREJIL	1 CDA, PICADO	1 CDA, PICADO	1 CDA, PICADO
JUGO FRESCO DE LIMA	1 CDA	1 CDA	1 CDA
JALAPEÑO, SIN SEMILLA (OPCIONAL)	2 CDTS EN TAJADAS FINAS	2 CDTS EN TAJADAS FINAS	2 CDTS EN TAJADAS FINAS
SAL DE MAR	½ CDTA	½ CDTA	½ CDTA
CHILE EN POLVO	½ CDTA	½ CDTA	½ CDTA
PIMIENTA MOLIDA	PIZCA GENEROSA	PIZCA GENEROSA	PIZCA GENEROSA
FILETE DE ATÚN AHÍ*	4 ONZAS	4 ONZAS	4 ONZAS
VERDURAS MIXTAS	4 TAZAS	4 TAZAS	4 TAZAS
PIÑA	NINGUNA	NINGUNA	1 TAZA EN CUBOS

1. En un tazón mediano, combine el mango, la cebolla, el pimiento, el cilantro, el jugo de lima, el jalapeño, si se está usando, y ¼ cucharadita de sal y mezcle bien. Póngalo a un lado.

2. En un tazón pequeño, combine ¼ cucharadita de sal restante, el chile en polvo y la pimienta negra. Frote ambos lados del filete de atún con esta mezcla.

3. Precaliente una sartén de teflón a temperatura media-alta. Añada el atún y dore de 1 a 2 minutos en cada lado, luego remueva del calor. Deje que el pescado repose por un par de minutos.

4. Corte el atún en tajadas y sirva las tajadas encima de las verduras mixtas, y cubra con la salsa de mango. Para el Mapa de comidas C, sirva con la piña al costado.

*Si usted no come productos de animales, puede sustituir con cualquier proteína vegetariana de la Lista de alimentos de la revolución del metabolismo de la página 60.

Ensalada de pollo con surtido de moras

SIRVE 1

INGREDIENTES	MAPA DE COMIDAS A	MAPA DE COMIDAS B	MAPA DE COMIDAS C
VERDURAS MIXTAS	2 TAZAS	2 TAZAS	2 TAZAS
PIMIENTO ROJO	1/2 TAZA, CORTADO EN CUBITOS	1/2 TAZA, CORTADO EN CUBITOS	1/2 TAZA, CORTADO EN CUBITOS
PEPINOS	1/2 TAZA, CORTADO EN CUBITOS	1/2 TAZA, CORTADO EN CUBITOS	1/2 TAZA, CORTADO EN CUBITOS
APIO	1/2 TAZA, CORTADO EN CUBITOS	1/2 TAZA, CORTADO EN CUBITOS	1/2 TAZA, CORTADO EN CUBITOS
CEBOLLA	1/2 TAZA, CORTADO EN CUBITOS	1/2 TAZA, CORTADO EN CUBITOS	1/2 TAZA, CORTADO EN CUBITOS
ARÁNDANOS	1/4 TAZA	1/4 TAZA	1/2 TAZA
FRAMBUESAS	1/4 TAZA	1/4 TAZA	1/2 TAZA
FRESAS	1/4 TAZA	1/4 TAZA	1/2 TAZA
MORAS	1/4 TAZA	1/4 TAZA	1/2 TAZA
PECHUGA DE POLLO A LA PARRILLA, CORTADA EN TROZOS	4 ONZAS	4 ONZAS	4 ONZAS
VINAGRE BALSÁMICO	2 CDAS	2 CDAS	2 CDAS
AGUA	SALPICÓN	SALPICÓN	SALPICÓN
STEVIA PURA O XILITOL DE ABEDUL	SEGÚN SE NECESITE	SEGÚN SE NECESITE	SEGÚN SE NECESITE

1. En un tazón, combine las verduras mixtas, el pimiento, el pepino, el apio, la cebolla y el surtido de moras (aparte unas cuantas moras para el aderezo). Ponga encima la pechuga de pollo asada.

2. En una licuadora, haga puré con el surtido de moras reservado con el vinagre balsámico y un salpicón de agua, luego endulce al gusto.

3. Rocíe el aderezo sobre la ensalada, mezcle y sirva con stevia.

*Si usted no come productos de animales, puede sustituir con cualquier proteína vegetariana de la Lista de alimentos de la revolución del metabolismo de la página 60.

Calabacitas rellenas

SIRVE 1

INGREDIENTES	MAPA DE COMIDAS A	MAPA DE COMIDAS B	MAPA DE COMIDAS C
CALABACITA, SIN SEMILLAS	½	½	½
AJO	½ CDTA, PICADO	½ CDTA, PICADO	½ CDTA, PICADO
CEBOLLA	½ TAZA, CORTADA EN CUBITOS	½ TAZA, CORTADA EN CUBITOS	½ TAZA, CORTADA EN CUBITOS
AGUA	SALPICÓN	SALPICÓN	SALPICÓN
PAVO MOLIDO MAGRO*	4 ONZAS	4 ONZAS	4 ONZAS
MANZANA	1 TAZA, CORTADA EN CUBITOS	1 TAZA, CORTADA EN CUBITOS	2 TAZAS, CORTADAS EN CUBITOS
ROMERO FRESCO	¾ CDTA	¾ CDTA	¾ CDTA
TOMILLO FRESCO	1 ½ CDTS	1 ½ CDTS	1 ½ CDTS
ESPINACA BEBÉ	2 TAZAS	2 TAZAS	2 TAZAS

1. Precaliente el horno a 400 °F (204 °C). Cubra una bandeja para hornear con papel para hornear.

2. Ponga la parte cortada de la calabacita boca abajo en la bandeja para hornear y ase de 20 a 30 minutos, o hasta que la parte de encima de la calabacita se sienta suave cuando se le presiona delicadamente. Remueva del horno y póngalo a un lado.

3. Mientras se asa la calabacita, caliente una cacerola grande a temperatura media-baja. Añada ajo y cebolla con un salpicón de agua y cocine hasta que esté suave, unos 6 minutos. Añada el pavo, aumente a temperatura media, y cocine de 5 a 8 minutos hasta que esté dorado. Añada la manzana, el romero y el tomillo y cocine, revolviendo hasta que la espinaca esté blanda.

4. Precaliente el asador. Mientras se calienta el asador, llene las cavidades de la calabacita con el relleno. Acomode la calabacita en la bandeja para hornear, con el relleno boca arriba, y ase de 5 a 10 minutos, hasta que la parte de arriba quede bien y tostada. Una vez dorada, remueva del horno, deje que se enfríe un poquito, y sirva tibio.

*Si usted no come productos de animales, puede sustituir con cualquier proteína vegetariana de la Lista de alimentos de la revolución del metabolismo de la página 60.

ALMUERZOS, PARTE 2

Ensalada de camarones

SIRVE 1

INGREDIENTES	MAPA DE COMIDAS A	MAPA DE COMIDAS B	MAPA DE COMIDAS C
CAMARONES,* FRESCOS O DESCONGELADOS, PELADOS (CUALQUIER TAMAÑO)	4 ONZAS	4 ONZAS	8 ONZAS
MAYONESA DE ACEITE DE ALAZOR**	¼ TAZA	¼ TAZA	¼ TAZA
JUGO FRESCO DE LIMÓN	½ CDTA	½ CDTA	½ CDTA
ENELDO SECO	¼ CDTA	¼ CDTA	¼ CDTA
SAZONADOR OLD BAY	¼ CDTA	¼ CDTA	¼ CDTA
CEBOLLA ROJA	2 CDAS, CORTADA EN CUBITOS	2 CDAS, CORTADA EN CUBITOS	2 CDAS, CORTADA EN CUBITOS
APIO	¼ TAZA, CORTADO EN CUBITOS	¼ TAZA, CORTADO EN CUBITOS	¼ TAZA, CORTADO EN CUBITOS
HOJAS DE COL	2 TAZAS	4 TAZAS	4 TAZAS

1. En una cacerola mediana, cocine a fuego lento 1 ½ tazas de agua a temperatura media. Añada los camarones y cocine de 2 a 3 minutos, o hasta que estén rosados y se acaben de cocer (no cocer en exceso). Vierta los camarones en un colador, enjuague con agua fría y deje que se enfríen.

2. Mientras que se están enfriando los camarones, en un tazón mediano, bata la mayonesa, el jugo de limón, el eneldo, y el Sazonador Old Bay. Cubra y congele hasta que esté listo para usarse.

3. Pele y quite las venas a los camarones y córtelos por la mitad (o córtelos en trozos, si lo prefiere). Añada los camarones, la cebolla y el apio al tazón con la mezcla de mayonesa y revuelva bien. Cubra y congele por lo menos durante 1 hora antes de servir.

4. Sirva encima de las verduras.

*Si usted no come productos de animales, puede sustituir con cualquier proteína vegetariana de la Lista de alimentos de la revolución del metabolismo de la página 60.

**Si no come huevo, puede usar aceite de oliva o cualquier otro aceite de la lista de alimentos en lugar de mayonesa de aceite de alazor.

Aguacate relleno de atún

SIRVE 1

INGREDIENTES	MAPA DE COMIDAS A	MAPA DE COMIDAS B	MAPA DE COMIDAS C
AGUACATE, PEQUEÑO	1/2	1/2	1/2
ATÚN EN LATA*CON AGUA, COLADO	4 ONZAS	4 ONZAS	8 ONZAS
PIMIENTO ROJO	1/4 TAZA, CORTADO EN CUBITOS	1/4 TAZA, CORTADO EN CUBITOS	1/2 TAZA, CORTADO EN CUBITOS
JALAPEÑO, SIN SEMILLAS	1 CDA, PICADO	1 CDA, PICADO	2 CDA, PICADO
HOJAS FRESCAS DE CILANTRO	1/4 TAZA, CORTADOS	1/4 TAZA, CORTADOS	1/2 TAZA, CORTADO
JUGO FRESCO DE LIMA	1 CDA	1 CDA	2 CDAS
SAL DE MAR Y PIMIENTA MOLIDA	SEGÚN SE NECESITE	SEGÚN SE NECESITE	SEGÚN SE NECESITE
PEPINO	1/2 TAZA, EN RODAJAS	1 TAZA, EN RODAJAS	1 TAZA, EN RODAJAS
APIO, CORTADO EN PALITOS	3 TALLITOS	4 TALLITOS	4 TALLITOS
ZANAHORIA, CORTADA EN PALITOS	NINGUNA	1 TAZA	1 TAZA

1. Saque un poco de aguacate del área sin pepa para ampliar el «tazón». Aparte la mitad. Ponga el aguacate escarbado en un tazón mediano y aplástelo con un tenedor.

2. Añada el atún, el pimiento, jalapeño, cilantro y jugo de lima y revuelva hasta que estén bien combinados.

3. Saque con una cuchara la mezcla de atún y póngala en la mitad del aguacate. Sazone con sal y pimienta negra. Sirva con el pepino en rodajas, los palitos de apio, y, para el Mapa de Comida B y C, palitos de zanahoria.

*Si usted no come productos de animales, puede sustituir con cualquier proteína vegetariana de la Lista de alimentos de la revolución del metabolismo de la página 60.

Tazón de camarones con limón

SIRVE 1

INGREDIENTES	MAPA DE COMIDAS A	MAPA DE COMIDAS B	MAPA DE COMIDAS C
FIDEOS DE CALABACÍN*	2 TAZAS	2 TAZAS	2 TAZAS
PURÉ DE GARBANZOS CON LIMÓN**	¼ TAZA	¼ TAZA	¼ TAZA
CAMARONES COCIDOS***	4 ONZAS	4 ONZAS	8 ONZAS
SAL DE MAR Y PIMIENTA MOLIDA	SEGÚN SE NECESITE	SEGÚN SE NECESITE	SEGÚN SE NECESITE
PEPINO	NINGUNO	1 TAZA, EN RODAJAS	1 TAZA, EN RODAJAS
PALITOS DE ZANAHORIA	NINGUNO	1 TAZA	1 TAZA

1. En una sartén grande, caliente los fideos de calabacín a temperatura media-alta. Añada el puré de garbanzos y los camarones. Cocine, revolviendo, hasta que todo el plato esté caliente y bien mezclado, unos 5 minutos. (Va a llevar algo de tiempo hasta que el puré de garbanzos se derrita y cubra los fideos). Sazone con sal y pimienta.

2. Remueva del calor y sirva. Para el Mapa de comidas B y C, sirva con el pepino y los palitos de zanahoria al costado.

*Convierta su calabacín en largos fideos usando un espiralizador, la cuchilla de un procesador de alimentos, un pelador de verduras, o simplemente un cuchillo filudo.

**Si no puede encontrar puré de garbanzos con limón, use puré de garbanzos normal y añada 2 cucharadas de jugo fresco de limón y ½ cucharadita de pimienta molida.

***Si usted no come productos de animales, puede sustituir con cualquier proteína vegetariana de la Lista de alimentos de la revolución del metabolismo de la página 60.

Ensalada de espárragos con tocino

SIRVE 1

INGREDIENTES	MAPA DE COMIDAS A	MAPA DE COMIDAS B	MAPA DE COMIDAS C
ESPÁRRAGOS	2 TAZAS, CORTADOS EN PEDAZOS DE 1 PULGADA	4 TAZAS, CORTADOS EN PEDAZOS DE 1 PULGADA	4 TAZAS, CORTADOS EN PEDAZOS DE 1 PULGADA
ACEITE DE OLIVA	1/4 TAZA	1/4 TAZA	1/4 TAZA
VINAGRE DE CIDRA DE MANZANA	1/4 TAZA	1/4 TAZA	1/4 TAZA
AJO	1/2 CDTA, PICADO	1/2 CDTA, PICADO	1/2 CDTA, PICADO
XILITOL DE ABEDUL (OPCIONAL, SI LE GUSTA UN ADEREZO MÁS DULCE)	1 1/2 CDTS	1 1/2 CDTS	1 1/2 CDTS
SAL DE MAR Y PIMIENTA MOLIDA	SEGÚN SE NECESITE	SEGÚN SE NECESITE	SEGÚN SE NECESITE
HUEVO(S) DURO,* EN RODAJAS	1	1	2
TOCINO DE PAVO,* SIN NITRATO, COCIDO Y DESMORONADO	2 TAJADAS	2 TAJADAS	4 TAJADAS

1. Haga hervir una olla de agua, añada los espárragos, y cocine de 2 a 3 minutos, hasta que estén suaves pero firmes. Cuele y pásele agua fría para detener la cocción. Corte y apártelo.

2. En un tazón pequeño, mezcle el aceite, vinagre, ajo y xilitol de abedul, si se está usando. Sazone con sal y pimienta.

3. Acomode los espárragos en un plato, ponga encima el huevo(s) y tocino, y rocíe con vinagreta. Sirva.

*Si usted no come productos de animales, puede sustituir con cualquier proteína vegetariana de la Lista de alimentos de la revolución del metabolismo de la página 60.

Ensalada de pollo estilo fiesta mexicana

SIRVE 1

INGREDIENTES	MAPA DE COMIDAS A	MAPA DE COMIDAS B	MAPA DE COMIDAS C
JUGO FRESCO DE LIMA	2 CDTS	2 CDTS	2 CDTS
STEVIA PURA	$\frac{1}{2}$ CDTA	$\frac{1}{2}$ CDTA	$\frac{1}{2}$ CDTA
ACEITE DE OLIVA	1 CDA	1 CDA	1 CDA
AJO	$\frac{1}{2}$ CDTA, PICADO	$\frac{1}{2}$ CDTA, PICADO	$\frac{1}{2}$ CDTA, PICADO
PECHUGA DE POLLO SIN HUESOS, SIN PELLEJO*	4 ONZAS	4 ONZAS	8 ONZAS
CHIPOTLE MOLIDO	$\frac{1}{8}$ CDTA	$\frac{1}{8}$ CDTA	$\frac{1}{8}$ CDTA
ORÉGANO SECO	$\frac{1}{8}$ CDTA	$\frac{1}{8}$ CDTA	$\frac{1}{8}$ CDTA
COMINO MOLIDO	$\frac{1}{8}$ CDTA	$\frac{1}{8}$ CDTA	$\frac{1}{8}$ CDTA
VERDURAS MIXTAS	1 $\frac{1}{2}$ TAZAS	3 TAZAS	3 TAZAS
HOJAS FRESCAS DE CILANTRO	1 $\frac{1}{2}$ CDTS, CORTADAS	1 CDTA, CORTADAS	1 CDTA, CORTADAS
AGUACATE, PEQUEÑO, CORTADO EN CUBITOS	$\frac{1}{4}$	$\frac{1}{4}$	$\frac{1}{4}$
PEPINO	$\frac{1}{4}$ TAZA, EN RODAJAS	$\frac{1}{4}$ TAZA, EN RODAJAS	$\frac{1}{4}$ TAZA, EN RODAJAS
PIMIENTO ROJO	$\frac{1}{4}$ TAZA, EN RODAJAS	$\frac{1}{4}$ TAZA, EN RODAJAS	$\frac{1}{4}$ TAZA, EN RODAJAS
CEBOLLA ROJA	$\frac{1}{4}$ TAZA, EN RODAJAS	$\frac{1}{2}$ TAZA, EN RODAJAS	$\frac{1}{2}$ TAZA, EN RODAJAS
LIMA, CORTADA EN TROZOS	$\frac{1}{8}$	$\frac{1}{8}$	$\frac{1}{8}$

1. En una jarra, combine el jugo de lima, la stevia, el aceite, el ajo, y la sal y pimienta al gusto. Selle y sacuda bien.

2. Corte el pollo en lonjas y sazone con chipotle, orégano, comino, $\frac{1}{8}$ cucharadita de sal, y $\frac{1}{8}$ cucharadita de pimienta negra. Cocine en una sartén mediana a temperatura media-baja por 8 minutos, o hasta que se cocine completamente.

3. Ponga las verduras mixtas y el cilantro en un tazón. Ponga encima aguacate, pepino, pimiento, cebolla y pollo. Rocíe con aderezo para ensaladas, adorne con trozos de lima, y sirva.

*Si usted no come productos de animales, puede sustituir con cualquier proteína vegetariana de la Lista de alimentos de la revolución del metabolismo de la página 60.

Ensalada de atún con aguacate

SIRVE 1

INGREDIENTES	MAPA DE COMIDAS A	MAPA DE COMIDAS B	MAPA DE COMIDAS C
ATÚN EN LATA* CON AGUA, COLADO Y DESMENUZADO	4 ONZAS	4 ONZAS	8 ONZAS
PEPINO	½ TAZA, CORTADO EN CUBITOS	1 TAZA, CORTADO EN CUBITOS	1 TAZA, CORTADO EN CUBITOS
AGUACATE, CORTADO EN CUBITOS	¼	¼	¼
CEBOLLA ROJA	¼ TAZA. CORTADA EN CUBITOS	¼ TAZA. CORTADA EN CUBITOS	¼ TAZA. CORTADA EN CUBITOS
HOJAS FRESCAS DE CILANTRO	1 ½ CDTS, CORTADAS	1 CDTA, CORTADAS	1 CDTA, CORTADAS
ACEITE DE OLIVA	1 CDTA	2 CDTS	2 CDTS
JUGO DE LIMÓN FRESCO	1 CDTA	2 CDTS	2 CDTS
SAL DE MAR Y PIMIENTA MOLIDA	SEGÚN SE NECESITE	SEGÚN SE NECESITE	SEGÚN SE NECESITE
VERDURAS MIXTAS	1 ½ TAZAS	3 TAZAS	3 TAZAS

1. En un tazón grande para ensaladas, combine el atún, pepino, aguacate, la cebolla y el cilantro.

2. Rocíe el aceite y el jugo de limón a la ensalada y sazónela con sal y pimienta. Mezcle y sirva encima de las verduras mixtas.

*Si usted no come productos de animales, puede sustituir con cualquier proteína vegetariana de la Lista de alimentos de la revolución del metabolismo de la página 60.

Pollo desmenuzado con ensalada de vainitas

SIRVE 1

INGREDIENTES	MAPA DE COMIDAS A	MAPA DE COMIDAS B	MAPA DE COMIDAS C
JALAPEÑO, SIN SEMILLA Y CORTADO EN CUBITOS	1	2	2
LIMAS, CON EL JUGO EXTRAÍDO	1 1/2	3	3
AJO	1/2 CDTA, PICADO	1 CDTA, PICADO	1 CDTA, PICADO
PIMIENTA DE JAMAICA MOLIDA	1 1/2 CDTS	1 CDA	1 CDA
TOMILLO SECO	1/2 CDTA	1 CDTA	1 CDTA
XILITOL DE ABEDUL	3/4 CDTA	1 1/2 CDTA	1 1/2 CDTA
ACEITE DE OLIVA	1 1/2 CDTS	1 CDA	1 CDA
POLLO,* COCIDO Y DESMENUZADO	4 ONZAS	4 ONZAS	8 ONZAS
VAINITAS, COCIDAS	2 TAZAS	4 TAZAS	4 TAZAS
COCO SIN AZÚCAR CORTADO EN TIRITAS	1/8 TAZA	1/8 TAZA	1/8 TAZA
SAL DE MAR Y PIMIENTA MOLIDA	SEGÚN SE NECESITE	SEGÚN SE NECESITE	SEGÚN SE NECESITE

1. En un tazón pequeño, combine el jalapeño, jugo de lima, ajo, la pimienta de Jamaica, el tomillo, xilitol de abedul y aceite, y revuelva.

2. En un tazón para servir, combine el pollo desmenuzado, las vainitas y el coco. Vierta el aderezo y mezcle. Sazone con sal y pimienta y sirva.

*Si usted no come productos de animales, puede sustituir con cualquier proteína vegetariana de la Lista de alimentos de la revolución del metabolismo de la página 60.

Tazón de fajita de pollo

SIRVE 1

INGREDIENTES	MAPA DE COMIDAS A	MAPA DE COMIDAS B	MAPA DE COMIDAS C
ACEITE DE OLIVA	1 1/2 CDTS	1 1/2 CDTS	1 CDA
JUGO FRESCO DE LIMA	1 CDA	1 CDA	1 CDA
AJO	1/2 CDTA, PICADO	1/2 CDTA, PICADO	1 CDTA, PICADO
PAPRIKA AHUMADA O REGULAR	1/4 CDTA	1/4 CDTA	1/2 CDTA
SAL DE MAR	1/4 CDTA	1/4 CDTA	1/2 CDTA
HOJUELAS DE PIMIENTO ROJO	PIZCA	PIZCA	PIZCA
PECHUGA DE POLLO,* CORTADA EN TIRAS	4 ONZAS	4 ONZAS	8 ONZAS
PIMIENTO	1 TAZA	1 1/2 TAZAS	2 TAZAS
CEBOLLA BLANCA	1/2 TAZA, EN TAJADAS (MEDIA LUNAS)	1/2 TAZA, EN TAJADAS (MEDIA LUNAS)	1 TAZA, EN TAJADAS (MEDIA LUNAS)
VERDURAS MIXTAS	1 TAZA	2 TAZAS	2 TAZAS
AGUACATE, CORTADO EN CUBITOS	1/4	1/4	1/4

1. En un tazón pequeño, bata el aceite, jugo de lima, ajo, la paprika, sal y las hojuelas de pimiento rojo. Ponga las tiras de pollo en una bolsa plástica hermética para congelar. Vierta el adobo encima del pollo, selle la bolsa y sacuda para que lo cubra. Deje que se adobe en la refrigeradora por lo menos 1 hora o hasta el día siguiente.

2. Caliente una sartén grande de teflón a temperatura media-alta. Cuele el pollo y deseche el adobo. Ponga el pollo, pimiento y la cebolla en la sartén y cocine hasta que las verduras estén crocantes y el pollo esté completamente cocido, unos 8 minutos.

3. Sirva encima de las verduras mixtas, ponga el aguacate encima.

*Si usted no come productos de animales, puede sustituir con cualquier proteína vegetariana de la Lista de alimentos de la revolución del metabolismo de la página 60.

Col rizada a la cacerola

SIRVE 1

INGREDIENTES	MAPA DE COMIDAS A	MAPA DE COMIDAS B	MAPA DE COMIDAS C
ACEITE DE OLIVA	1 CDA	1 CDA	1 CDA
AJO	1 CDTA, PICADO	2 CDTS, PICADOS	2 CDTS, PICADOS
CEBOLLA	¼ TAZA, PICADA	½ TAZA, PICADA	½ TAZA, PICADA
HOJAS DE COL RIZADA, SIN TALLO, CORTADAS	2 ½ ONZAS	4 ½ ONZAS	4 ½ ONZAS
HUEVOS*	2	4	4
ALMENDRAS CRUDAS EN RODAJAS	2 CDAS	2 CDAS	2 CDAS

1. En una sartén mediana de teflón, caliente el aceite a temperatura media. Añada el ajo y la cebolla. Cocine, revolviendo, hasta que la cebolla esté traslúcida.

2. Añada la col rizada y cocine hasta que esté ligeramente blanda. En un tazón pequeño, bata los huevos y añádalos a la mezcla de col rizada. Cocine, revolviendo con una espátula, hasta que se cocine al gusto.

3. Adorne con las rodajas de almendra y sirva.

*Si usted no come productos de animales, puede sustituir con cualquier proteína vegetariana de la Lista de alimentos de la revolución del metabolismo de la página 60.

Trocitos picantes

SIRVE 1

INGREDIENTES	MAPA DE COMIDAS A	MAPA DE COMIDAS B	MAPA DE COMIDAS C
ACEITE DE OLIVA	1 CDA	1 CDA	1 CDA
PAPRIKA AHUMADA	¼ CDTA	¼ CDTA	¼ CDTA
AJO	¼ CDTA, PICADO	¼ CDTA, PICADO	¼ CDTA, PICADO
PIMIENTA DE CAYENA	PIZCA	PIZCA	PIZCA
SAL DE MAR Y PIMIENTA MOLIDA	SEGÚN SE NECESITE	SEGÚN SE NECESITE	SEGÚN SE NECESITE
BISTEC PREFERIDO,* CORTADO EN PEDAZOS DE 2 PULGADAS	4 ONZAS	4 ONZAS	8 ONZAS
ESPÁRRAGOS	1 TAZA CON PEDAZOS DE 1 PULGADA	2 TAZA CON PEDAZOS DE 1 PULGADA	2 TAZA CON PEDAZOS DE 1 PULGADA
CABEZUELAS DE BRÓCOLI	1 TAZA	2 TAZAS	2 TAZAS

1. En una bolsa grande hermética para congelar, combine el aceite, la paprika, el ajo, la cayena, y la sal y pimienta al gusto. Añada el bistec, selle, y sacuda la bolsa para cubrir la carne completamente. Apártelo para que se adobe de 30 minutos a 2 horas.

2. Mientras tanto, vierta en una olla grande una pulgada de agua y ponga adentro una canasta vaporera. Ponga el agua a fuego lento. Añada los espárragos y el brócoli a la canasta vaporera, cubra y ponga al vapor hasta que quede crocante.

3. Precaliente el asador.

4. Cuele el bistec y deseche el adobo. Ponga el bistec en una bandeja grande para hornear y ase de 4 a 8 minutos, o hasta que se cocine al gusto.

5. Sirva el bistec con los espárragos al vapor y las cabezuelas de brócoli.

*Si usted no come productos de animales, puede sustituir con cualquier proteína vegetariana de la Lista de alimentos de la revolución del metabolismo de la página 60.

CENAS, PARTE 1

Kebabs de bistec, hongos y camote

SIRVE 1

INGREDIENTES	MAPA DE COMIDAS A	MAPA DE COMIDAS B	MAPA DE COMIDAS C
BISTEC,* CORTADO EN TROZOS DE 1 PULGADA	4 ONZAS	4 ONZAS	8 ONZAS
HONGOS, SIN TALLO	4 ONZAS	8 ONZAS	8 ONZAS
VINAGRE BALSÁMICO	⅛ TAZA	⅛ TAZA	¼ TAZA
SAL DE MAR	⅛ CDTA	⅛ CDTA	⅛ CDTA
PIMIENTA MOLIDA	⅛ CDTA	⅛ CDTA	¼ CDTA
ROMERO FRESCO	⅛ CDTA	⅛ CDTA	¼ CDTA
ORÉGANO SECO	⅛ CDTA	⅛ CDTA	¼ CDTA
AJO	1 CDTA, PICADO	1 CDTA, PICADO	2 CDTS, PICADOS
CAMOTE, GRANDE, CORTADO EN CUBOS DE 2 PULGADAS	½	½	½
VAINITAS	1 TAZA	2 TAZAS	2 TAZAS
CEBOLLA ROJA	½ TAZA DE TROCITOS TAMAÑO BOCADO	1 TAZA DE TROCITOS TAMAÑO BOCADO	1 TAZA DE TROCITOS TAMAÑO BOCADO

1. Si está usando pinchos de madera o bambú, empápelos con agua por 30 minutos antes de usarlos para evitar que se quemen.

2. Acomode el bistec y los hongos en una capa pareja en una bandeja para hornear.

3. En un tazón mediano, bata el vinagre con la sal, pimienta, el romero, orégano y ajo. Vierta la mezcla encima del bistec y los hongos. Cubra y congele durante por lo menos 2 horas.

4. Mientras tanto, haga hervir una olla grande con agua y sal. Añada el camote y hierva hasta que quede suave, de 8 a 10 minutos. Cuele y deje que se enfríe ligeramente. Usted podría poner las vainitas en una canasta vaporera encima del agua hirviendo y cocinar dos cosas al

mismo tiempo, o ponerlas al vapor separadamente en una vaporera. De una u otra forma, ponga al vapor las vainitas de 3 a 5 minutos, o hasta que queden crocantes y verde brillosas.

5. Cuando esté lista para cocinar, caliente una parrilla a temperatura media-alta o una bandeja de la parrilla a temperatura media-alta.

6. Ensarte en los pinchos el bistec, los hongos, el camote y la cebolla. Ase los kebabs de 10 a 12 minutos, volteando una vez, hasta que la carne se cocine al gusto.

7. Sazone con sal y pimienta, y sirva con las vainitas.

*Si usted no come productos de animales, puede sustituir con cualquier proteína vegetariana de la Lista de alimentos de la revolución del metabolismo de la página 60.

Chuletas de cerdo con albahaca, limón y arroz silvestre

SIRVE 1

INGREDIENTES	MAPA DE COMIDAS A	MAPA DE COMIDAS B	MAPA DE COMIDAS C
ALBAHACA FRESCA	1/4 TAZA, PICADA	1/4 TAZA, PICADA	1/2 TAZA, PICADA
AJO	2 1/4 CDTS, PICADOS	2 1/4 CDTS, PICADOS	1 CDA MÁS 1 CDTA, PICADO
JUGO FRESCO DE LIMÓN	2 1/4 CDTS, Y MÁS SI ES NECESARIO	2 1/4 CDTS	1 CDA MÁS 1 CDTA
SAL DE MAR	1/4 CDTA, Y MÁS SI ES NECESARIO	1/4 CDTA, Y MÁS SI ES NECESARIO	1/2 CDTA, Y MÁS SI ES NECESARIO
PIMIENTA MOLIDA	1/8 CDTA, Y MÁS SI ES NECESARIO	1/8 CDTA, Y MÁS SI ES NECESARIO	1/4 CDTA, Y MÁS SI ES NECESARIO
CHULETA DE LOMO DE CERDO,* CORTE GRUESO	4 ONZAS	4 ONZAS	8 ONZAS
ARROZ SILVESTRE	1/2 TAZA, COCIDO	1/2 TAZA, COCIDO	1/2 TAZA, COCIDO
ESPÁRRAGOS	2 TAZAS CON PEDAZOS DE 1 PULGADA	4 TAZAS CON PEDAZOS DE 1 PULGADA	4 TAZAS CON PEDAZOS DE 1 PULGADA

1. En un tazón pequeño, combine la albahaca, el ajo, el jugo de limón, la sal y pimienta, y mezcle bien.

2. Cubra ambos lados de la chuleta de cerdo con la mezcla y deje que penetre por 20 minutos. Cocine al vapor los espárragos en una vaporera o canasta vaporera sobre agua hirviendo por unos 5 minutos, o hasta que queden crocantes y verde brillosos.

3. Caliente una parrilla a temperatura media o una bandeja para asar a temperatura media.

4. Ase la chuleta directamente, de 5 a 6 minutos en cada lado, o hasta que la temperatura interna llegue a 145 °F (63 °C). Deje que penetre por 5 minutos.

5. Sazone la chuleta con la sal y pimienta y rocíe el jugo de limón. Sirva con el arroz silvestre y los espárragos al vapor al costado.

*Si usted no come productos de animales, puede sustituir con cualquier proteína vegetariana de la Lista de alimentos de la revolución del metabolismo de la página 60.

Tazón de bistec con quinua

SIRVE 1

INGREDIENTES	MAPA DE COMIDAS A	MAPA DE COMIDAS B	MAPA DE COMIDAS C
BISTEC ANGUS*	4 ONZAS	4 ONZAS	8 ONZAS
AJO EN POLVO	¼ CDTA	¼ CDTA	¼ CDTA
SAL DE MAR Y PIMIENTA MOLIDA	SEGÚN SE NECESITE	SEGÚN SE NECESITE	SEGÚN SE NECESITE
QUINUA	½ TAZA COCIDA	½ TAZA COCIDA	½ TAZA COCIDA
PEPINO	1 TAZA, EN RODAJAS	2 TAZAS, EN RODAJAS	2 TAZAS, EN RODAJAS
PIMIENTO ROJO	1 TAZA, CORTADO EN TROZOS GRANDES	2 TAZAS, CORTADOS EN TROZOS GRANDES	2 TAZAS, CORTADOS EN TROZOS GRANDES
HOJAS FRESCAS DE ALBAHACA, CORTADAS	3	5	5
CEBOLLETAS	1 CDA, CORTADAS EN CUBITOS	2 CDAS, CORTADAS EN CUBITOS	2 CDAS, CORTADAS EN CUBITOS
VINAGRE BALSÁMICO (OPCIONAL)	SEGÚN SE NECESITE	SEGÚN SE NECESITE	SEGÚN SE NECESITE

1. Caliente una parrilla a temperatura media o caliente una bandeja para asar a temperatura media-alta.

2. Sazone el bistec con ajo en polvo, sal y pimienta negra. Ase por unos 3 minutos en cada lado para que quede poco cocido (aunque el tiempo dependerá del grosor de su bistec). Remueva el bistec de la parrilla y deje que repose unos 5 minutos, luego corte lonjas finas.

3. Ponga la quinua en un tazón y el bistec encima. Añada el pepino, pimiento, albahaca y cebolletas, rocíe vinagre sobre las verduras, si se está usando, y sazone con sal y pimienta negra. Sirva.

*Si usted no come productos de animales, puede sustituir con cualquier proteína vegetariana de la Lista de alimentos de la revolución del metabolismo de la página 60.

Camarones cajún y frijoles negros

SIRVE 1

INGREDIENTES	MAPA DE COMIDAS A	MAPA DE COMIDAS B	MAPA DE COMIDAS C
SAZONADOR CAJÚN	1/4 CDTA	1/4 CDTA	1/2 CDTA
PIMIENTA MOLIDA	1/8 CDTA, Y MÁS SI ES NECESARIO	1/8 CDTA, Y MÁS SI ES NECESARIO	1/2 CDTA, Y MÁS SI ES NECESARIO
CHILE EN POLVO	3/4 CDTA	3/4 CDTA	1 1/4 CDTA
CEBOLLA EN POLVO	3/4 CDTA	3/4 CDTA	1 1/4 CDTA
COMINO MOLIDO	1/4 CDTA	1/4 CDTA	1/2 CDTA
PAPRIKA AHUMADA	3/4 CDTA	3/4 CDTA	1 1/2 CDTS
CAMARONES CRUDOS,* TAMAÑO MEDIANO, PELADOS Y SIN VENAS, FRESCOS O DESCONGELADOS	4 ONZAS	4 ONZAS	8 ONZAS
LIMA, JUGO EXTRAÍDO	1/2	1/2	1/2
CILANTRO FRESCO, CORTADO	SEGÚN SE NECESITE	SEGÚN SE NECESITE	SEGÚN SE NECESITE
SAL DE MAR	SEGÚN SE NECESITE	SEGÚN SE NECESITE	SEGÚN SE NECESITE
FRIJOLES NEGROS, EN LATA (O FRIJOLES SECOS QUE YA HA EMPAPADO Y COCIDO)	1/2 TAZA, COLADOS Y ENJUAGADOS	1/2 TAZA, COLADOS Y ENJUAGADOS	1/2 TAZA, COLADOS Y ENJUAGADOS
CABEZUELAS DE COLIFLOR	2 TAZAS	4 TAZAS	4 TAZAS

1. Precaliente el horno a 450 °F (232 °C). Cubra una bandeja para hornear con papel aluminio.

2. En un tazón grande, combine el sazonador cajún, la pimienta, el chile en polvo, la cebolla en polvo, el comino y la paprika, y mezcle bien. Añada los camarones y cubra en forma pareja.

3. Esparza los camarones sazonados en una capa pareja en la bandeja para hornear. Hornee de 10 a 12 minutos. Remueva del horno, exprima el jugo de lima sobre toda la bandeja, y rocíe cilantro, sal y pimienta.

4. Mientras se están cociendo los camarones, ponga al vapor las cabezuelas de coliflor en una vaporera o en una canasta vaporera sobre agua hirviendo por unos 5 minutos, o hasta que quede crocante.

5. Sirva los camarones con los frijoles negros calientes y las cabezuelas de coliflor.

*Si usted no come productos de animales, puede sustituir con cualquier proteína vegetariana de la Lista de alimentos de la revolución del metabolismo de la página 60.

Tacos de pimiento relleno con pollo y frijoles negros

SIRVE 1

INGREDIENTES	MAPA DE COMIDAS A	MAPA DE COMIDAS B	MAPA DE COMIDAS C
PECHUGA DE POLLO, SIN HUESO, SIN PELLEJO*	4 ONZAS	4 ONZAS	8 ONZAS
AJO EN POLVO	¼ CDTA	¼ CDTA	¼ CDTA
ORÉGANO SECO	¼ CDTA	¼ CDTA	¼ CDTA
CHILE EN POLVO	1 ⅛ CDTA	1 ⅛ CDTA	1 ⅛ CDTA
COMINO MOLIDO	1 CDTA	1 CDTA	1 CDTA
FRIJOLES NEGROS, EN LATA	½ TAZA, COLADOS Y ENJUAGADOS	½ TAZA, COLADOS Y ENJUAGADOS	½ TAZA, COLADOS Y ENJUAGADOS
CEBOLLA BLANCA	1 TAZA, CORTADA EN RODAJAS FINAS	1 TAZA, CORTADA EN RODAJAS FINAS	1 TAZA, CORTADA EN RODAJAS FINAS
CHILES VERDES	1 LATA (DE 4 ONZAS)	1 LATA (DE 4 ONZAS)	1 LATA (DE 4 ONZAS)
AGUA (OPCIONAL)	¼ A ½ TAZA	¼ A ½ TAZA	¼ A ½ TAZA
PIMIENTO	1	1	1
REPOLLO	1 TAZA, CORTADO EN TIRAS	2 TAZAS, CORTADO EN TIRAS	2 TAZAS, CORTADO EN TIRAS
HOJAS FRESCAS DE CILANTRO	1 ½ CDTS, PICADAS	1 CDTS, PICADAS	1 CDTS, PICADAS
JUGO FRESCO DE LIMA	1 CDTA	2 CDTS	2 CDTS
SAL DE MAR Y PIMIENTA MOLIDA	SEGÚN SE NECESITE	SEGÚN SE NECESITE	SEGÚN SE NECESITE
CILANTRO O PEREJIL FRESCO, CORTADO	ADORNO	ADORNO	ADORNO

1. Precaliente el horno a 375 °F (191 °C).

2. Ponga la pechuga de pollo en un pequeño plato para hornear con tapa (o use papel aluminio). Añada el ajo en polvo, orégano, chile en polvo y comino, y mezcle. Añada los frijoles negros, cebolla y chiles verdes. Si la mezcla parece estar seca, añada el agua. Cubra el plato para hornear y póngalo en el horno. Hornear hasta que el pollo esté completamente cocido y la mezcla esté totalmente caliente, unos 15 minutos para el Mapa de comidas A y B, o unos 25 minutos para el Mapa de comidas C. Remueva del horno y desmenuce el pollo, mezclándolo con los frijoles y las verduras.

3. Remueva la punta del pimiento y parta por la mitad el pimiento, a lo largo, para hacer dos «botes».

4. En un tazón mediano, mezcle el repollo, cilantro, jugo de lima y la cantidad de sal y pimienta que le guste. Rellene las mitades del pimiento con 1 taza de la mezcla del repollo y ½ taza de la mezcla del pollo con frijoles.

5. Adorne con cilantro y sirva. (Usted puede agarrarlos con sus manos y comerlos como los tacos).

*Si usted no come productos de animales, puede sustituir con cualquier proteína vegetariana de la Lista de alimentos de la revolución del metabolismo de la página 60.

Sofrito de bistec y repollo con puré de camote

SIRVE 1

INGREDIENTES	MAPA DE COMIDAS A	MAPA DE COMIDAS B	MAPA DE COMIDAS C
BISTEC*	4 ONZAS	4 ONZAS	8 ONZAS
SAL DE MAR Y PIMIENTA MOLIDA	SEGÚN SE NECESITE	SEGÚN SE NECESITE	SEGÚN SE NECESITE
AJO	1 CDTA, PICADO	1 CDTA, PICADO	1 CDTA, PICADO
CEBOLLA	1/2 TAZA, CORTADA	1/2 TAZA, CORTADA	1/2 TAZA, CORTADA
REPOLLO	1 TAZA, CORTADO	2 TAZAS, CORTADOS	2 TAZAS, CORTADOS
VAINITAS FRESCAS	1 TAZA	1 1/2 TAZAS	1 1/2 TAZAS
CAMOTE, GRANDE, HORNEADO	1/2	1/2	1/2
AJO EN POLVO	PIZCA	PIZCA	PIZCA
TOMILLO, FRESCO O SECO	PIZCA	PIZCA	PIZCA

1. Caliente una parrilla a temperatura media-alta o caliente una bandeja para asar a temperatura media-alta.

2. Sazone el bistec con sal y pimienta, y ase hasta que se cocine al gusto.

3. Deje que repose unos cuantos minutos, luego corte en lonjas y apártelo.

4. En una sartén mediana de teflón, cocine el ajo y la cebolla a temperatura media, revolviendo hasta que quede suave. Añada el repollo y cocine hasta que el repollo esté crocante, unos 6 minutos. Mezcle el bistec.

5. Cocine al vapor las vainitas en una vaporera o sobre agua hirviendo hasta que queden crocantes y verde brillosas, unos 6 minutos.

6. En un tazón, aplaste el camote y sazone con el ajo en polvo, tomillo, la sal y pimienta. Ponga encima el bistec y el repollo. Sirva con las vainitas al costado.

*Si usted no come productos de animales, puede sustituir con cualquier proteína vegetariana de la Lista de alimentos de la revolución del metabolismo de la página 60.

Tazón de calabacín mexicano

SIRVE 1

INGREDIENTES	MAPA DE COMIDAS A	MAPA DE COMIDAS B	MAPA DE COMIDAS C
CARNE MOLIDA MAGRA*	4 ONZAS	4 ONZAS	8 ONZAS
PIMIENTO ROJO	1 TAZA, CORTADO EN CUBITOS	1 TAZA, CORTADO EN CUBITOS	1 TAZA, CORTADO EN CUBITOS
CEBOLLA ROJA	2 CDAS, PICADA	2 CDAS, PICADA	1/4 TAZA, PICADA
HONGOS	1/2 TAZA, EN TAJADAS	1/2 TAZA, EN TAJADAS	1/2 TAZA, EN TAJADAS
AJO	2 CDTS, PICADO	2 1/2 CDTS, PICADO	4 CDTS, PICADO
SAL DE MAR	1 CDTA	1 1/2 CDTS	2 CDTS
PIMIENTA MOLIDA	1/2 CDTA	3/4 CDTA	1 CDTA
CHILE EN POLVO	1 CDA	1 1/2 CDAS	2 CDAS
HOJUELAS DE PIMIENTO ROJO (OPCIONAL)	1/4 CDTA	1/4 CDTA	1/2 CDTA
COMINO MOLIDO	1 CDTA	1 1/2 CDTAS	2 CDTS
FRIJOLES NEGROS, EN LATA (O SECOS QUE YA HAYA EMPAPADO Y COCIDO)	1/2 TAZA, COLADOS Y ENJUAGADOS	1/2 TAZA, COLADOS Y ENJUAGADOS	1/2 TAZA, COLADOS Y ENJUAGADOS
CALABACÍN	1 TAZA, CORTADO EN CUBITOS	1 TAZA, CORTADO EN CUBITOS	1 TAZA, CORTADO EN CUBITOS

En una sartén grande de teflón, combine la carne molida, el pimiento, la cebolla, los hongos, el ajo, la sal y la pimienta negra, y cocine a temperatura media hasta que la carne se dore ligeramente. Añada el chile en polvo, las hojuelas de pimiento rojo, si se está usando, el comino, los frijoles negros y el calabacín. Cubra y cocine por unos 10 minutos, hasta que el calabacín esté bien cocido pero aún firme. Sirva.

*Si usted no come productos de animales, puede sustituir con cualquier proteína vegetariana de la Lista de alimentos de la revolución del metabolismo de la página 60.

Ensalada de camarones cocidos y camote

SIRVE 1

INGREDIENTES	MAPA DE COMIDAS A	MAPA DE COMIDAS B	MAPA DE COMIDAS C
CEBOLLA AMARILLA	¼ TAZA, CORTADA EN RODAJAS FINAS	½ TAZA, CORTADA EN RODAJAS FINAS	½ TAZA, CORTADA EN RODAJAS FINAS
AJO	1 CDTA, PICADO	2 CDTS, PICADOS	2 CDTS, PICADOS
COMINO MOLIDO	½ CDTA	½ CDTA	½ CDTA
CAMOTE	½ TAZA, EN CUBOS	½ TAZA, EN CUBOS	½ TAZA, EN CUBOS
CAMARONES,* CRUDOS, FRESCOS O DESCONGELADOS, PELADOS (CUALQUIER TAMAÑO)	4 ONZAS	4 ONZAS	8 ONZAS
COL BEBÉ RIZADA O ESPINACA	2 TAZAS	3 ½ TAZAS	3 ½ TAZAS
SAL DE MAR Y PIMIENTA MOLIDA	SEGÚN SE NECESITE	SEGÚN SE NECESITE	SEGÚN SE NECESITE

1. En una sartén mediana de teflón, añada la cebolla. Cocine a temperatura media hasta que esté suave y dorada, unos 8 minutos.

2. Añada el ajo y el comino y cocine por unos 30 segundos. Agregue el camote y cocine hasta que el tenedor salga suavemente, unos 10 minutos dependiendo del tamaño de sus cubos. Si es necesario, añada unas cuantas cucharadas de agua para ayudar a que se cocine el camote.

3. Añada los camarones y cocine de 2 a 3 minutos, o hasta que se vuelvan rosados. Reduzca a la temperatura baja y agregue la col rizada. Cocine, revolviendo, hasta que queden blandos. Sazone con sal y pimienta y sirva.

*Si usted no come productos de animales, puede sustituir con cualquier proteína vegetariana de la Lista de alimentos de la revolución del metabolismo de la página 60.

Salmón con limón y arroz silvestre

SIRVE 1

INGREDIENTES	MAPA DE COMIDAS A	MAPA DE COMIDAS B	MAPA DE COMIDAS C
SALMÓN*	4 ONZAS	4 ONZAS	8 ONZAS
PIMIENTA MOLIDA	SEGÚN SE NECESITE	SEGÚN SE NECESITE	SEGÚN SE NECESITE
ENELDO, FRESCO O SECO	1/2 CDTA	1/2 CDTA	1 CDTA
LIMÓN, CORTADO EN RODAJAS	1/2	1/2	1
ESPÁRRAGOS	2 TAZAS CON TROZOS DE 1 PULGADA	2 TAZAS CON TROZOS DE 1 PULGADA	2 TAZAS CON TROZOS DE 1 PULGADA
ARROZ SILVESTRE	1/2 TAZA	1/2 TAZA	1/2 TAZA

1. Precaliente el asador a temperatura alta. Posicione una rejilla para el horno entre 4 y 5 pulgadas de la fuente de calor. Cubra una bandeja para hornear con papel aluminio.

2. Ponga el salmón en la bandeja. Sazone el pescado con la pimienta y el eneldo, y ponga encima las rodajas de limón. Ase por 10 minutos, o hasta que el pescado esté opaco y se desmenuce fácilmente con un tenedor.

3. Mientras el salmón se esté cocinando, cocine al vapor los espárragos en una vaporera o una canasta vaporera sobre agua hirviendo hasta que estén crocantes, unos 8 minutos, dependiendo del grosor de sus espárragos.

4. Sirva sobre el arroz silvestre con los espárragos al costado.

*Si usted no come productos de animales, puede sustituir con cualquier proteína vegetariana de la Lista de alimentos de la revolución del metabolismo de la página 60.

Quinua al curri con medallones sazonados de cerdo

SIRVE 1

INGREDIENTES	MAPA DE COMIDAS A	MAPA DE COMIDAS B	MAPA DE COMIDAS C
MEDALLONES DE CERDO*	4 ONZAS	4 ONZAS	8 ONZAS
SAL DE MAR Y PIMIENTA MOLIDA	SEGÚN SE NECESITE	SEGÚN SE NECESITE	SEGÚN SE NECESITE
QUINUA, ENJUAGADA	1/4 TAZA	1/4 TAZA	1/4 TAZA
RALLADURA DE LIMÓN	1/4 CDTA	1/4 CDTA	1/4 CDTA
JUGO FRESCO DE LIMÓN	1 CDTA	1 CDTA	1 CDTA
CURRI EN POLVO	1/3 CDTA	1/3 CDTA	1/3 CDTA
ESPINACA BEBÉ	2 TAZAS	4 TAZAS	4 TAZAS
CEBOLLETAS	1 CDA, CORTADAS	1 CDA, CORTADAS	1 CDA, CORTADAS

1. Precaliente una parrilla a temperatura media o caliente una bandeja para asar a temperatura media.

2. Sazone el cerdo con sal y pimienta al gusto. Ase por unos 5 minutos en cada lado, o hasta que la temperatura interna registre 145 °F (63 °C) en un termómetro de lectura instantánea.

3. Mientras tanto, cocine la quinua de acuerdo con las instrucciones del paquete, hasta que esté suave y esponjosa. Deje que se entibie, luego revuelva la ralladura de limón, el jugo de limón, el curri en polvo, y sazone con sal y pimienta.

4. Ponga la espinaca en un tazón grande o en un plato. Coloque encima la quinua. Después los medallones de cerdo encima de la quinua y adorne con las cebolletas.

*Si usted no come productos de animales, puede sustituir con cualquier proteína vegetariana de la Lista de alimentos de la revolución del metabolismo de la página 60.

CENAS, PARTE 2

Cerdo con pistacho y brócoli

SIRVE 1

INGREDIENTES	MAPA DE COMIDAS A	MAPA DE COMIDAS B	MAPA DE COMIDAS C
ACEITE DE OLIVA	2 CDTS	2 CDTS	2 CDTS
VINAGRE BALSÁMICO	3/4 CDTA	3/4 CDTA	1 1/4 CDTA
CEBOLLA	2 CDAS, PICADA	2 CDAS, PICADA	1/4 TAZA, PICADA
AJO	1 CDTA, PICADO	1 CDTA, PICADO	2 CDTS, PICADO
SAL DE MAR Y PIMIENTA MOLIDA	SEGÚN SE NECESITE	SEGÚN SE NECESITE	SEGÚN SE NECESITE
AGUA	1 CDA	1 CDA	1 CDA
PISTACHOS	2 CDAS, CORTADOS	2 CDAS, CORTADOS	2 CDAS, CORTADOS
CEBOLLINOS FRESCOS	1 CDTA, PICADO	1 CDTA, PICADO	2 CDTS, PICADOS
PEREJIL FRESCO	1 CDTA, PICADO	1 CDTA, PICADO	2 CDTS, PICADOS
MENTA FRESCA	1 CDTA, PICADO	1 CDTA, PICADO	2 CDTS, PICADOS
CILANTRO FRESCO	1 CDTA, PICADO	1 CDTA, PICADO	2 CDTS, PICADOS
CABEZUELAS DE BRÓCOLI	2 TAZAS	4 TAZAS	4 TAZAS
CHULETA DE CERDO, CORTE GRUESO*	4 ONZAS	4 ONZAS	8 ONZAS

1. Caliente una parrilla a temperatura media-alta o caliente una bandeja para asar a temperatura media-alta.

2. En un tazón mediano, bata el aceite, vinagre, la cebolla, el ajo, la sal, pimienta y agua. Revuelva con los pistachos, cebollinos, perejil, menta y cilantro.

3. Cocine al vapor las cabezuelas de brócoli en una vaporera o en una canasta vaporera sobre agua hirviendo hasta que estén crocantes y verde brillosas, unos 5 minutos.

4. Ponga aceite ligeramente a la rejilla para asar. Ase la chuleta de cerdo, rociándola frecuentemente con la mitad del adobo de pistacho;

aparte la otra mitad. Ase durante 6 a 7 minutos cada lado, dependiendo del grosor de la chuleta, hasta que se dore y la temperatura interna de la parte más gruesa registre 140 °F (60 °C) en un termómetro de lectura instantánea.

5. Transfiera la chuleta a un plato y rocíe el adobo de pistacho reservado y el brócoli. Sazone con sal y pimienta, y sirva.

*Si usted no come productos de animales, puede sustituir con cualquier proteína vegetariana de la Lista de alimentos de la revolución del metabolismo de la página 60.

Pollo al arco iris con verduras

SIRVE 1

INGREDIENTES	MAPA DE COMIDAS A	MAPA DE COMIDAS B	MAPA DE COMIDAS C
PECHUGA DE POLLO, SIN HUESOS, SIN PELLEJO,* CORTADO	4 ONZAS	4 ONZAS	8 ONZAS
PIMIENTO (ROJO, AMARILLO O ANARANJADO)	$3/4$ TAZA, CORTADO	$1 1/4$ TAZA, CORTADO	$1 1/4$ TAZA, CORTADO
CEBOLLA ROJA, CORTADA	$1/4$	$1/4$	$1/2$
CALABACÍN	$1/2$ TAZA, CORTADO	1 TAZA, CORTADO	1 TAZA, CORTADO
CABEZUELAS DE BRÓCOLI	$3/4$ TAZA	$1 1/4$ TAZA	$1 1/4$ TAZA
ACEITE DE OLIVA	2 CDAS	2 CDAS	2 CDAS
SAL DE MAR	$1/4$ CDTA	$1/2$ CDTA	$1/2$ CDTA
PIMIENTA MOLIDA	$1/4$ CDTA	$1/2$ CDTA	$1/2$ CDTA
SAZONADOR ITALIANO	$1/2$ CDTA	1 CDTA	1 CDTA
PAPRIKA	$1/8$ CDTA	$1/4$ CDTA	$1/4$ CDTA

1. Precaliente el horno a 500 °F (260 °C).

2. Ponga el pollo, pimiento, la cebolla, el calabacín y brócoli en un plato mediano para asar o una bandeja para hornear. Añada el aceite, sal, pimienta, sazonador italiano y paprika. Mezcle. Hornee por 15 minutos, o hasta que las verduras estén cocidas con carbón y el pollo esté completamente cocido. Sirva.

*Si usted no come productos de animales, puede sustituir con cualquier proteína vegetariana de la Lista de alimentos de la revolución del metabolismo de la página 60.

Bistec asado con salsa de aguacate

SIRVE 1

INGREDIENTES	MAPA DE COMIDAS A	MAPA DE COMIDAS B	MAPA DE COMIDAS C
AGUACATE, CORTADO EN CUBITOS	1/4	1/4	1/4
CEBOLLA ROJA	2 CDAS, PICADA	2 CDAS, PICADA	2 CDAS, PICADA
JALAPEÑO	1 CDTA, PICADO	1 CDTA, PICADO	1 CDTA, PICADO
CILANTRO FRESCO	3/4 CDTA, CORTADO	3/4 CDTA, CORTADO	3/4 CDTA, CORTADO
JUGO FRESCO DE LIMA	3/4 CDTA	3/4 CDTA	3/4 CDTA
SAL DE MAR Y PIMIENTA MOLIDA	SEGÚN SE NECESITE	SEGÚN SE NECESITE	SEGÚN SE NECESITE
ACEITE DE OLIVA	1 CDA	1 CDA	1 CDA
BISTEC*	4 ONZAS	4 ONZAS	8 ONZAS
SAZONADOR CAJÚN	1 CDTA	1 CDTA	1 CDTA
VERDURAS MIXTAS	2 TAZAS	4 TAZAS	4 TAZAS
TROZOS DE LIMA	ADORNO	ADORNO	ADORNO

1. En un tazón pequeño, mezcle el aguacate, la cebolla, el jalapeño, cilantro y jugo de lima, y sazone con sal y pimienta al gusto. Revuelva.

2. En una sartén de fondo pesado, caliente el aceite a temperatura media-alta. Añada el bistec, sazone con el sazonador cajún, y cocine hasta que esté ligeramente negro, luego voltee y repita con el otro lado, cocinando de 3 a 4 minutos por lado para que quede medio crudo, dependiendo del grosor del bistec. Cuando esté listo el bistec, remuévalo del calor y deje que repose 5 minutos.

3. Acomode las verduras en un plato. Corte el bistec, póngalo encima de las verduras y coloque encima la salsa de aguacate. Adorne con los trozos de lima.

*Si usted no come productos de animales, puede sustituir con cualquier proteína vegetariana de la Lista de alimentos de la revolución del metabolismo de la página 60.

Salchicha italiana con verduras asadas

SIRVE 1

INGREDIENTES	MAPA DE COMIDAS A	MAPA DE COMIDAS B	MAPA DE COMIDAS C
RODAJITAS DE ZANAHORIA	1/2 TAZA DE RODAJAS BIEN FINAS	1 TAZA DE RODAJAS BIEN FINAS	1 TAZA DE RODAJAS BIEN FINAS
RODAJAS DE CALABACINES	1/2 TAZA DE RODAJAS GRUESAS	1 TAZA DE RODAJAS GRUESAS	1 TAZA DE RODAJAS GRUESAS
BRÓCOLI	1/2 TAZA, CORTADO	1 TAZA DE RODAJAS GRUESAS	1 TAZA DE RODAJAS GRUESAS
COLIFLOR	1/2 TAZA, CORTADO	1 TAZA, CORTADO	1 TAZA, CORTADO
CEBOLLA, EN RODAJAS FINAS	1/4 TAZA	1/2 TAZA	1 TAZA
SALCHICHA DE POLLO ITALIANO,* SIN NITRATO, SIN AZÚCAR AÑADIDA	4 ONZAS	4 ONZAS	8 ONZAS
ALBAHACA FRESCA	1 CDTA	2 CDTS	2 CDTS
ORÉGANO, FRESCO O SECO	1 CDTA	2 CDTS	2 CDTS
PEREJIL FRESCO, CORTADO	1 CDTA Y UNA PIZCA	2 CDTS Y UNA PIZCA	2 CDTS Y UNA PIZCA
AJO EN POLVO	1 CDTA	2 CDTS	2 CDTS
TOMILLO SECO	1/4 CDTA	1/2 CDTA	1/2 CDTA
SAL DE MAR	1/2 CDTA	1/2 CDTA	1/2 CDTA
PIMIENTA MOLIDA	1/4 CDTA	1/4 CDTA	1/4 CDTA
ACEITE DE OLIVA	2 CDAS	2 CDAS	2 CDAS

1. Precaliente el horno a 400 °F (204 °C). Cubra la bandeja para hornear con papel para hornear.

2. Esparza las verduras y la salchicha sobre la bandeja para hornear. En un tazón pequeño, combine la albahaca, el orégano, el perejil, el ajo en polvo, el tomillo, la sal, la pimienta negra y el aceite de oliva. Vierta la mezcla sazonada encima de las verduras y la salchicha. Mezcle. Ase por 15 minutos. Vuelva a mezclar las verduras y la salchicha, y ase de 10 a 20 minutos más, o hasta que las verduras estén crocantes y la salchicha se haya cocido completamente.

3. Sáquelo del horno y adorne con una pizca de perejil. Sirva.

*Si usted no come productos de animales, puede sustituir con cualquier proteína vegetariana de la Lista de alimentos de la revolución del metabolismo de la página 60.

Pollo con chile, coco, lima y arroz de coliflor

SIRVE 1

INGREDIENTES	MAPA DE COMIDAS A	MAPA DE COMIDAS B	MAPA DE COMIDAS C
COCO, NO ENDULZADO, RALLADO O EN ESCAMAS O RECIÉN CORTADO	¼ TAZA	¼ TAZA	¼ TAZA
AGUA	¼ TAZA, Y MÁS SI ES NECESARIO	¼ TAZA, Y MÁS SI ES NECESARIO	¼ TAZA, Y MÁS SI ES NECESARIO
HOJUELAS DE PIMIENTO ROJO	PIZCA	PIZCA	PIZCA
LIMA, JUGO EXTRAÍDO	¾	1	1
SAL DE MAR Y PIMIENTA MOLIDA	SEGÚN SE NECESITE	SEGÚN SE NECESITE	SEGÚN SE NECESITE
PECHUGA DE POLLO, SIN HUESOS, SIN PELLEJO*	4 ONZAS	4 ONZAS	8 ONZAS
ACEITE DE COCO	2 CDTS	2 CDTS	2 CDTS
ARROZ DE COLIFLOR**	2 TAZAS	4 TAZAS	4 TAZAS
CILANTRO FRESCO	1 CDA, CORTADO	2 CDAS, CORTADO	2 CDAS, CORTADO

1. En una licuadora, combine el coco y el agua, y licúe hasta que quede líquido, añadiendo un poquito más de agua si es necesario. En una bolsa de plástico hermética, combine la mitad de la mezcla de coco, las hojuelas de pimiento rojo, la mitad del jugo de lima, y sal y pimienta negra al gusto; selle la bolsa y sacúdala suavemente para que se mezclen. Añada el pollo, selle y sacuda. Adobe el pollo en la refrigeradora, de 30 minutos a 1 hora, o hasta la mañana siguiente.

2. Cuando esté listo para cocinar, caliente una parrilla a temperatura media-alta, caliente una bandeja para asar a temperatura media-alta, o precaliente el asador.

3. Cuele el pollo y deseche el adobo. Ase el pollo a la parrilla o en el asador, de 4 a 5 minutos por un lado, luego de 3 a 4 minutos por el otro lado, dependiendo del tamaño, hasta que esté completamente cocido. Transfiera a un plato y deje que repose por 5 minutos.

4. En una sartén bien grande, derrita el aceite de coco a temperatura media-alta. Añada el arroz de coliflor, sazone con sal y pimienta negra, y cocine revolviendo, hasta que esté suave, de 5 a 7 minutos. Revuelva el jugo de lima restante y añada lo que queda de la mezcla de coco y agua. Añada el cilantro y revuelva.

5. Amontone la mezcla de coliflor en un plato y ponga el pollo encima. Sirva.

*Si usted no come productos de animales, puede sustituir con cualquier proteína vegetariana de la Lista de alimentos de la revolución del metabolismo de la página 60.

**Muchas tiendas venden arroz de coliflor en la sección de productos alimenticios. Si le gustaría hacerlo usted misma, vierta cabezuelas de coliflor en un procesador de alimentos hasta que se conviertan en trozos del tamaño del arroz pero que no esté blando.

Fettuccine de pollo con limón

SIRVE 1

INGREDIENTES	MAPA DE COMIDAS A	MAPA DE COMIDAS B	MAPA DE COMIDAS C
CALABACITA ESPAGUETI	1	1	1
ACEITE DE OLIVA	1 1/2 CDAS	2 CDAS	2 CDAS
PECHUGA DE POLLO, SIN HUESOS, SIN PELLEJO*, EN CUBOS	4 ONZAS	4 ONZAS	8 ONZAS
SAL DE MAR Y PIMIENTA MOLIDA	SEGÚN SE NECESITE	SEGÚN SE NECESITE	SEGÚN SE NECESITE
PIMIENTO ROJO	1/2 TAZA, EN TAJADAS	1/2 TAZA, EN TAJADAS	1/2 TAZA, EN TAJADAS
HONGOS	4 ONZAS EN RODAJAS	4 ONZAS EN RODAJAS	4 ONZAS EN RODAJAS
PEREJIL FRESCO	2 CDAS, CORTADOS	2 CDAS, CORTADOS	2 CDAS, CORTADOS
LIMÓN, JUGO EXTRAÍDO	1/4	1/2	1/2
AJO	1/2 CDTA, PICADO	1 CDTA, PICADO	1 CDTA, PICADO

1. Precaliente el horno a 400 °F (204 °C).

2. Pinche la calabacita por todos lados con un tenedor y póngala en el microondas 5 minutos para que se ablande. Córtela por la mitad a lo largo, saque las semillas, y ponga las mitades en un plato para hornear, la parte cortada boca abajo. Añada 1 cucharada de agua y hornee unos 40 minutos, o hasta que la calabacita esté blanda. Usando un tenedor, raspe la pulpa de la calabacita y forme «fideos» largos y delgados. Usted necesitará 1 1/2 tazas para el Mapa de comidas A, o 3 tazas para el Mapa de comidas B y C. (Usted tendrá más que la cantidad necesitada para esta receta, pero podría duplicar o triplicar la receta, o guardar lo que quede de la calabacita para usarla con otra receta, tal como Frittata de calabacita espagueti de la página 197).

3. En una sartén grande, caliente 1 cucharada del aceite a temperatura media. Sazone el pollo con sal y pimienta negra, añádalo a la sartén, y cocine, revolviendo de vez en cuando, hasta que todos los lados estén dorados. Añada el pimiento, los hongos y el perejil, y cocine, revolviendo frecuentemente, de 3 a 4 minutos, hasta que el pollo esté completamente cocido. Añada los fideos de calabacita espagueti y

cocine, revolviendo frecuentemente, hasta que se hayan calentado completamente. Transfiera a un plato.

4. En un tazón mediano, combine la ½ cucharada restante (o 1 cucharada para el Mapa de comidas B y C) de aceite, el jugo de limón, y el ajo, sazone con sal y pimienta, y revuelva hasta que se mezclen totalmente.

5. Rocíe el adobo sobre la mezcla de pasta y sirva.

*Si usted no come productos de animales, puede sustituir con cualquier proteína vegetariana de la Lista de alimentos de la revolución del metabolismo de la página 60.

Bacalao apanado con almendras y espinaca con jengibre

SIRVE 1

INGREDIENTES	MAPA DE COMIDAS A	MAPA DE COMIDAS B	MAPA DE COMIDAS C
ACEITE DE OLIVA	1 1/2 CDAS	1 1/2 CDAS	1 1/2 CDAS
ESPINACA BEBÉ	2 TAZAS	4 TAZAS	4 TAZAS
JENGIBRE FRESCO, PELADO Y RALLADO	PEDAZO DE 1/8 PULGADA	PEDAZO DE 1/4 PULGADA	PEDAZO DE 1/4 PULGADA
SAL DE MAR Y PIMIENTA MOLIDA	SEGÚN SE NECESITE	SEGÚN SE NECESITE	SEGÚN SE NECESITE
FILETE DE BACALAO*	4 ONZAS	4 ONZAS	8 ONZAS
HARINA DE ALMENDRA	2 CDAS	2 CDAS	2 CDAS
HOJAS FRESCAS DE CILANTRO	ADORNO	ADORNO	ADORNO
TROZOS DE LIMA	ADORNO	ADORNO	ADORNO

1. En una sartén grande de teflón, caliente 1/2 cucharada de aceite a temperatura media. Añada la espinaca y cocine, revolviendo de vez en cuando, hasta que esté blando, de 1 a 2 minutos. Aparte la espinaca en un plato y limpie la sartén.

2. En la misma sartén, caliente 1/2 cucharada de aceite a temperatura media-alta. Añada el jengibre y cocine, revolviendo de vez en cuando, de 1 a 2 minutos, o hasta que esté fragrante. Agregue la espinaca y revuelva, cocine por 1 minuto. Sazone con sal y pimienta, transfiera a un plato para servir, tápelo para mantenerlo caliente, y apártelo. Limpie la sartén.

3. Seque el filete de bacalao dando golpecitos con papel toalla y sazone con sal y pimienta en ambos lados. Ponga la harina de almendra en un plato. Cubra un lado del filete con la harina de almendra.

4. En la misma sartén, caliente la 1/2 cucharada restante de aceite a temperatura media-alta. Añada el bacalao, la parte con harina boca abajo, y cocine de 3 a 4 minutos o hasta que esté bien dorado. Voltee y cocine el otro lado de 3 a 4 minutos más, hasta que esté bien dorado y completamente cocido.

5. Transfiera el bacalao a un plato para servir y adorne con el cilantro y los trozos de lima. Sirva con la espinaca con jengibre al costado.

*Si usted no come productos de animales, puede sustituir con cualquier proteína vegetariana de la Lista de alimentos de la revolución del metabolismo de la página 60.

Frittata de calabacita espagueti

SIRVE 1

INGREDIENTES	MAPA DE COMIDAS A	MAPA DE COMIDAS B	MAPA DE COMIDAS C
CALABACITA ESPAGUETI	1	1	1
HUEVOS*	2	2	2
CLARAS DE HUEVO*	2	2	2
ACEITE DE COCO	2 CDTS	2 CDTS	2 CDTS
AJO	1/2 CDTA, PICADO	1/2 CDTA, PICADO	1/2 CDTA, PICADO
PIMIENTO ROJO	1/4 TAZA, CORTADO	1/2 TAZA, CORTADO	1/2 TAZA, CORTADO
CEBOLLA ROJA	1/2 TAZA, CORTADO	1/2 TAZA, CORTADO	1/2 TAZA, CORTADO
JALAPEÑO	1/2 CDTA, PICADO	1/2 CDTA, PICADO	1 CDTA, PICADO
ESPINACA	1/2 TAZA	1 1/2 TAZAS	1 1/2 TAZAS
SAL DE MAR Y PIMIENTA MOLIDA	SEGÚN SE NECESITE	SEGÚN SE NECESITE	SEGÚN SE NECESITE
AGUACATE, EN TAJADAS	1/4	1/4	1/4
TOCINO DE PAVO,* SIN NITRATO	NINGUNO	NINGUNO	4 TAJADAS

1. Precaliente el horno a 400 °F (204 °C).

2. Pinche la calabacita por todos lados con un tenedor y póngala en el microondas por 5 minutos para ablandarla. Córtela por la mitad a lo largo, saque las semillas, y ponga las mitades en un plato para hornear, la parte cortada boca abajo. Añada 1 cucharada de agua y hornee unos 40 minutos, o hasta que la calabacita esté blanda. Usando un tenedor raspe la pulpa de la calabacita y forme «fideos» largos y delgados. Reduzca la temperatura del horno a 350 °F (177 °C).

3. En un tazón mediano, combine los huevos, las claras de huevo, y 1 1/4 taza de los fideos de calabacita espagueti para el Mapa de comidas A o 1 1/2 tazas para el Mapa de comidas B y C. Apártelo. (Usted tendrá más que la cantidad necesitada para esta receta, pero podría duplicarla o triplicarla, o guardar lo que quede de la calabacita para usarla con otra receta, tal como la Frittata de calabacita espagueti de la página 197).

4. En una sartén pequeña, segura para usar en el horno, derrita 1 cucharadita de aceite de coco a temperatura media. Añada el ajo, el

pimiento, la cebolla, el jalapeño, la espinaca y cocine, revolviendo de vez en cuando, hasta que la cebolla y el pimiento estén suaves, por unos 5 minutos. Revuelva la mezcla de espinaca con pimiento con la mezcla de huevo y calabacita, sazone con sal y pimienta negra, y revuelva hasta que todo esté bien incorporado.

5. Cubra la misma sartén con 1 cucharadita de aceite de coco restante y vierta toda la mezcla en la sartén. Hornee por 20 minutos, o hasta que se haya cocido el medio. Remueva del horno y cuidadosamente deslice la frittata a un plato usando una espátula.

6. Ponga encima las tajadas de aguacate y sirva. Para el Mapa de comidas C, sirva con el tocino de pavo al costado.

*Si usted no come productos de animales, puede sustituir con cualquier proteína vegetariana de la Lista de alimentos de la revolución del metabolismo de la página 60.

Pollo con nueces

SIRVE 1

INGREDIENTES	MAPA DE COMIDAS A	MAPA DE COMIDAS B	MAPA DE COMIDAS C
PECANAS	2 CDAS	2 CDAS	2 CDAS
ALMENDRAS	2 CDAS	2 CDAS	2 CDAS
HOJAS FRESCAS DE ALBAHACA	2	2	2
TOMILLO SECO	¼ CDTA	¼ CDTA	¼ CDTA
MEJORANA SECA	¼ CDTA	¼ CDTA	¼ CDTA
SAL DE MAR	¼ CDTA	¼ CDTA	¼ CDTA
PIMIENTA MOLIDA	¼ CDTA	¼ CDTA	¼ CDTA
CLARAS DE HUEVO*	1	1	1
PECHUGA DE POLLO* SIN HUESOS, SIN PELLEJO, CORTADO EN TIRAS	4 ONZAS	4 ONZAS	8 ONZAS
VAINITAS	2 TAZAS	2 TAZAS	2 TAZAS
CALABACÍN	NINGUNO	2 TAZAS	2 TAZAS
TOCINO DE PAVO,* SIN NITRATO, COCIDO	NINGUNO	NINGUNO	4 TAJADAS

1. Precaliente el horno a 350 °F (177 °C). Cubra una bandeja para el horno con papel para hornear.

2. En un procesador de alimentos, combine las pecanas, las almendras, la albahaca, el tomillo, la mejorana, la sal y la pimienta. Vierta hasta que la mezcla se haya combinado completamente, no esté seca, y esté bien cortada. Esparza la mezcla en un plato. Ponga la clara de huevo en un tazón. Coloque el pollo en la clara de huevo, dejando que cualquier exceso gotee en el tazón, luego póngalo en la mezcla de nueces, cubriendo completamente el pollo. Coloque el pollo cubierto con la mezcla en la bandeja para el horno. Si parte de la mezcla de nueces se cae, vuélvala a poner en el pollo. Hornee por 30 minutos, o hasta que el pollo llegue a una temperatura interna de 160 °F (71 °C).

3. Mientras el pollo se esté cociendo, cocine al vapor las vainitas (y el calabacín si está siguiendo el Mapa de comidas B o C) en una vaporera

o en una canasta vaporera sobre agua hirviendo hasta que esté crocante, unos 6 minutos.

4. Sirva el pollo con las vainitas cocidas al vapor y, para el Mapa de comidas B y C, con el calabacín al costado. Para el Mapa de comidas C, sirva el tocino de pavo al costado.

*Si usted no come productos de animales, puede sustituir con cualquier proteína vegetariana de la Lista de alimentos de la revolución del metabolismo de la página 60.

Salmón cítrico con jengibre

SIRVE 1

INGREDIENTES	MAPA DE COMIDAS A	MAPA DE COMIDAS B	MAPA DE COMIDAS C
ACEITE DE OLIVA	1 1/2 CDTS	1 1/2 CDTS	1 1/2 CDTS
XILITOL DE ABEDUL (OPCIONAL)	1 CDTA	1 CDTA	1 CDTA
JENGIBRE FRESCO	1/2 CDTA, RALLADO	1/2 CDTA, RALLADO	1/2 CDTA, RALLADO
LIMA FRESCA O JUGO DE LIMÓN	2 CDAS	2 CDAS	2 CDAS
SAL DE MAR	1/2 CDTA, Y MÁS SEGÚN SE NECESITE	1/2 CDTA, Y MÁS SEGÚN SE NECESITE	1/2 CDTA, Y MÁS SEGÚN SE NECESITE
PIMIENTA MOLIDA	1/4 CDTA	1/4 CDTA	1/4 CDTA
FILETE DE SALMÓN*	4 ONZAS	4 ONZAS	8 ONZAS
CABEZUELAS DE BRÓCOLI	2 TAZAS	2 TAZAS	2 TAZAS
PIMIENTO ROJO MEZCLADO CON HONGOS	NINGUNO	2 TAZAS EN TAJADAS	2 TAZAS EN TAJADAS

1. En un tazón pequeño, bata el aceite, xilitol de abedul, si se está usando, jengibre, jugo de lima o limón, sal y pimienta negra. Vierta el adobo en una bolsa de plástico hermética y añada el salmón. Selle la bolsa y sacuda para cubrir el pescado. Adobe en la refrigeradora por lo menos 30 minutos o hasta el día siguiente, asegurándose de que el lado de la carne del salmón esté empapado con el adobo.

2. Cuando esté listo para cocinar, precaliente el asador. Cubra una bandeja para el horno con papel para hornear.

3. Remueva el salmón de la bolsa, reservando el adobo, y póngalo en la bandeja para el horno con el pellejo boca abajo. Rocíe el adobo sobre el pescado y ase unos 10 minutos, o hasta que el salmón esté casi totalmente cocido.

4. Mientras el salmón se está cociendo, cocine al vapor el brócoli (y la mezcla de pimiento con hongos si está siguiendo el Mapa de comidas B o C) en una vaporera o canasta vaporera sobre agua hirviendo hasta que esté crocante, unos 5 minutos.

5. Transfiera a un plato. Sirva con el brócoli y, para el Mapa de comidas B y C, pimiento y hongos.

*Si usted no come productos de animales, puede sustituir con cualquier proteína vegetariana de la Lista de alimentos de la revolución del metabolismo de la página 60.

Frittata de calabacita espagueti

SIRVE 1

INGREDIENTES	MAPA DE COMIDAS A	MAPA DE COMIDAS B	MAPA DE COMIDAS C
CALABACITA ESPAGUETI	1	1	1
ACEITE DE OLIVA	1 CDA	1 CDA	1 CDA
PECHUGA DE POLLO* SIN HUESOS, SIN PELLEJO, CORTADO EN PEDAZOS TAMAÑO BOCADO	4 ONZAS	4 ONZAS	8 ONZAS
VAINITAS	½ TAZA DE MITADES	½ TAZA DE MITADES	½ TAZA DE MITADES
PIMIENTO	¼ TAZA, PICADO	½ TAZA, PICADO	½ TAZA, PICADO
CEBOLLETAS	¼ TAZA, PICADAS	½ TAZA, PICADAS	½ TAZA, PICADAS
HOJUELAS DE PIMIENTO ROJO	PIZCA	PIZCA	PIZCA
CALABACÍN	¼ TAZA, EN RODAJAS	½ TAZA, EN RODAJAS	½ TAZA, EN RODAJAS
SAL DE MAR	¼ CDTA	½ CDTA	½ CDTA
PEREJIL, FRESCO	1 CDTA	2 CDTS	2 CDTS
ALBAHACA, FRESCA	¼ CDTA	½ CDTA	½ CDTA
SALVIA, FRESCA O SECA	¼ CDTA	½ CDTA	½ CDTA
CASTAÑAS CRUDAS PARTIDAS POR LA MITAD O EN PEDAZOS	2 CDAS	2 CDAS	2 CDAS

1. Precaliente el horno a 400 °F (204 °C).

2. Pinche la calabacita por todos lados con un tenedor y póngala en el microondas por 5 minutos para ablandarla. Córtela por la mitad a lo largo, saque las semillas, y ponga las mitades en un plato para hornear, la parte cortada boca abajo. Añada 1 cucharada de agua y hornee unos 40 minutos, o hasta que la calabacita esté blanda. Use un tenedor para raspar la pulpa de la calabacita y forme «fideos» largos y delgados. Ponga en un plato 1 taza para el Mapa de comidas A, o 2 tazas para el Mapa de comidas B o C, y apártelo. (Usted tendrá más que la cantidad necesitada para esta receta, pero podría duplicarla o triplicarla o guardar lo que quede de la calabacita para usarla con otra receta, tal como la Frittata de calabacita espagueti de la página 192).

3. En una sartén grande, caliente el aceite a temperatura media. Añada el pollo y las vainitas, cubra y cocine de 3 a 5 minutos. Abra la tapa y revuelva. Añada el pimiento, las cebolletas y las hojuelas de pimiento rojo, cubra y cocine de 3 a 5 minutos. Abra la tapa y revuelva. Añada el calabacín, la sal, el perejil, la albahaca y la salvia. Revuelva para que todo se combine. Cubra y cocine hasta que el pollo esté completamente cocido y las verduras estén suaves, pero no aguadas, unos 8 minutos.

4. Para servir, vierta la mezcla de pollo con verduras encima de la calabacita espagueti y adorne con las castañas.

*Si usted no come productos de animales, puede sustituir con cualquier proteína vegetariana de la Lista de alimentos de la revolución del metabolismo de la página 60.

RECETAS DE COMIDAS SIN RESTRICCIONES: CUALQUIER DÍA, A CUALQUIER HORA, EN CUALQUIER CANTIDAD

Pastel de chocolate en taza

SIRVE 1

1 clara de huevo
1 ½ cdas de cacao crudo en polvo
1 ½ cdas de xilitol de abedul
4 gotas de extracto puro de vainilla
1 pizca de sal de mar (opcional)

1. Ponga la clara de huevo en una taza y bata bien, luego añada el cacao, xilitol de abedul y la vainilla y bata bien para que se combine.

2. Ponga en el microondas, de 45 a 60 segundos, a 50% de potencia. Rocíe la sal de mar, si se desea, y sirva.

Nota: Mezclar todos los ingredientes en la jarra de una licuadora y luego verter en una taza también funciona.

Usted también puede hornear el pastel en taza a 350 ºF (177 ºC), de 12 a 15 minutos. Solo asegúrese de que la taza para usar en el horno sea apta.

Cremolada de lima

SIRVE 2

1 lima, pelada
½ cdta de cáscara de lima
3 paquetes de stevia pura
1 taza de agua
2 tazas de hielo molido

Ponga todos los ingredientes en una licuadora, añadiendo el hielo al final. Licúe hasta que quede sin grumos y sirva.

Merengues fáciles de limón

PREPARA PARA 32; SIRVE 2

2 claras grandes de huevo fresco
1 cdta de jugo fresco de limón
½ taza de xilitol de abedul

1. Precaliente el horno, a 225 °F (107 °C). Cubra dos bandejas para el horno con papel para hornear. Ponga una punta redonda o de estrella de ½ pulgada en una manga de repostería (o simplemente puede usar una bolsa plástica hermética).

2. En un tazón mediano usando una batidora de mano, bata las claras de huevo y el jugo de limón hasta que las claras formen copos firmes. Añada el xylitol y bata, 1 cucharada a la vez. Continúe batiendo hasta que el xylitol se haya disuelto completamente (cuando frote un poquito de merengue entre sus dedos, no debe sentir cristales de xilitol) y el merengue esté bien firme y brillante.

3. Transfiera el merengue a la manga de repostería (o transfiéralo a una bolsa plástica hermética y corte con tijera un pedacito de una esquina). Sosteniendo la bolsa perpendicular a la bandeja para el horno, forme copos de unas 2 pulgadas de alto. Hornee durante 2 horas, luego apague el horno y deje los merengues en el horno tibio toda la noche. Si aún están pegajosos en la mañana, déjelos en el horno (o en otro lugar seco) hasta que se sequen. Guarde lo que sobre en un recipiente hermético en la encimera hasta por dos días.

Paletas de limonada

SIRVE 6

2 ½ tazas de agua fría
½ taza de jugo fresco de limón
Stevia pura o xilitol de abedul (nosotros usamos 1 ½ cdas de stevia)

1. Combine el agua fría y jugo de limón. Endulce con stevia o xilitol al gusto. Divida la mezcla entre seis moldes de paletas de ½ taza. Congele por alrededor de 1 hora.

2. Saque las paletas de la congeladora. Raspe y revuelva cualquier cristal que se haya formado. Añada los palitos y congele las paletas de 3 a 4 horas más, hasta que estén sólidas.

SEGUNDA PARTE

NO SUBA
DE PESO
DE POR VIDA

7

¡GUAU!, ESO FUE RÁPIDO.
¿Y AHORA QUÉ?

Lo logró. A estas alturas, 14 días han volado, y usted ha liquidado esas últimas libras, iniciado un programa importante para bajar de peso, o se está viendo muy chula para ese evento importante. Su metabolismo se ha vuelto a encender y está quemando grasa a todo dar. Tal vez está lista para mantener esa pérdida de peso, pero teme recuperarlo si no hace lo correcto. Quizás quiere hacer una pausa y acostumbrarse a un nuevo peso más bajo antes de avanzar aún más, pero no está segura de cómo dejar de bajar de peso temporalmente y sentirse cómoda donde se encuentra ahora mismo. O quizás quiere continuar y bajar más de 14 libras (6 kg), pero no está segura de cómo mantener su asombroso impulso.

¿Qué hace ahora?

Usted tiene muchas opciones, dependiendo si aún está en su camino para bajar de peso o ha alcanzado el peso que tenía como meta y quiere estar ahí para siempre. La mejor dieta del mundo no sirve sin apoyo de seguimiento una vez que ha alcanzado el peso que tenía como meta. Tal vez haya visto esos programas de televisión para bajar de peso en los que la gente baja cientos de libras, y luego escucha en las noticias unos cuantos años después que ellos volvieron a subir todo lo que rebajaron. Eso me parte el corazón. Cualquiera que baja mucho de peso necesita saber qué hacer después, o corren el riesgo de recaer, seguir sus viejas costumbres y subir todo lo que han rebajado otra vez. Esta persona no tiene que ser usted. No importa dónde esté en lo que concierne a bajar de peso, usted puede mantenerse firme cuando quiera detenerse. Es solo asunto de entender cómo funciona el mantenimiento del peso, y vivir un estilo de vida que sea propicio para mantenerse firme con un peso más apropiado y saludable para su cuerpo.

La segunda mitad de este libro está dedicada a proveerle una estrategia sólida y de por vida para mantener lo que ha bajado de peso, ya sea que esté exactamente donde quiere estar o quiera mantenerse firme por un tiempo antes de bajar más. Aquí están sus opciones.

OPCIÓN UNO: HÁGALO OTRA VEZ

Si usted sabe que tiene que bajar más de peso o ha tenido mucho éxito hasta ahora y quiere continuar, entonces continúe. La Revolución del metabolismo puede ayudarle a bajar hasta 14 libras (6 kg) en 14 días, pero si tiene que bajar más, puede hacerlo otra vez, hasta tres veces seguidas, para bajar hasta 42 libras (19 kg) en seis semanas. Ahora que su metabolismo tiene alta velocidad, usted puede aprovechar ese impulso.

Si esto es lo que decide hacer, vuelva a calcular su Puntaje de intervención metabólica en base a su peso actual. Podría calificar aún para el mismo mapa de comidas, o tal vez haya cambiado a uno nuevo. Conforme su peso se mantenga bajando, vuelva a hacer este cálculo para que su mapa de comidas siempre esté calibrado con precisión según su metabolismo actual. Aquí están los cálculos otra vez:

Puntaje de intervención metabólica (PIM)

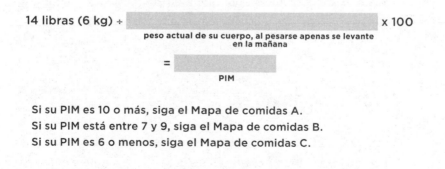

(14 libras (6 kg) / peso actual de su cuerpo, al pesarse apenas
se levante en la mañana) x 100 = PIM

14 libras (6 kg) ÷ _____ x 100
peso actual de su cuerpo, al pesarse apenas se levante
en la mañana

= _____
PIM

Si su PIM es 10 o más, siga el Mapa de comidas A.
Si su PIM está entre 7 y 9, siga el Mapa de comidas B.
Si su PIM es 6 o menos, siga el Mapa de comidas C.

Su Mapa de comidas: _____

Una vez que tenga su nuevo PIM, regrese al capítulo 4 y vuelva a empezar, siguiendo el plan de acuerdo al mapa de comidas asignado. Quizás lo haga exactamente de la manera en que lo hizo antes, o tal vez esté lista para probar nuevas comidas o recetas que no probó la primera vez. De cualquier manera, la Revolución del metabolismo está aquí para ayudarla.

Si tiene incluso una cantidad más grande de peso que rebajar —digamos, de 75 a 100 libras (34 a 45,4 kg) o más— entonces puede tomar 28 días libres antes de hacer otros tres ciclos (use ese tiempo para seguir el programa de Mantenimiento de por vida, empezando en la página 213). Con tal de que haya tenido un descanso de 28 días entre ciclos, usted puede entonces regresar a la Revolución del metabolismo hasta tres ciclos más. Repita esto con la frecuencia que desee hasta que alcance el peso que tiene como meta:

1. Siga la Revolución del metabolismo de uno a tres ciclos (dos a seis semanas).
2. Tome 28 días libres cambiando al programa de Mantenimiento de por vida descrito en detalle en el siguiente capítulo. (Si no, podría seguir la Dieta del metabolismo acelerado, lo cual dura exactamente 28 días).
3. Regrese a la Revolución del metabolismo hasta tres ciclos más (dos a seis semanas más), el tiempo que sea necesario.

OPCIÓN DOS: MÉZCLELO

Si aún necesita bajar más de peso, pero quiere mezclar y probar algo diferente, tengo increíbles opciones para usted. Simplemente vaya a mi página web en https://hayliepomroy.com/self-discovery-zone y tome la prueba del autodescubrimiento para ver qué programa funcionará. Cambiar programas mientras está esforzándose en bajar una cantidad más grande de peso es una buena idea para «confundirlo para perderlo», o entrenar cruzadamente su metabolismo. Tengo múltiples programas diseñados específicamente para deseos y problemas individuales que podría probar: programas para bajar de peso, como la Dieta del metabolismo acelerado; programas para tratar problemas de la salud, como aquellos en *Los alimentos del metabolismo acelerado: recetario médico*; y programas a corto plazo para romper el estancamiento en bajar de peso cuando su peso deja de moverse, como aquellos en *Quémalo*. Tengo aun más opciones en mi página web, como limpiadores, intensificadores y desafíos continuos, para toda clase de necesidades. No hay suficientes páginas en un libro para cubrir todos los aspectos asombrosos y dinámicos de su vida, pero combine todas las intervenciones que tengo disponibles y tendrá las herramientas para enfrentar cualquier situación posible relacionada con bajar de peso que podría encontrar, ahora o en el futuro, para poner su peso donde necesita estar. Una vez que esté allí, el Plan de por vida en el siguiente capítulo la mantendrá ahí.

OPCIÓN TRES: SIÉNTASE CÓMODA CON EL PESO QUE MANTIENE

Si usted ha bajado una buena cantidad de peso y se siente fabulosa, pero aún no ha llegado a su meta, puede mantenerse en su peso actual por un tiempo. Algunas personas se sienten un poquito nerviosas por un nuevo peso que no han visto en años, o un peso que está por debajo de un punto histórico que han estado tratando de superar. Si esta persona es usted, podría ser muy valioso hacer una pausa justo donde está por un tiempo. Incluso si aún tiene mucho peso que rebajar, a veces es una buena idea tomar tiempo para ajustar y sentirse cómoda con su nuevo peso, para fijarlo y solidificarlo a fin de que sienta que es real. Tal vez (aún) no sea su peso ideal, pero podría ser su peso «ideal por ahora», y quiere sentirse fuerte, firme y confiada ahí mismo. Yo llamo a esto un peso suspensivo porque usted está firme y sosteniéndolo, sin continuar bajando ahora mismo, pero tampoco sin volverlo a subir.

Digamos que usted pesaba 180 libras (81,6 kg), y ahora ha bajado hasta 166 (75,3 kg). O no ha podido estar debajo de 200 libras (90,7 kg) en años, y ahora de pronto está milagrosamente pesando 190 (86,2 kg) y tantos. Esos son logros significativos, pero esta disminución de peso también puede ser frágil. Usted puede aprender a estar en un nuevo peso y tamaño y darle tiempo a su cuerpo para que se adapte antes de que usted continúe bajando más. Su psiquis podría necesitar ponerse al día con el peso que ha bajado. Acostúmbrese a ser una persona que tiene este peso nuevo más bajo. Su ropero tal vez también necesite ponerse al día con el peso que ha bajado. Quizás sea tiempo de comprar unas cuantas cosas nuevas de tamaño más pequeño para celebrar su progreso.

Su cuerpo podría necesitar ponerse al día con el peso que ha bajado. Las células de su piel se regeneran de cada dos a cuatro semanas. Los glóbulos rojos se reemplazan completamente en cuatro meses. El hígado se renueva de cada 150 a 500 días. A medida que su cuerpo se renueva ajustándose a su peso nuevo, más bajo y más activo metabólicamente, usted se sentirá más fuerte y más segura. Después, cuando esté lista, podrá empezar el proceso otra vez. O tal vez descubrirá que el peso que pensó que sería solo temporal se siente tan bien que en verdad *es* su peso ideal, después de todo. No hay nada de malo con ajustar ese número en su cabeza.

Si decide ponerse cómoda donde está, el siguiente capítulo explicará el Plan de mantenimiento de por vida, para que pueda aprender a vivir con un plan de alimentación sano que mantendrá su metabolismo encendido y su peso fijo, pero también le permitirá vivir su vida sin muchas restricciones. Permanezca ahí hasta que se sienta lista y motivada para proseguir. A esas alturas, puede regresar a la Revolución del metabolismo para bajar otras 14 libras (6 kg) (o más), o probar uno de mis otros planes, hasta que llegue donde quiera permanecer de por vida. Entonces podrá pasar al Plan de por vida permanentemente.

OPCIÓN CUATRO: HECHO Y HECHO

Si no tenía que bajar más de 14 libras (6 kg) para llegar a su peso ideal, podría finalmente estar donde ha estado apuntando: su peso ideal. ¡Hurra! Estoy muy contenta por usted y con mucho gusto de darle la bienvenida a nuestra comunidad de exitosas perdedoras. Yo diseñé el Plan de mantenimiento de por vida porque sé que ahora que está aquí, jamás va a querer regresar al lugar donde estuvo antes de la Revolución del metabolismo.

8

EL METABOLISMO
ACELERADO DE POR VIDA

¿Qué es mantenimiento? Para entender lo que es mantenimiento desde una perspectiva metabólica, usted debe entender lo que es bajar de peso desde una perspectiva metabólica. Cuando está en el proceso de bajar de peso, está cambiando lo que el cuerpo estaba haciendo antes cuando estaba subiendo de peso o manteniéndose en cierto peso. Usted está sacudiendo las cosas y moviéndolas otra vez. Cuando alimenta su cuerpo con todo lo que necesita y remueve elementos que estaban contribuyendo a subir de peso y resistir bajarlo, su metabolismo se regenera y se calienta más y se vuelve más fuerte para que la transformación interna de los alimentos en energía sea más eficiente, más rápida y más fácil. Bajar de peso consiste en movimiento metabólico.

El mantenimiento, por otro lado, consiste en aferrarse firmemente. Consiste en recuperar la homeostasis a un nuevo nivel. Usted ha pasado de donde podría haberse estancado antes (su supuesto punto establecido; ver la página 19), pero una vez que ha alcanzado el peso y nivel de salud que quiere, su meta será restablecer la estabilidad a este nivel nuevo. Cuanto más tiempo está en ese peso, más firmemente establecidos se volverán sus procesos metabólicos a ese peso. Su cuerpo se acostumbra a vivir allí, metabólicamente, y en vez de ser resistente a bajar de peso, usted se vuelve resistente a subir de peso.

Una vez que se haya establecido aquí, su metabolismo fuerte, sanado y saludable, podrá encargarse de algunas de las cosas que pudieron haber contribuido a que usted suba de peso, sin variar más allá de un rango de 5 libras (2 kg). Un metabolismo verdaderamente saludable se mantiene.

El mantenimiento es el proceso de lograr que se establezca firmemente en su nuevo peso a fin de que permanezca allí de por vida. Esto no sucederá si bombardea su cuerpo con perturbadores metabólicos (ver el capítulo 9), pero si continúa alimentándole con comida real, buena e integral (con una lista de alimentos mucho más amplia que la que estuvo usando para bajar de peso), lo mantiene moviéndose con regularidad, y usted maneja su estrés en formas saludables, entonces cuando se encuentre con el antojo inusual, su metabolismo lo quemará totalmente. Podrá ir a una fiesta y comer un pedazo de pastel, o tener una bebida, o ir a un restaurante, o enfermarse, o tomar el tobillo, o atravesar un período estresante, y podrá rebotar inmediatamente. Esa es nuestra meta.

Si ha decidido que se va a quedar donde está, para siempre o solo por ahora, el plan del Metabolismo acelerado de por vida es su nuevo hogar, un refugio de un mundo lleno de estrés, perturbadores metabólicos y tentaciones que amenazan a su nuevo metabolismo acelerado.

¿Es esta la Fase 4?

Si usted ya es parte de nuestra comunidad del Metabolismo acelerado, tal vez haya escuchado a gente hablar de la «Fase 4». La dieta del metabolismo acelerado incluye tres fases cada semana, con diferentes planes alimenticios en cada fase, para que pueda «confundirlo para perderlo». Ese libro no llamó a la Fase 4 fase de mantenimiento, pero se ha convertido en la designación extraoficial de cómo vivir después de bajar de peso que se cubrió brevemente en *La dieta del metabolismo acelerado* y se expandió mucho en las conversaciones por la Internet. Este capítulo sistematiza ese proceso para aquellos que han bajado de peso con el plan de la Revolución del metabolismo o con cualquier otro de mis planes.

¿CÓMO FUNCIONA?

El plan de comidas del Metabolismo acelerado de por vida es un plan nutritivo bueno, sensato, fuerte y sano para cada día, cuando no está trabajando terapéuticamente para resolver un problema en particular. Esta es una forma genial de nutrir su cuerpo y promover la longevidad y la salud mientras impide la enfermedad. Usted podría comer así por el resto de su vida, y comer de esta forma le ayudará a crear una vida sana, una vida feliz, y una vida en la que la comida es placentera. Emocionalmente, también le ayudará a establecer una relación sana con la comida. Es un estilo de comer que le permite obtener todos sus micronutrientes. Se mueve a un ritmo que corresponde al ritmo de un cuerpo con un metabolismo saludable, y es una dieta en el mejor sentido de la palabra, no una «dieta» sino una dieta C.H.O.Y., que en mi mundo significa: ¿Comí hoy? Comer es y siempre será la clave para un metabolismo acelerado, y ahora que lo tiene, vamos a seguir usando la comida para estimular la salud, el éxito y un peso fijo.

El plan del Metabolismo acelerado de por vida incluye una estructura de cómo comer la mayor parte del tiempo para obtener todos los micronutrientes y estimular su vida. También incluye una lista de alimentos amplia y exhaustiva apropiada para cualquiera que quiere vivir una vida sana y mantener su peso. Espero que lo explore introduciendo nuevos alimentos a su dieta cuando pueda. Cuantos más alimentos incluya en su mundo, más micronutrientes y beneficios tendrá.

Pero el mantenimiento consiste en más que comida, así que también comparto mis ideas acerca de:

- Cómo hacer ejercicios De por vida
- Cómo dormir De por vida
- Cómo controlar su estrés De por vida
- Cómo manejar la inevitable influencia de los perturbadores metabólicos, ya sea de alimentos como el maíz y la soya; bebidas como el café y el alcohol; obesogénicos como endulzantes artificiales, pesticidas y plásticos; y factores estresantes comunes como los virus del resfriado, huesos rotos y el estrés de la vida.

Considere esto como su fundamento. Considere la salud y un peso saludable como su nueva norma. Empecemos a vivir y comer De por vida.

HÁBITOS SALUDABLES DE POR VIDA

Vivir una vida sana y balanceada significa que no está siguiendo un plan para bajar de peso, pero tampoco está lesionando constantemente su metabolismo. Manténgalo encendido con los hábitos saludables que ya ha estado practicando en la Revolución del metabolismo (o cualquier otro de mis planes). Aquí tiene algunos hábitos que practicar con regularidad como parte de una vida sana:

1. Manténgase comiendo comidas balanceadas con regularidad: tres comidas y dos o tres refrigerios cada día.
2. Coma cada 3 a 4 horas. Si se despierta a las 7:00 a.m. y tiene desayuno a las 7:30, entonces puede tener un refrigerio a las 10:30, almuerzo a la 1:30, otro refrigerio a las 4:30, y cena a las 7:30 p.m. Puede ajustar esto según el tiempo que esté despierta, por supuesto.
3. Siempre tome desayuno, o por lo menos un refrigerio, dentro de un lapso de 30 minutos de haberse despertado, para encender su fuego metabólico para todo el día.
4. Coma y beba solo alimentos naturales e integrales que vienen de la tierra, por mar, cielo y tierra. Vea la Lista maestra de alimentos de por vida en la página 225 para recibir inspiración y guía.
5. Reserve los alimentos a base de granos para el desayuno y la cena, pero no el almuerzo. La mitad del día es el pico de su energía digestiva, así que este es el tiempo de tener proteínas y grasas, las cuales son más difíciles de digerir que los granos. Esto también estimula el consumo de grasa durante el día.
6. Coma fruta en el desayuno y almuerzo, pero no después de las 3 p.m. Esto ayuda a estabilizar su nivel de azúcar cada día.

7. Evite ingredientes que no pueda pronunciar, químicos, colorantes y conservantes. Coma productos orgánicos, alimentados con pasto, y del campo cuando sea posible.

8. *Siempre coma solamente* productos de carnes curadas sin nitrato/nitrito como el tocino y salchicha de pavo, cecina, y carnes de salchichonerías.

9. Haga ejercicios cinco veces a la semana con dos días de descanso, rotando su tipo de ejercicio (vea la página 65).

10. Beba la mitad del peso de su cuerpo en onzas de agua cada día. Siempre.

He aquí un plan básico de cómo organizar su comida y ejercicios. Puede adaptar esta estructura según sus necesidades, pero este es un lugar fabuloso para empezar a vivir su vida sana y activa mientras mantiene su peso.

DESAYUNO	REFRIGERIO A.M.	ALMUERZO	REFRIGERIO P.M.	CENA	REFRIGERIO NOCTURNO OPCIONAL	EJERCICIO
FRUTA	VERDURAS	GRASA/PROTEÍNAS	VERDURAS	GRASA/PROTEÍNAS	VERDURAS	CARDIO (2X/SEMANA)
GRASA/PROTEÍNAS	GRASA/PROTEÍNAS	VERDURAS	GRASA/PROTEÍNAS	VERDURAS	GRASA/PROTEÍNAS	LEVANTAR PESAS (2X/SEMANA)
CARBOHIDRATOS COMPLEJOS		FRUTA		CARBOHIDRATOS COMPLEJOS OPCIONAL		EIM (1X/SEMANA)
VERDURAS						DÍA DE DESCANSO (2X/SEMANA)

Nota: Cuando una comida o refrigerio contiene una grasa y una proteína, hay unos cuantos alimentos que pueden cubrir ambos aspectos en uno, tales como el puré de garbanzos, las nueces y mantequillas de nueces, los huevos enteros y la salchicha.

Demos un paseo por este mapa de comidas y veamos cómo podría funcionar con usted.

Desayuno: Un buen desayuno balanceado incluye una fruta, una grasa, una proteína, un carbohidrato a base de granos, y una verdura. Podría comer una toronja, una tostada de grano germinado con mantequilla de almendra (la mantequilla de almendra cuenta como una grasa y una proteína), y algunas rodajas de pepino; o avena con fresas, salchicha de pollo (grasa y proteína), y palitos de zanahoria; o huevos revueltos (grasa y proteína) o verduras envueltas en una tortilla de espelta con tajadas de naranja a un costado.

Refrigerio A.M.: Una verdura, una grasa y una proteína, como las verduras crudas con puré de garbanzos o mantequilla de almendras (ambos cuentan como una grasa y una proteína), o tajadas de pollo esparcidas con mayonesa de aceite de alazor y envueltas con hojas de verdura.

Almuerzo: Esta comida debe ser libre de granos. Enfóquese en una grasa, una proteína, y una verdura con fruta como postre. Una ensalada grande con salmón y un aderezo hecho en casa con aceite de oliva o una sopa con pavo, muchas verduras, y cubierta de aguacate en cubos sería perfecto, con tajadas de mango o moras frescas de postre.

Refrigerio P.M.: Regrese a una verdura, una grasa y una proteína; quizás una cecina de carne curada naturalmente, palitos de jícama, y aceite de oliva con hierbas como salsa.

Cena: Para la cena, escoja una grasa, una proteína, una verdura y, opcionalmente, un carbohidrato complejo. Algunas personas hallan que pueden añadir un grano para la cena y no vuelven a subir de peso. Si tiene problemas con los granos en la noche, podría probar un bistec, una ensalada con vinagreta hecha en casa, y una verdura a base de almidones como el camote, o una sopa de verduras con pollo y legumbres a base de almidones. O podría excluir el carbohidrato complejo si le hace comenzar a subir de peso.

Acerca del postre...

No estoy en contra del postre. Pero también sé que el azúcar refinado mata el metabolismo, y hasta los endulzantes naturales ponen una carga a su metabolismo si los usa excesivamente. Pero cuando su metabolismo está quemando, usted puede controlar al antojo de dulces inusual. Sin embargo, tengo tres reglas generales para los postres:

1. *Hornéelo usted misma a base de comida real, o asegúrese de que esté hecho de comida de verdad.* Recomiendo que favorezca los postres que haga en casa usando endulzantes naturales y harinas de grano integral. Si le preocupa su salud, usted sabe que hay que evitar el azúcar refinado y la harina; hay muchas investigaciones que demuestran que estos no solo son perturbadores metabólicos, sino que son perjudiciales para la salud. Hágalo en casa, y sabrá y controlará todo lo que contiene. Como siempre digo, si lo hornea, su metabolismo puede aguantarlo. Pero si come postre afuera, en el mundo, también confirme que en verdad esté hecho de comida real.

2. *Esté contenta cuando coma un postre.* Es extremadamente importante consumir postres solo durante los momentos de alegría y celebración. En inglés postres deletreado al revés significa ESTRESADO. Si a usted le encanta un postre ceremoniosamente o durante un tiempo de celebración, su cuerpo lo metabolizará de manera muy distinta a la forma en que lo haría si lo consumiera durante un tiempo de estrés. Ciertas hormonas y catecolaminas se elevan cuando usted está estresada, lo cual puede hacer que el cuerpo acapare ese azúcar y lo convierta directamente en grasa.

3. *Coma fruta primero.* Si sabe que va a estar comiendo postre, asegúrese de tener fruta como refrigerio durante el día con anticipación. La fruta estimula las enzimas en su cuerpo diseñadas para balancear la combinación entre el azúcar y los carbohidratos que típicamente se halla en los postres, a fin de que su cuerpo esté mejor preparado para metabolizar algo que por casualidad cayó en su boca.

Usted puede encontrar algunos postres fabulosos aquí en el capítulo 11, o para toneladas de recetas de postres increíbles, fáciles y saludables, visite mi página web, HayliePomroy.com, o mi página en Pinterest en pinterest.com/hayliepomroy.

EJERCICIOS DE POR VIDA

El movimiento fortalece el cuerpo, aumenta la circulación y estimula la función saludable de los órganos, pero «ejercicio» no significa golpear el pavimento todos los días o viajes aburridos al gimnasio para seguir la misma rutina. Así como con la comida, el ejercicio debe ser variado, para que pueda obtener todos los beneficios de cada tipo. Por eso recomiendo que haga un poco de cardio, algo de levantamiento de pesas, y algunos ejercicios de intervención metabólica para reducir el estrés (ver la página 67) cada semana. Esta es una forma sana y balanceada de incorporar más movimiento en su vida. No tiene que hacer ejercicios cada día, pero *debe* hacer algo físico la mayoría de los días. Aquí tiene mis recomendaciones para hacer Ejercicios de por vida:

Cardio: 2 o 3 veces a la semana, aumente su ritmo cardíaco a entre 120 y 140 latidos por minuto (lpm), de 20 a 35 minutos. Puede hacer esto con cualquier actividad de bombeo cardíaco que disfrute, como correr, usar máquinas de cardio, clases de cardio, nadar, bailar, manejar bicicleta, senderismo, deportes, subir escaleras, o yoga vigoroso.

Pesas: 2 veces a la semana, levante cosas pesadas. Usted puede levantar pesas en el gimnasio con un entrenador o con máquinas de pesas que la guíen, o en casa con mancuernas y quizás barras para pesas, pero fortalezca esos músculos y rote por medio de todos sus grupos musculares principales, como sus muslos, el trasero, la pantorrilla, el pecho, los abdominales, la espalda, el hombro, y los músculos del brazo superior. También puede ejercitar estos músculos con el peso de su propio cuerpo haciendo ejercicios estilo calistenia como lagartijas, abdominales, flexión de piernas, y arremetidas.

Ejercicios de intervención metabólica: Por lo menos una vez a la semana, haga algo que mueva su circulación sin necesariamente mover su cuerpo. Masajes, sauna infrarroja, acupuntura, baños de sal de Epsom, cepillado de la piel seca, yoga suave o estirarse, y respiración profunda son grandiosas opciones.

CÓMO HACER QUE ESTE PLAN SEA SUYO

Aun cuando usted está «manteniendo», todavía puede haber problemas individuales en su vida que hacen necesario y deseable algunas alteraciones al plan básico De por vida. Pregúntese: ¿qué exactamente estoy esperando de mi comida?

Si solo quiere nutrirse, y nutrir a su familia, amigos y seres queridos, este programa repleto de nutrientes con recetas increíbles hará el truco. ¿Pero y si usted es una atleta? ¿Y si sale a comer y viaja mucho, o tiende a parrandear como una estrella de *rock*? ¿Y si los ejercicios no son una opción para usted, ahora mismo o jamás? Puede ingerir comida para mejorar el rendimiento, puede ingerir comida para compensar el estrés extra, y puede ingerir comida para balancear una falta de actividad física. He aquí cómo:

Situación #1: Usted es una atleta

En mi carrera, yo trabajo con muchos atletas profesionales, pero también tengo muchos clientes que hacen ejercicios para recrearse a tal grado que yo modifico sus dietas, porque un atleta que se recrea es no obstante un atleta, aun si nadie les está pagando por hacerlo. Para calificar como un atleta que requiere un plan alimenticio modificado, usted tendría que hacer ejercicios más de cinco veces a la semana por más de 1 hora en cada sesión de ejercicios. Si se está entrenando para un triatlón o una maratón o si el término «rata de gimnasio» lo usa con orgullo, estas modificaciones probablemente se aplican a usted. Tiene que alimentarse como un atleta si se va a comportar como uno. Aquí están sus modificaciones:

1. Dentro de un lapso de 30 minutos de haber hecho ejercicios, añada una porción extra de fruta. Los azúcares naturales en la fruta ayudan a estimular el ciclo de formación metabólica del músculo y evitan el agotamiento del oxígeno en el músculo.
2. En la siguiente comida después de sus ejercicios, aumente la porción de su proteína un cincuenta por ciento. Esto ayuda a inhibir el estrés de las glándulas suprarrenales y ayuda a reparar los músculos.

Por ejemplo, digamos que usted comió un omelet de verduras y toronja de desayuno. Además de eso, camino al gimnasio o antes de hacer ejercicios, coma una manzana o una pera. En la siguiente comida, después de los ejercicios, coma seis onzas de pollo con una ensalada en vez de cuatro.

Situación #2: Usted parrandea como una estrella de *rock* (o viaja como una)

Beber alcohol, quedarse hasta tarde, viajar por todo el país, y salir a comer a restaurantes frecuentemente son factores estresantes para el metabolismo. Si vive así, no le voy a decir que deje de hacerlo. Usted es quien es. O tal vez su estrés es temporal pero muy real: un tiempo intenso en el trabajo, una crisis personal o familiar, o algo divertido como un viaje a Europa o un crucero lleno de demasiados antojos o un centro vacacional. Todas estas perturbaciones crean estrés crónico y la ponen bajo riesgo de volver a subir de peso, pero usted puede ayudar a que su cuerpo controle la perturbación metabólica así:

- Por dos días después de un tiempo estresante en particular (como el lunes y martes después de haber parrandeado con ganas un fin de semana, o justo después de regresar de un viaje), o los primeros dos días de cada semana (o cada dos semanas) si su estrés es constante e implacable, regrese al mapa de comidas de la Revolución del metabolismo que siguió más recientemente. Siga el plan de comidas Parte 1 por dos días. El énfasis en la fruta y los carbohidratos ayudará a aliviar y calmar sus glándulas suprarrenales para que puedan manejar mejor el estrés de su estilo de vida. (Usted puede encontrar todos estos mapas de comidas al final de este libro como referencia fácil). Yo en realidad tengo que hacer esto mucho, es mi arma secreta. Justo la semana pasada tomé el vuelo de madrugada un viernes; trabajé como loca fuera de la ciudad todo el día viernes, sábado y domingo; y luego vine a casa y seguí la Parte 1 del Mapa de comidas A de la Revolución del metabolismo el lunes y martes. Esto me ayudó a recuperarme y seguir mi rutina normal sin sentirme agotada.
- Altere los refrigerios en su plan de comidas De por vida (ver la página 306). En lugar del típico refrigerio de verdura y grasa que recomiendo (como apio con mantequilla de almendra), cambie a fruta. La fruta es lo mejor para combatir el estrés porque tranquiliza sus glándulas suprarrenales sensibles al estrés y provee los macronutrientes que necesitan para funcionar en forma óptima. Haga esto por unos cuantos días después de un tiempo estresante, o reemplace por lo menos un refrigerio con fruta al día, cada día, si su estrés es constante. Esto es especialmente crucial cuando viaja. Lleve fruta consigo: manzanas y naranjas empacan bien, y bolsas grandes de moras congeladas o mangos pueden descongelarse lentamente en la refrigeradora de su hotel. También puede ser divertido encontrar fruta fresca de

la zona en estantes de haciendas o mercados, dependiendo de
dónde y cómo esté viajando.

- Totalmente opcional: Para la reparación realmente intensa después del estrés, tengo un programa de dos días llamado Guerrero
de fin de semana en mi página web, específicamente diseñado
para ayudarle a recuperarse de un tiempo estresante, ya sea estrés
negativo como una crisis en el trabajo o estrés positivo como unas
vacaciones excesivamente llenas de antojos. Incluye un licuado
Guerrero de fin de semana, sopa y té que usted hace en casa; los
tres están específicamente diseñados para la recuperación.

Situación #3: Ejercicios no son una opción

Algunas personas no pueden hacer ejercicios por razones físicas, ya
sean permanentes (tales como una discapacidad o condición crónica)
o temporal (tales como después de una lesión o cirugía). Otra gente no
hará ejercicios porque simplemente no quiere hacer ejercicios. No le
gusta y no lo hará. No estoy juzgando. Si no va a estar haciendo ejercicios, yo tengo una solución para usted.

Siga el Plan de por vida, excepto dos días consecutivos de cada semana, siga el plan de comidas para la Parte 2 del mapa de comidas
de la Revolución del metabolismo que siguió más recientemente. La
Parte 2 en todos los mapas de comidas es más baja en carbohidratos
y no contiene carbohidratos complejos a base de granos. Esto com-
pensa muy bien un nivel más bajo de actividad física. A la mayoría
de la gente le parece que esto es más fácil los primeros dos días de la
semana, pero también puede ser una buena manera de comer los fines
de semana, especialmente si es cuando tiende a querer comer excesivamente carbohidratos. (Busque todos los mapas de comidas al final
de este libro, para referencia fácil).

Dos veces cada semana, haga un Ejercicio de intervención metabólica (EIM). Como recuerda de la primera parte de este libro, estas son
actividades pasivas y/o de apoyo que aumentan su circulación sin requerir mucho movimiento o esfuerzo por parte suya. Son cruciales en

particular si se está recuperando de una lesión o cirugía. Acelerarán su sanidad y aliviarán su estrés. Pero también son muy importantes para la gente que nunca hace ejercicios porque logran muchas de las mismas cosas que logran los ejercicios. También son bastante placenteras y relajantes. Busque la lista de EIM en la página 67.

Además de sus EIM, haga dos o tres minutos de respiración profunda concentrada, dos veces al día. Hay un tipo particular de consumo de cortisol (consumo de la hormona del estrés) que ocurre durante el ejercicio cardiovascular que la respiración profunda parece imitar, aunque a un menor nivel. La respiración profunda le permite usar sus pulmones como sus brazos y piernas. Aunque esto es algo bueno que cualquier persona haga, causa un tremendo impacto para aquellos individuos que no pueden o no hacen ejercicios. Esto solo lleva minutos; usted logra un beneficio significativo como en el decimoséptimo respiro profundo.

LISTA MAESTRA DE ALIMENTOS PARA EL METABOLISMO ACELERADO DE POR VIDA

Espero que esta lista exhaustiva le tiente a probar nuevos alimentos y ampliar su repertorio culinario. Esta lista es más amplia y más variada que la lista de alimentos de la Revolución del metabolismo, porque ahora su metabolismo puede procesar bien una mayor variedad de alimentos que no están muy enfocados en la intervención metabólica. Podrá tener muchos alimentos que tal vez pasó por alto, y esta lista deberá constituir la mayoría de los alimentos que coma cada día por el resto de su vida.

Por supuesto, no todos los alimentos que va a querer comer estarán en esta lista. Específicamente, eliminé los perturbadores metabólicos. Hablaré más acerca de ellos en el siguiente capítulo, pero en resumen, esos son los alimentos que no apoyan a su metabolismo. Tienden a reducir su velocidad, y eso es exactamente lo que usted quiere evitar en el mantenimiento. Querrá que ese peso no suba al mantener su metabolismo fuerte, en lugar de socavarlo otra vez. Si bien un metabolismo fuerte y rápido puede manejar el inusual ingreso de un perturbador metabólico, y esos alimentos no necesitan estar completamente prohibidos para siempre, no están en esta lista porque si los come solo debe ser poco frecuente, con discreción.

Por supuesto, estos son a menudo los mismos alimentos que a mis clientes se les antojan después de un plan para bajar de peso. Lo primero que mis clientes y la comunidad generalmente me dicen después de haber alcanzado su meta para bajar de peso es: «¿Puedo volver a consumir café/galletas/helados/quequitos/chips de tortilla/papas fritas?». Oiga, yo quiero que usted viva su vida. Quiero que se divierta. ¡Caramba! yo también quiero divertirme. Pero piense con mucho cuidado en la manera en que se sintió antes de la revolución de su metabolismo, y fíjese cómo se siente ahora. Si dejó el café, ¿recuerda ese dolor de cabeza punzante que tuvo por tres días? Si dejó el azúcar, ¿recuerda lo lenta y poco alerta que se sentía mientras su cuerpo trataba de remover el azúcar de su sistema y tranquilizar la inflamación residual? ¿Recuerda la acidez estomacal, reflujo, y/o estreñimiento que ya no la molestan? ¿Recuerda ese viejo número en la balanza? ¿Recuerda cuando *no* estaba en un estado de homeostasis?

Siga esta lista *la mayor parte del tiempo* para darle estructura a su dieta y ayudarla a quedarse con los alimentos que la estimulan, en vez de hacerla más lenta, y estará bien.

Y para aquellas que hacen dieta para el metabolismo acelerado a largo plazo, fíjense que he traído de regreso algunos de los alimentos que tal vez estén extrañando... como las nueces de Brasil. Queso de cabra. Chocolate. Dátiles. Té verde. ¡Y plátanos! (Mi comunidad entenderá cuando digo que por fin voy a encargarme de Bananagate). Estos no están en la Lista maestra de alimentos, pero están en una lista auxiliar de alimentos que yo llamo Alimentos para reflexionar al final de este capítulo. Le voy a decir exactamente cómo volverlos a introducir en su vida, si los quiere.

Interrogante sobre la categorización

Oh, los males que surgen por tratar de categorizar los alimentos. Si ha trabajado conmigo antes en algunos de mis otros planes, notará que a lo largo de mis diferentes mapas de comidas, a veces cambio las categorías a las cuales pertenecen ciertos alimentos. Por ejemplo, a veces los camotes son una verdura y a veces son un carbohidrato complejo. A veces los tomates son una fruta y a veces son una verdura. Esto es porque mis planes se enfocan menos en lo que se llama el alimento y más en los valores micronutrientes y el impacto glucémico del alimento. Dejemos de tratar a los alimentos como un objeto y empecemos a prestar atención a lo que los alimentos realmente pueden *hacer por nosotros* en cualquier momento dado. Siempre bromeo que cuando mis clientes preguntan: «¿Pero *cómo cuenta* eso?», yo digo: «Deje de sacar el perfil a sus alimentos». Yo más me preocupo por lo que un alimento puede hacer por usted y cómo le puede ayudar a alcanzar su meta. Me rehúso a decir que una fruta siempre es una fruta y una verdura siempre es una verdura y un carbohidrato siempre es un carbohidrato. Lo que importa es de qué está hecho un alimento y lo que puede hacer, no cómo lo llamemos. Así que tengan paciencia conmigo en esto. La categoría de un alimento es menos importante en general que cómo usted lo use para implementar el cambio que necesita.

LISTA MAESTRA DE ALIMENTOS PARA EL METABOLISMO ACELERADO DE POR VIDA

Fíjese en que los tamaños de estas porciones son aproximaciones y rangos. Cuando está con un peso saludable y su metabolismo va viento en popa, no me gusta decirle exactamente cuánto debe comer, pero estos representan rangos que funcionan con la mayoría de la gente como una porción en cualquier comida o refrigerio dado. Para información acerca de cómo medir las porciones que necesita, vea la página 255.

VERDURAS:

mínimo 2 tazas, crudas = 1 porción

Alcachofas

Espárragos

Retoños de bambú

Frijoles, todo tipo (verdes, amarillos, cera y legumbres), excepto soya

Remolachas, todo tipo

Brócoli, todo tipo

Repollitos de Bruselas

Repollo, todo tipo

Cactus

Zanahorias

Coliflor

Apio, todo tipo

Pepino, todo tipo

Verduras de cultivo/fermentadas, todo tipo

Berenjena

Hinojo

Hojas enrolladas de helecho

Hojas de uva

Corazones de palma

Alcachofa de Jerusalén

Jícama

Col rizada

Colinabo

Verduras con hojas frondosas, todo tipo (lechugas, espinaca, col rizada, etc.)

Puerros

Hongos

Calalú

Cebollas, todo tipo

Chirivías

Pimientos, todo tipo

Rabanitos, todo tipo

Ruibarbo

Nabo sueco

Verduras marinas/algas, todo tipo

Arvejas

Espinaca

Espirulina

Retoños, todo tipo

Calabaza, todo tipo

Camotes

Taro

Tomatillos

Tomates

Nabos, todo tipo

Grass de trigo

Yuca

FRUTAS (FRESCAS O CONGELADAS):

1 a 1 ½ tazas o pedazos = 1 porción

Manzanas, todo tipo

Albaricoque

Moras, todo tipo

Chirimoya

Cerezas

Pitaya

Higos, solo frescos

Toronja

Guayaba

Jaca

Kiwi

Naranja china

Limones

Limas

Nísperos
Lichi
Mangos
Melones, todo tipo
Melocotones
Naranjas, todo tipo
Papayas
Maracuyá
Duraznos
Peras, todo tipo
Caquis
Piña

Plátanos para freír
Ciruelas
Pluot
Granadas
Pomelo
Tuna
Membrillo
Carambola
Tamarindo
Ugli
Sandía

CARBOHIDRATOS COMPLEJOS:

¼ a ⅔ taza, cocidos, o 1 tajada o pedazo = 1 porción

Amaranto
Cebada, todo tipo
Trigo rubión
Trigo escaña
Farro
Harinas hechas de todos los granos
   aprobados
Freekeh
Kamut
Leches hechas de todos los granos
   aprobados (como leche de avena)
Mijo

Avenas (tradicionales, hojuelas)
Pasta hecha de todos los granos apro-
   bados
Quinua
Arroz, todo tipo excepto blanco
Centeno
Sorgo
Espelta
Retoño de trigo
Tapioca
Teff
Moras de trigo (retoñado)

PROTEÍNA ANIMAL:

4 a 5 onzas, 2 huevos = 1 porción

Carne de res
Búfalo
Pollo
Colágeno
Gallineta
Crustáceos, todo tipo
Carnes magras curadas, todo tipo (sin
   nitrato)
Carnes de salchichonería, todo tipo (sin
   nitrato)
Huevos
Caracol

Pescado, todo tipo (capturado en la na-
   turaleza, crudo, ahumado, enlatado)
Ancas de rana
Gelatina
Carne seca, todo tipo (sin nitrato)
Cordero
Moluscos, todo tipo
Órganos, todo tipo
Cerdo, todo tipo
Conejo
Pavo, todo tipo
Ave silvestre, todo tipo

PROTEÍNA VEGETAL:

Frijoles/legumbres, todo tipo, excepto arvejitas, maníes, y soya (aunque los vegetarianos que están en su peso ideal y no están teniendo problemas hormonales en la actualidad pueden elegir comer solo soya fermentada, de vez en cuando: ver más acerca de la soya en la página 246)

Lentejas, todo tipo, ¼ - ½ taza cocida
Proteína vegetal en polvo (tales como la de arveja, arroz integral, etc.: *soya no*), hechas según las instrucciones del paquete

GRASAS SALUDABLES:

Aguacate, ¼ - ½
Mantequilla de cacao, 1-2 cdas
Coco, fresco o seco (sin azúcar), 1-2 cdas
Puré de garbanzos, ¼ - ½ taza
Mayonesa (hecha de aguacate, aceituna, alazor o aceite de girasol), 1-2 cdas
Aceites (aguacate, coco, semilla de uva, aceituna, ajonjolí, girasol, alazor), 1-2 cdas

Aceitunas, todo tipo, 8-10
Nueces crudas y semillas, todo tipo (incluyendo mantequillas de nueces crudas, leches, quesos y yogures), 1-2 cdas

Nueces de Brasil y Nueces de macadamia: Con luz verde

Los de mi comunidad pueden recordar que yo solía decir que las nueces y las semillas crudas estaban bien, *excepto las nueces de Brasil y las nueces de macadamia*. La razón de esto era porque casi era imposible hallar cualquiera de estas nueces en forma cruda. No quería que la gente pasara por alto la importancia de comer nueces crudas, así que las quité de la lista. Hoy, sin embargo, probablemente debido a que los beneficios saludables de las nueces y las semillas crudas se han dado a conocer mucho más, usted *puede* encontrar nueces crudas de Brasil y macadamia. Por lo tanto, ahora están oficialmente en la lista. Solo recuerde: *solamente nueces y semillas crudas*. (Fíjese que todas las verdaderas nueces en su *estado crudo* están bien De por vida, pero eso no incluye los maníes. Los maníes todavía son un gran no, son en realidad legumbres, no nueces, y jamás recomiendo comerlos porque a menudo contienen un moho que se convierte en aflatoxina, un compuesto tóxico vinculado con el cáncer de hígado).

HIERBAS, ESPECIAS, CONDIMENTOS Y DIVERSOS ALIMENTOS:

Ilimitado

Agar
Arrurruz en polvo
Polvo de hornear
Bicarbonato de sodio
Aminos líquidos Bragg
Levadura Brewer
Caldo, todo tipo (hecho en casa o sin
    azúcar añadida)
Algarrobo (sin azúcar)
Pasta de chile
Aminos de coco
Agua de coco
Sustitutos del café (Dandy Blend, Pero)
Crema tártara
Hierbas, todo tipo
Extractos, puros, todo tipo (sin alcohol)
Esencias e infusiones, naturales, todo
    tipo (sin alcohol)
Goma guar
Tés de hierbas (sin cafeína)
Salsa picante, todo tipo (sin azúcar
    añadida)
Salsa de tomate (sin jarabe de maíz o
    azúcar añadida)

Humo líquido
Maca en polvo
Mostaza, todo tipo
Levadura nutricional
Pimiento
Pepinillo encurtido (sin azúcar añadida)
Cacao crudo en polvo y en trocitos
Salsa
Sal de mar
Especias, todo tipo
Endulzantes, naturales (xilitol en base
    a abedul, azúcar de coco, jarabe de
    arce puro, melaza, fruta del monje
    ciento por ciento pura, azúcar de
    palma, miel cruda, stevia 100% pura)
Tamari
Vinagres, todo tipo
Castañas de agua
Goma Xanthan (no en base a maíz)
Cáscara/ralladuras (cítricos)

¿Qué tienen de malo el trigo, el maíz y la soya?

Yo podría escribir un libro completo acerca de lo que el negocio agrícola le ha hecho a sus tres principales alimentos,
el trigo, el maíz y la soya (y quizás lo haga algún día). Yo era una
aficionada a la agricultura en la universidad y estudié cómo funciona la agricultura, incluyendo lo que hace para mejorar la producción y hacer que las cosechas sean más resistentes al clima y
rentables. La versión simple es que el trigo, el maíz y la soya han
sido hibridados drásticamente en el transcurso de los siglos para
aumentar el rendimiento y la resistencia al clima y las pestes, y
tanto el trigo como el maíz también han sido manipulados para
que tengan más almidón y sean más dulces. Estas técnicas de
hibridación han hecho que estas cosechas sean más rentables,

pero a costa de la salud. Las cosechas resistentes al clima y los insectos también son más resistentes a la digestión. Las cosechas empapadas de pesticidas y herbicidas retienen algunos de esos químicos tóxicos cuando se comen. Las cosechas que se han cruzado para obtener cada vez más almidón y contenido de azúcar pierden la densidad mineral y de otros nutrientes. Refinar esos granos hasta convertirlos en harina o sacar componentes aislados (como el aislamiento de la proteína de soya o gluten vital de trigo o jarabe de maíz alto en fructosa) aumenta este efecto. Clínicamente, lo que he visto es que estos tres productos del negocio agrícola provocan la producción de la hormona del estrés y tienden a causar inflamación sistémica en aquellos que los comen. El grano y la soya cosechados de manera convencional son extremadamente duros con el cuerpo.

En cuanto a la soya en específico, no solo es sumamente rociada y genéticamente modificada a menos que sea orgánica, sino que incluso las variedades orgánicas contienen estrógenos que pueden interferir con el balance hormonal. La soya también contiene inhibidores de enzimas, una sustancia llamada ácido pítico que bloquea la absorción mineral, una sustancia que promueve los coágulos llamada hemaglutinina, inhibidores del crecimiento, y goitrógenos que pueden interferir con la función de la tiroides.

Dicho todo esto, una vez que su metabolismo se haya sanado, usted probablemente podrá encargarse de algunos de estos alimentos de vez en cuando, pero mi consejo para usted es:

• *En vez de trigo*, use formas orgánicas de primos lejanos del trigo, espelta, einkorn y emmer, los cuales no han sido manipulados por el negocio agrícola. Estos y otros llamados granos antiguos están a punto de explotar en popularidad. Detrás del telón, he estado viendo algunas inversiones importantes en bancos antiguos de semilla, y clubes de semilla y sociedades de conservación de semillas están surgiendo por todos lados para conservar estos granos antiguos. La mayoría de la gente no quiere dejar los granos, pero están teniendo más conocimiento de los efectos medicinales de siglos de hibridación y manipulación. Esta es la respuesta. Hay esperanzas: semillas de cambio, por así decirlo, en la dirección correcta. Ponga atención a esta tendencia. El grano retoñado es otra opción: el trigo retoñado es un producto transformado porque el grano de trigo ha retoñado hasta convertirse en una planta.

• *En vez de productos procesados de maíz,* disfrute la mazorca de maíz orgánico de vez en cuando. También puede estar atenta a más variedades antiguas de maíz y trate de cosecharlas en su propio jardín o encontrarlas en el mercado de productores de su vecindario. El maíz contiene antioxidantes y fibra, pero preste atención a cómo le afecte. El maíz tiene un alto contenido de almidón. Si empieza a comer maíz y nota que está subiendo de peso, este grano quizás no sea para usted.

• *En vez de productos procesados de soya,* use solamente soya fermentada, como el tempeh, natto y miso. El proceso de fermentación neutraliza muchos de los antinutrientes e inhibidores de enzimas en la soya, y si es vegetariano o vegetariano estricto, aún obtendrá los beneficios de una de las mejores fuentes de proteína en el reino de las plantas. Sin embargo, como con el maíz, preste atención a cómo le afecte. Si sube de peso o tiene síntomas relacionados con las hormonas, deje la soya. Además, si en la actualidad está experimentando un cambio hormonal como la pubertad, el embarazo o la menopausia, y/o si tiene alguna disfunción de la tiroides, evite todo tipo de alimentos de soya, incluso los tipos fermentados orgánicos.

ALIMENTOS PARA REFLEXIONAR

Mi enfoque es funcional: ¿qué puede hacer un alimento por usted? Pero la verdad es que a veces la gente solo quiere disfrutar una comida simplemente por el placer. ¿Podemos comer simplemente por el placer, no siempre por la función? Y si lo hacemos, ¿comprometerá el metabolismo? Reflexiono en esta pregunta. Reflexiono sobre la idea de la comida como medicina, como una manera de recuperar y mantener la salud, como una forma de manipular el cuerpo, pero también reflexiono sobre la noción de la comida por placer.

En particular, reflexiono sobre los alimentos de la siguiente lista. Estos son los alimentos que me mantienen despierta toda la noche, preguntándome, argumentando conmigo misma: ¿bueno o malo? ¿Sí o no? No están en la Lista maestra de alimentos de por vida porque no son buenos en particular para alcanzar alguna meta metabólica o de salud, pero oscilo entre usarlos y no usarlos solo por placer. No ayudan necesariamente a su metabolismo, pero tampoco lo lastiman necesariamente, con moderación. Todos ellos tienen beneficios de micronutrientes, pero también tienen el potencial de problemas en algunos individuos, y podrían provocar que la gente empiece a comer excesivamente otra vez. Reflexiono, reflexiono... Demos un paseo para recorrerlos y analizar. Considere esto como algo para reflexionar.

- *Plátanos:* No detesto los plátanos. De hecho, me encantan. Son increíbles para los licuados y buenísimos para los helados. Están llenos de potasio y fibra, y son un excelente refrigerio para la gente que hace mucho cardio. Sin embargo, no los incluyo en ninguna de mis listas de alimentos, y una de las preguntas que más me hacen es: «¿Por qué no están los plátanos en mi lista de alimentos?». Resulta que la gente se apega mucho a los plátanos, y cuando su metabolismo es fuerte y está pesando de acuerdo a su meta, los plátanos pueden ser una buena opción dietética.

  El problema —lo que me mantiene despierta toda la noche— es que el alto contenido de azúcar del plátano junto con su alto contenido de potasio tienden a hacer que se dispare la insulina, lo cual indica al cuerpo que envíe grasa directamente al almacén sin dejar que las células la metabolicen primero. Si es propensa a resistir la insulina, o actualmente está teniendo problemas con la resistencia a bajar de peso por causa hormonal, o si todavía está esforzándose en bajar de peso, los plátanos pueden ser un riesgo. ¿Recuerda mi trasfondo en ciencia agrícola? Cuando los hacendados necesitan engordar rápidamente a los animales, les dan alimento alto en glicemia (alimento que eleva el azúcar en la sangre) junto con un suplemento de potasio. Simplemente les podrían dar plátanos.

¿Pero cuando su metabolismo está encendido y ya no necesita bajar de peso? Usted debería ser capaz de consumir completamente el inusual plátano sin ningún problema. Si decide introducirlos, considere llevar un pequeño diario del plátano y ver si añadirlos a su dieta se correlaciona con cualquier aumento de peso. Y trate de añadirlos solo en esos días en que esté haciendo ejercicios. Ahí es cuando los plátanos pueden beneficiarla más.

- *Chocolate:* El chocolate es una de esas cosas que me preocupa. En su forma cruda, y aun en su forma tostada y pura, en realidad tiene muchos micronutrientes. No obstante, la mayoría del chocolate disponible está lleno de obesogénicos, desde el azúcar refinado hasta endulzantes con alta glicemia como el jarabe de maíz alto en fructosa (al cual ahora pueden llamarlo «endulzante natural», pero no lo crea). Puede encontrar increíbles productos de chocolate crudo endulzados naturalmente, pero son caros y raros. Lo esencial, supongo yo, es pisar con cuidado y ser una habilidosa lectora de etiquetas. Si es una de esas personas que vive para comer chocolate, ¿puede comerlo de vez en cuando, o le conviene más decir no, jamás? Yo creo que el placer estimula el metabolismo, pero los obesogénicos no, de modo que si puede disfrutar una o dos onzas de chocolate crudo endulzado naturalmente cada semana o dos, y su metabolismo es saludable, entonces esto probablemente está bien.
- *Fruta seca:* La fruta seca contiene micronutrientes concentrados, y es un refrigerio portátil que, especialmente en su forma orgánica, lleva una tonelada de energía. Cuando usted se está

preparando para una excursión a pie de alta intensidad, o una sesión de cardio, la fruta seca puede ser un gran estimulante, y es un buen refrigerio para los niños que están creciendo. Sin embargo, debido a que el proceso secador concentra no solo los nutrientes en la fruta sino también los azúcares, aumenta drásticamente la capacidad de la fruta de enviar azúcar a su cuerpo. Si está actualmente en su peso ideal y su metabolismo está yendo viento en popa, estas pueden ser una gran adición a su dieta. Solo proceda con cuidado y preste atención a la cantidad que está comiendo, comparada con lo que esa fruta sería en su forma entera; ¿comería realmente diez peras, quince duraznos, o una canasta de manzanas si no estuvieran secas? Recuerde que la única diferencia es el agua que les falta.

- También me gustaría identificar específicamente a los *dátiles*, porque se usan con muchos alimentos naturales como fuente endulzante, como en los licuados y postres. Los dátiles apoyan increíblemente contra los problemas de la tiroides, y me encanta verlos usados como parte de una dieta saludable. Aunque yo ejercería las mismas advertencias para los dátiles como lo hago con otras frutas secas, diría que los dátiles son algo especial. Solo tenga cuidado con ellos, ya que se pueden meter disimuladamente en muchas comidas y usted puede terminar comiendo muchos más dátiles de los que querría. Si su metabolismo empieza a tener problemas, preste atención a la cantidad que están siendo añadidos a su dieta.

- *Uvas:* Las uvas no orgánicas son sucias, sucias, sucias. Las han rociado mucho, y también las han hibridado al máximo. Como sabemos por la industria viñera, hay muchas variaciones dependiendo del terreno, pero las uvas de mesa —la clase que la mayoría de la gente come— son particularmente altas en azúcares biodisponibles (listas para el cuerpo). Solo se deben comer en forma orgánica y tratar como postre (vea mi consejo sobre postres en la página 219).

- *Arvejas:* De todas las legumbres, estas han sido hibridadas hasta el cuello, y varían bastante, aun de las que comieron nuestros abuelos. Hay que vigilarlas y tenerles sospecha. Un metabolismo acelerado debe ser capaz de consumirlas bastante bien de vez en cuando, pero si empieza a añadirlas y siente que su metabolismo se está volviendo un poquito lento —usted empieza a subir de peso y siente que tiene poca energía— entonces sospeche de las arvejas.

- *Queso de cabra y de oveja:* Los productos lácteos pueden ser metabólicamente neutrales o ser perturbadores metabólicos, dependiendo de su forma. La leche de cabra y de oveja se diferencian de la leche de vaca. Muchos individuos, los niños en particular, que tienen alergia a la leche de vaca parecen poder consumir productos lácteos hechos con leche de cabra o de oveja. Repito, atribuyo esto a la influencia del negocio agrícola, el cual ha cruzado vacas lecheras para aumentar la producción de leche, creando vacas lecheras criadas comercialmente que producen grotescas cantidades de leche, la cual posee menos nutrientes, con una caída significativa de nutrientes que mejoran el metabolismo como CLA, y también un aumento en inmunoglobulinas estimulantes de alergias. La leche de cabra y de oveja siguen siendo mucho más ricas en nutrientes y tienen menos probabilidad de causar reacciones alérgicas, pero me preocupa que con la popularidad del queso de cabra y de oveja, podríamos ver algunas de estas prácticas de producción aplicadas a estos animales. Así que me inquieto un poquito por el futuro de estos productos. Ta-lán, ta-lán...

- *Papas:* Las papas vienen en muchas variedades, y ha habido mucha hibridación en el transcurso de los siglos. Ahora también hay modificación genética de papas. Eso significa que usted tiene muchas opciones. Las papas blancas tienden a poseer un alto valor de glicemia (elevan el azúcar de su sangre). La mayoría de la gente tolera mejor las papas moradas, y son hermosas cuando están hechas puré, combinadas con puré de garbanzos, y rociadas con cebollinos. Como con la mayoría de los alimentos, cuanto más vivo sea el color, más fitonutrientes contienen. ¿Pero papas blancas o amarillas? Cuando estoy tratando de mantener encendido el metabolismo de alguien, jamás me oirá sugerirle a usted, mi querida cliente, que deje caer una gran papa blanca en su plato.

- *Yogur:* ¡Vaya! Hay que ser sagaz para leer una etiqueta de yogur. A veces es mejor comerse un caramelo. (No es que le esté sugiriendo que se coma un caramelo). Muchos de mis clientes creen que necesitan comer yogur por los prebióticos, pero yo prefiero que obtenga los prebióticos de verduras fermentadas como kimchi o mi fantástica Salsa Fermentada (página 306). Pero si realmente le encanta el yogur y lo quiere comer, aquí tiene mis reglas generales:
  - El yogur de leche de cabra y de oveja es mejor que el yogur de leche de vaca. La clasificación de mi preferencia es: 1) Yogur de leche de cabra, 2) Yogur de leche de oveja, 3) Yogur griego verdadero sin añadir endulzantes, aglutinantes o rellenos.
  - El yogur debe tener una proporción de proteínas y carbohidratos de por lo menos 1:1, lo ideal sería un contenido de proteínas más alto que el de carbohidratos.
  - Nunca coma yogur sin grasa.
  - Nunca coma yogur con azúcar, colorantes o espesantes añadidos.

Reflexione sobre ellos conmigo, y luego note que algunos de esos alimentos figuran en las recetas que están a la mitad de este libro, empezando en la página 273. Cuando están incluidos, hago una nota, para que pueda decidir si los quiere usar. Con todos los alimentos en esta lista, preste mucha atención. Si está comiendo algunos de ellos y su peso empieza a subir, esos son los sospechosos. Trate de eliminarlos y ver si su peso se estabiliza otra vez.

Ahora que tiene un plan para usted, no se olvide de la comunidad. Acompáñenos por la Internet, donde obtendrá información constante y continuamente actualizada; no hay un tema de nutrición que me rehúse a sopesar (¡lo dije sin juego de palabras!). Miles de personas por ahí, en todo el mundo, están haciendo lo que usted está haciendo ahora mismo, ¿entonces por qué no conectarse? Todos estamos aquí para ayudarle a superar los desafíos y celebrar sus victorias, ya sea las relacionadas con el peso o las VSB (victorias sin balanza), como volverse a poner sus vaqueros apretados, poder corretear con sus nietos, regresar a hacer una actividad física que le encanta, o finalmente alcanzar la gran meta que siempre había querido obtener: ya sea el trabajo de sus sueños, un compañero de la vida, un embarazo, o simplemente amor propio puro y gozoso.

9

PERTURBADORES METABÓLICOS: PORQUE LA VIDA SIGUE SU RUMBO

Me rodean por cada esquina. Se esconden en las sombras. Son... *los perturbadores metabólicos*. Todo puede estar yendo de maravillas. Su digestión está extrayendo eficientemente los nutrientes de los alimentos que come, y esos nutrientes están fluyendo fácilmente en su corriente sanguínea y se están absorbiendo sin problemas dondequiera que necesiten ir. Sus hormonas están balanceadas. Su hígado y sistema linfático están eliminando desperdicio eficientemente. Usted está quemando la glucosa para obtener combustible, y a veces la grasa cuando necesita energía extra, pero el almacenamiento de la grasa no es excesivo. Tiene energía. Su piel se ve bien. Duerme bien. Disfruta moverse. Nada le duele. Se siente contenta y feliz.

Y luego. Usted toma unas copas de vino, o come un gran pedazo de pastel en una boda o fiesta de cumpleaños, porque... es un pastel. Se va de vacaciones y se da el gusto con ganas en el bufé... todos los días por una semana. O algo negativo le pasa en su vida. Pierde a alguien o algo. Su trabajo se vuelve realmente desafiante. Se cae en el hielo y se rompe el pie, o le da la influenza.

Su cuerpo no ignora estresantes como estos. Responde, en un intento de rescatarla. Su digestión puede reducir su ritmo para que su cuerpo pueda desviar la energía hacia funciones más esenciales. También puede empezar a aferrarse a la grasa, en caso de que necesite energía de emergencia después. No importa lo que haga, tal vez no pueda quemarla. El estrés también puede hacer que comprometa su dieta nutritiva, y entonces su cuerpo puede que no obtenga todos los nutrientes que necesite para funcionar al máximo.

Cuando esto sucede en un período corto de tiempo, no es gran cosa. Un cuerpo sano se recuperará rápidamente. Pero cuando el estrés es crónico, su cuerpo no se puede recuperar tan fácilmente. Su metabolismo y peso se vuelven inestables, y luego podría empezar a sentirse que le falta energía, almacenando agresivamente la grasa y subiendo de peso, o incluso sin sentirse bien.

Los perturbadores metabólicos son parte de la vida, ¿entonces qué puede hacer para permanecer bien De por vida? Identifiquemos a los principales culpables —los perturbadores metabólicos que son más probables que encuentre— a fin de que pueda estar preparada y tomar decisiones con más conocimiento.

PERTURBADORES METABÓLICOS: COMIDA Y BEBIDA

Empecemos con las cosas que típicamente no incluyo en mis planes para bajar de peso, pero que un metabolismo sano debe ser capaz de controlar de vez en cuando, en pequeñas cantidades. En grandes cantidades, o con demasiada frecuencia, estas comidas y bebidas pueden descarrilar su mantenimiento porque reducirán su metabolismo.

Azúcar refinada

El azúcar refinada es cualquier azúcar que ha sido procesada bastante, especialmente el azúcar de caña (incluyendo la rubia y la llamada azúcar cruda) y el jarabe de maíz de alta fructosa. También incluye jarabe de agave en esta categoría porque está altamente refinado y concentrado, y el jarabe de arroz integral, a menudo usados en los llamados alimentos saludables, porque también están muy procesados, no tiene beneficios para la salud, y quizás hasta pueden contener arsénico.

El azúcar puede ser una fuente rápida de energía, pero a su cuerpo le gusta obtenerla de la fruta en vez de la caña o el azúcar refinado de maíz hasta que se vuelva irreconocible. El azúcar refinado puede dificultar que su cuerpo mantenga un nivel estable de azúcar en la sangre porque se introduce en la corriente sanguínea con demasiada rapidez. Cuando esto sucede, para mantener balanceado el azúcar en su sangre, su cuerpo tiende a enviar el exceso de azúcar a sus células de grasa. Solo 2 cucharaditas de azúcar refinado pueden inhibir la baja de peso de tres a cuatro días. Una lata de bebida gaseosa o un pedazo de pastel o incluso una modesta comilona de galletas, y usted puede olvidarse de que la balanza ceda por un tiempo, así que piense en eso la próxima vez que vea un postre o se quede en el pasillo de las galletas en la tienda de comestibles. Además de eso, el azúcar en la sangre que varía como un subibaja la hace tener más hambre, y eso puede iniciar una reacción en cadena que puede perturbar su peso estable y empezar a subirlo otra vez. La próxima vez que se le antoje el azúcar, recuerde esto: el tiempo absolutamente más difícil para evitar el azúcar es durante los dos o tres días después de haber comido azúcar. Si cede una y otra vez, esto la preparará para resistir bajar de peso. Yo no quiero que deshaga todo su duro trabajo.

El azúcar también reprime su sistema inmune. Solo dos cucharaditas de azúcar refinada pueden cortar el conteo de las células T un 50% por dos horas enteras después de comer, dejándola más vulnerable a la infección y la enfermedad. Si está tratando de sanar, el azúcar lo dificultará más.

Finalmente, sepa que el azúcar refinada a menudo se combina con una glicoproteína al procesar, lo que significa que puede meterse por todo el enredo de su vía intestinal y llegar a su torrente sanguíneo. Tampoco es un producto vegetariano, si eso le interesa. Esa glicoproteína viene de huesos carbonizados o sangre de cerdo, y no tiene que divulgarse porque es un elemento del proceso en vez de un ingrediente. Pero, ¡ay que asco!

En resumen, excepto en situaciones muy especiales y bajo ciertas condiciones controladas, trate ese polvo blanco como el profundo perturbador metabólico que es. Yo casi siempre uso stevia pura o xilitol de abedul cuando necesito un endulzante adicional.

En cuanto a lo que yo recomiendo para bajar de peso, solo use stevia pura o xilitol de abedul natural, pero para el mantenimiento, su metabolismo debe ser capaz de procesar el uso de vez en cuando del azúcar de coco, miel cruda, azúcar de dátil, o lo han guo.

Harina refinada de trigo («Harina Blanca»)

La harina refinada de trigo, la cual se puede conocer bajo muchos nombres, incluyendo harina blanca, harina de trigo sin blanquear, harina de trigo de grano entero, etc., es el producto de un negocio agrícola de mil millones de dólares. Ha sido hibridada mucho más allá de su forma original para hacerla más resistente a la peste y el clima, pero esos cambios genéticos también la han hecho más resistente a la digestión. Debido a esto, el trigo le da a mucha gente problemas digestivos, aun si no tiene enfermedad celíaca (una condición autoinmune que reacciona al gluten, una proteína en el trigo). La gente reporta experimentar muchos síntomas incómodos después de comer trigo convencional, como la inflamación generalizada, gases, hinchazón, retención de agua, estreñimiento, dolor estomacal, diarrea, fatiga, dolor de las articulaciones, e incluso síntomas neurológicos en algunas personas. El trigo también probablemente contiene residuo pesticida, haciéndolo doblemente perturbador metabólico.

La única excepción es el pan de trigo retoñado. Cuando el trigo es retoñado hasta llegar a ser planta y *luego* molido para que se use con el pan, bolillos, rosquillas o tortillas, se vuelve mucho más digerible para el cuerpo humano. Yo incluyo productos de trigo retoñado en algunos de mis planes, pero nunca trigo convencional o productos de trigo. Eso no quiere decir que no pueda disfrutar el pan, la pasta, o incluso las galletas de vez en cuando. Busque versiones de trigo retoñado, o unas hechas de cualquiera de los granos mejores y más llenos de nutrientes y las harinas hechas de ellos, o de nueces y legumbres. Busque pan, pasta, cereal caliente, rosquillas, tortillas y otros refrigerios hechos de arroz integral, quinua, amaranto, mijo, espelta y otros granos, o de garbanzos, almendras, cocos, u otras harinas sin grano. Por supuesto, todos estos alimentos son aun mejores si los hace en casa.

Café (y cafeína)

La cafeína puede sentirse bien en el momento, pero es un estresante extremo de la glándula suprarrenal. Para tener un metabolismo sano y rápido, necesita que sus glándulas suprarrenales estén fuertes y funcionales, porque mantienen firme y adecuada la producción de la hormona del estrés (cortisol), regulan las hormonas de la supervivencia (epinefrina y norepinefrina), regulan la aldosterona (la cual controla el metabolismo de la grasa), ayudan con el metabolismo de la grasa y el almacenamiento del azúcar, y regulan el desarrollo muscular. Cuando toma mucho café, está perturbando todas esas funciones metabólicas cruciales. Usted puede creer que el café es bueno porque disminuye su apetito y le ayuda a comer menos, pero recuerde: *No quiero que coma menos*. Quiero que coma *mejor*.

Además, el café (incluyendo el café descafeinado) es una de las cosechas más sucias, más llenas de pesticidas que hay. ¿Realmente quiere exponer su cuerpo a toda esa toxicidad al empezar la mañana? Usted no tiene y jamás tendrá deficiencia de cafeína. El café no es un grupo alimenticio esencial. Pero podría ser una adicta a la cafeína. Cuando lo deje, tendrá un terrible dolor de cabeza por unos cuantos días, y probablemente se le empañará el cerebro. ¿Quiere tomar algo todos los días de lo cual dependa su cuerpo?

Solo hay una manera en que yo aprobaría ligeramente el café (y aun ahí tengo reservas): si absolutamente debe tomar café y no da un paso atrás, por favor compre los mejores granos de café orgánico, bajos en ácido, germinados a la sombra. Muélalos usted misma, prepárelos usted misma y coma algo antes de tomar el café. El café en un estómago vacío mata el metabolismo.

La soya

Quizás le encante, podría creer que es buena para usted si tiene menopausia, y podría basarse en ella para obtener proteínas si es vegetariana estricta, pero en mi clínica, *jamás he podido efectuar una verdadera y profunda pérdida de peso y reparación del metabolismo en alguien que está comiendo mucha comida de soya*. Jamás. La he visto funcionar para el mantenimiento, pero la soya es estrogénica por naturaleza, y a esos estrógenos de planta les encanta aumentar la grasa de su barriga. Si *quiere* grasa en la barriga, entonces llénese de soya, pero de otro modo, evite esto como si fuera la plaga. ¿Por qué cree que ponen soya en la alimentación del ganado? No solo aumenta en forma barata el contenido de proteína, sino que hace que se suba de peso rápidamente. Esto es bueno para la industria del ganado, pero no para usted.

Yo cuento la historia en *La dieta del metabolismo acelerado* de un cliente que tenía que era un actor. Él estaba en muy buena condición física, sano y esbelto, pero para un rol, él necesitaba parecerse a un alcohólico crónico: hinchado, pálido, con círculos oscuros debajo de sus ojos. Yo tenía 14 días y sabía qué hacer. Le alimenté con un montón de soya, y en solo dos semanas, él parecía que había estado tomando alcohol durante años.

Si bien es cierto que la gente en algunos países asiáticos come soya y muchos de ellos son sanos y delgados, la soya no es en realidad un participante principal en la dieta tradicional asiática. No la comen todo el tiempo, y por cierto no la comen en forma de proteína de soya aislada en un montón de comidas procesadas. Ellos tienen pequeñas cantidades de soya preparada naturalmente o productos prensados o fermentados (como el tofu y el miso), mezclados con muchas verduras y arroz. Su soya tampoco ha sido modificada genéticamente. Tampoco tienen soya mezclada en la mayoría de sus comidas procesadas. De hecho, la gente más sana en estos países no come mucha comida procesada, si es que la comen. Si es vegetariana estricta y quiere comer soya como ocurre en una dieta asiática tradicional, y está manteniendo su peso ideal, y no está atravesando un cambio hormonal ahora mismo, tiene luz verde. Solamente no la coma cada día, y manténgase con productos de soya estrictamente orgánicos, sin GMO que relativamente no estén procesados como edamame y tofu, o fermentados, como tempeh, miso y tamari. La soya sin GMO orgánica y fermentada tiene un factor mucho menos estrogénico y no reducirá su metabolismo de la misma manera que la no fermentada.

Alcohol

Seamos directas: el alcohol es una toxina que debe ser procesada por el hígado. ¿Es una toxina divertida? Puede serlo para algunas personas. Sin embargo, esa copa (o tres) diaria de vino o la margarita de la hora feliz monopolizará un órgano importante de la desintoxicación de su cuerpo. (Y esa margarita está llena de azúcar refinada; ver arriba). No estoy diciendo que nunca pueda beber alcohol otra vez. Pero si lo hace, puede subir una o dos libras (,45 a ,90 kg) y puede requerir algo de tiempo para que su cuerpo se recupere metabólicamente, aun de una sola bebida, e incluso si no tiene una resaca. Si realmente quiere mantener su metabolismo activo, usted eliminará, o por lo menos limitará, la ingestión de este perturbador metabólico. (Ver la página 257 para algunos de los trucos que tengo que le ayudarán a acelerar este proceso, si una margarita o una copa de vino cae por casualidad en su boca). Si planea tomarlo, hágalo estando alerta de lo que le hace a su metabolismo.

Productos lácteos

En algunas formas, los productos lácteos pueden ser adiciones sanas a su dieta llenas de nutrientes, cuando se añaden en pequeñas cantidades, por lo cual incluí unos cuantos de ellos en la lista de Alimentos para reflexionar en la página 233. ¿Pero productos lácteos convencionales, llenos de hormonas, baratos y refinados como la leche y el queso producidos industrialmente? No. Lo siento, pero la proporción de azúcar, grasa y proteína en el queso y el índice de liberación de azúcar de la lactosa (azúcar de la leche) en la leche son serios perturbadores del metabolismo. Productos lácteos sin grasa en particular, aun cuando sean orgánicos, reducen agresivamente el metabolismo de la grasa hasta detenerse con un chirrido. Los productos lácteos también pueden alterar la producción natural de las hormonas sexuales de su cuerpo.

A veces uso productos lácteos orgánicos llenos de grasa en forma muy estratégica cuando estoy ayudando a mujeres con la fertilidad. Sus micronutrientes pueden ser útiles para este propósito muy específico, pero si no está tratando de quedar embarazada, o está tratando de bajar de peso después de estar embarazada, los productos lácteos deben estar excluidos de su lista. Manténgase en cambio con leche orgánica de almendra, coco, arroz u otra planta sin endulzantes. No perturbarán su metabolismo como los lácteos.

Maíz

Como el trigo, el maíz ha sido cambiado drásticamente a través de la hibridación con el transcurso de los años, para aumentar la producción y hacer que sepa más dulce. ¿Sabía que cuando los hacendados quieren hacer que las vacas tengan más marmoleo (más grasa dentro del músculo), las alimentan con mucho maíz antes de que las descuarticen? Eso es lo que hace el maíz; es un gran trozo de azúcar que específicamente aumenta la producción de grasa blanca. Cuando estoy trabajando con actores que necesitan verse gordos, embarazadas, con brazos regordetes, mejillas gordas, o barrigas redondas, les doy maíz. Cuando estoy trabajando con clientes que quieren bajar de peso o mantenerse con el peso rebajado, el maíz está excluido de la lista, incluyendo todas sus formas disimuladas, tales como:

- Dextrina y maltodextrina, que se derivan de la maicena
- Dextrosa, un azúcar derivado del maíz
- Malta, la cual no siempre es pero a menudo está hecha de maíz barato

- Fécula y fécula modificada, también a menudo se derivan del maíz
- Colorante acaramelado, a menudo hecho de maíz
- Otros ingredientes que frecuentemente contienen maíz, tales como polvo de hornear, extracto de vainilla hecho con alcohol a base de maíz, vinagre blanco destilado, xilitol sin abedul, y sal yodada

CONTROL DEL ESTRÉS DE POR VIDA

El estrés es parte de la vida. No puede hacer que desaparezca. No puede eliminarlo de cada situación. Típicamente, la mayoría de la energía que consume la gente durante los tiempos de estrés —y eso es cualquier tipo de estrés, del estrés emocional, al económico, al de relaciones, al del trabajo— está en tratar de resolver la situación estresante. ¿Pero y si no puede? El hecho es que muchas situaciones estresantes no se pueden resolver, así que en lugar de tratar de terminar con el estrés, necesitamos descubrir cómo adaptarse a él y prosperar a pesar de él.

El estrés puede ser un perturbador metabólico, pero no lo incluyo en las listas de este capítulo porque no es algo que usted simplemente pueda dejar de hacer. Además, el estrés puede fortalecerla más, con tal de que tenga un descanso de ello periódicamente. Las mejores maneras de ayudar a que su cuerpo controle la influencia perturbadora del estrés crónico son:

- Apoyar las glándulas suprarrenales, las cuales regulan las hormonas del estrés, comiendo carbohidratos y frutas llenas de nutrientes.
- Mantener estable el azúcar en la sangre con un torrente fijo de proteínas.
- Siempre comer en un lapso de 30 minutos después de haberse despertado.
- Comer cada 2 a 4 horas.

Es más importante, cuando esté controlando el estrés, comer cualquier cosa —y digo en serio cualquier cosa— que no comer nada. Pero obviamente, comer algo rico en nutrientes y que ayuda es lo ideal, así que siempre tener fruta que ayude las glándulas suprarrenales, verduras ricas en nutrientes, y fuentes de proteína sin nitrato que estén a la mano le ayudarán a guiarla hacia las mejores opciones.

Técnicas de apoyo también pueden marcar una gran diferencia. Soy una gran defensora de la respiración nasal alternativa, terapia esencial con aceites, tiempo que se pase afuera en alrededores naturales, y cualquiera de los Ejercicios de intervención metabólica listados en la página 67 para el control del estrés. Estos pueden y deben ser parte de su vida. No son lujos. Son técnicas de supervivencia.

PERTURBADORES METABÓLICOS: PERTURBADORES OBESOGÉNICOS/ENDOCRINOS

Aunque la comida es casi siempre mi enfoque, desde luego hay perturbadores metabólicos en su ambiente que no tienen nada que ver con lo que esté en su plato. Cuanto más pueda quitar estos de su mundo, más exitoso será su mantenimiento (y su pérdida de peso):

1. *Productos de limpieza tóxicos.* ¿Sabía que lo que usted elija como producto de limpieza podría estar relacionado con el número en su balanza? La mayoría de los productos de limpieza convencionales, desde los rociadores limpiadores multiuso hasta los limpiadores de inodoro, están cargados de toxinas liposolubles, y cuando su cuerpo es bombardeado por toxinas liposolubles, se estimula la creación de más adipositos (células de grasa) para rodear esas toxinas y mantenerla segura en contra de ellas. En cambio, escoja productos de limpieza natural sin ingredientes

artificiales, fragancias, colorantes o conservantes. Afortunadamente, estos están más disponibles en las tiendas, y hay cientos de recetas para los productos naturales de limpieza disponibles por la Internet, incluyendo mi página web.

2. *Detergentes, jabones y limpiadores de superficie convencionales.* Busque detergentes y jabones hechos con ingredientes a base de plantas en vez de duros químicos industriales, y sin tintes, fragancias o conservantes. Evite especialmente jabones «antibacteriales», y esté consciente de que productos «sin perfume» a menudo contienen químicos secundarios que se han puesto en capas encima para quitar el olor de los químicos principales. La única fragancia debe ser de aceites esenciales naturales. Recuerde, su piel es su órgano más grande, y cuando lo cubre de químicos, su cuerpo tiene que metabolizarlos. Y cuando su cuerpo está metabolizando químicos, no puede estar metabolizando grasas.

3. *Desodorantes ambientales y velas perfumadas.* La calidad del aire interior es importante. Si está respirando químicos, su cuerpo tiene que procesarlos, y cuando llena un cuarto de desodorante ambiental de rociadores, enchufes, o velas perfumadas, está llenando el aire de químicos que usted, su familia y mascotas respiran. Más trabajo para su hígado. Muchos de ellos contienen potentes químicos que perturban las hormonas que han demostrado ser peligrosas para la salud, tales como los ftalatos y cancerígenos como 1.4-Diclorobenceno. Los desodorantes ambientales y las velas perfumadas pueden agravar el asma y las alergias. En vez de cubrir olores, use productos de limpieza naturales para eliminarlos y pruebe difusores de aceites esenciales en lugar de rociadores de desodorantes y enchufes. Velas de cera de abeja son una buena opción también.

4. *Productos del cuidado personal y cosméticos rociados de químicos.* El maquillaje, champú, loción de cuerpo, desodorante, cualquier cosa que vaya sobre su piel puede penetrar a su cuerpo. Tenga cuidado en particular de cualquier cosa que vaya sobre la piel donde crece mucho cabello: el cuero cabelludo, las axilas

y el área de la ingle. Estos están ubicados cerca de grupos de nodos linfáticos: en la base del cráneo, debajo de los brazos y la ingle. Cuando usted frota estas áreas con químicos, está frotándolas justo encima de sus nodos linfáticos. Apuesto a que nunca pensó que lo que se pone debajo de los brazos podría afectar la balanza, pero le digo rotundamente que sí. Hay miles de productos naturales para el cuidado personal, desde desodorantes y champús hasta cosméticos, a su disposición, así que sea una lectora de etiquetas en esta área también. A propósito, también es muy importante usar toallas higiénicas o tampones naturales, o pruebe una taza de silicona reusable como reemplazo de productos descartables durante su ciclo menstrual.

5. *Pesticidas e insecticidas para el hogar.* Si necesita usar herbicidas, pesticidas o insecticidas en casa, en su jardín para la hierba mala, en su cocina para deshacerse de las hormigas, o en sus mascotas para controlar las pulgas y las garrapatas, tenga cuidado. Estas son toxinas potentes que pueden afectar la calidad del aire interior y pueden ser sumamente peligrosas para las mascotas y los niños, y también crónicamente perjudiciales para cualquiera. Hay muchas compañías para el cuidado natural del jardín que no usan químicos sintéticos. También hay muchas opciones de insecticidas no tóxicos para la casa y opciones naturales para el control de pestes para las mascotas (incluyendo pasar mucho la aspiradora y baños diarios con champú natural para mascotas que contienen aceites esenciales en vez de químicos sintéticos).

PERTURBADORES METABÓLICOS MÉDICOS

Finalmente, hay perturbadores metabólicos que usted puede contraer —cosas como los virus (como coxsackievirus, virus Epstein-Barr, citomegalovirus), bacterias (como enfermedad de Lyme, clamidia, estafilococo y estreptococo), e infecciones de hongos (como infecciones por levadura, aspergilosis, coccidioidomicosis, histoplasmosis y la tiña). Algunos de estos pueden entrar a vivir en su sistema y realmente reducir su ritmo metabólico. Si tiene una de estas infecciones, o sospecha que la tiene, correrá un mayor riesgo de subir de peso o volverlo a subir. Un plan de comidas a base de nutrientes junto con un estilo de vida sano y de apoyo es crucial para usted, y también el tratamiento (quizás de un doctor en medicina funcional, que esté abierto a terapias más allá de los productos farmacéuticos cuando estas son efectivas) para resolver la infección.

Los productos farmacéuticos que tal vez tenga que tomar para las condiciones crónicas pueden tener un efecto negativo en su metabolismo: cosas como medicamentos para el colesterol, antidepresivos, prednisona, medicamento para bloquear ácidos, medicamento para la ansiedad, y antiinflamatorios sin esteroides. Si se le ha recetado un medicamento, pregúntele a su doctor si subir de peso es uno de los efectos secundarios, y si lo es, pregúntele si hay otras opciones que tengan menos probabilidad de producir este efecto en su ritmo metabólico.

Si se le ha diagnosticado una condición crónica, ya sabe que está teniendo dificultades. Cualquier trastorno inflamatorio, autoinmune, problema con el azúcar en la sangre como la diabetes, o el diagnóstico de otra enfermedad crónica, y cualquier cirugía y/o lesión importante, la pone en desventaja. Pero usted ya sabe eso también. Por favor tenga compasión de su cuerpo y comprenda que necesita darse permiso para ayudarse. (Espero que también chequee mi libro *Los alimentos del metabolismo acelerado: recetario médico* si está buscando específicamente un plan de comidas que la puedan ayudar a lidiar con la condición crónica. En ese libro, yo hablo de manera muy específica acerca de cómo nutrir un cuerpo que está en un estado enfermo).

La vida sigue su rumbo. Usted no puede evitar el estrés. No puede evitar algo de contacto con químicos ambientales. No puede evitar el cambio, y a veces (llámeme adivina) va a comer una comida que es un perturbador metabólico solo porque realmente lo quiere.

Afortunadamente, el Plan de por vida está específicamente diseñado para ayudar a su cuerpo a enfrentar estos estresantes inevitables
de la vida, así que seguir la Lista maestra de alimentos de por vida la
mayor parte del tiempo le dará a su cuerpo poderes de micronutrientes y mantendrá su metabolismo (y su sistema inmunológico) sumamente funcional. Continúe con sus actividades para aliviar el estrés
como hacer ejercicios con regularidad (si los puede hacer), respiración
profunda, masajes, saunas infrarrojas y meditación, y haga lo mejor
posible. Nunca se rinda. La salud es el camino de toda una vida, y cada
decisión que usted misma haga marca la diferencia.

10

PREGUNTAS FRECUENTES SOBRE EL METABOLISMO ACELERADO DE POR VIDA

Este capítulo contesta muchas de las preguntas que mi comunidad me ha hecho acerca de cómo vivir un estilo de vida sano con un metabolismo acelerado. Estas son preguntas De por vida, y espero que la suya esté listada aquí. Si no ve su respuesta, por favor venga a unirse a nuestra comunidad inteligente y de apoyo en HayliePomroy.com o venga a nuestra página de Facebook y haga sus preguntas ahí.

P: Los tamaños de las porciones en la lista de alimentos están en rangos. ¿Cómo sé exactamente cuánto debo comer?

R: Una vez que esté con un peso saludable y tenga un metabolismo sano, no me gusta ser una dictadora con el tamaño de las porciones. Doy un rango porque prefiero que usted escuche a su cuerpo. Preste atención a las señales tangibles y mensurables que le dan una indicación de que las proporciones de los alimentos están balanceadas:

1. *Monitoree su pH.* Esto puede ayudarle a determinar si está obteniendo suficientes verduras, en proporción a la cantidad de proteínas que está comiendo. Veo mucho este problema en gente que ha estado comiendo bajos carbohidratos o con un estilo «paleo».

Comen mucha carne y no suficientes verduras, y su pH es muy ácido. Hay muchos datos acerca del pH en la sección de membresía de mi página web. Repasamos la prueba de pH y examinamos detenidamente la prueba del desafío del limón. O puede comprar tiras de pH en alguna farmacia a muy bajo costo, y hacer la prueba usted misma para ver si está dentro del rango normal. Si su pH es demasiado ácido, necesita comer más verduras.

2. *Considere su nivel de actividad física.* Cuando usted hace trabajar a sus músculos duramente (levantando pesas o en el transcurso de su día normal), generalmente necesita más proteínas. Si hace mucho cardio sostenido (correr, manejar bicicleta, ejercicios de gimnasio), eso puede aumentar la demanda por carbohidratos complejos y fruta. Si es una atleta, repase las modificaciones que he hecho por usted en la página 221.

3. *Tome en cuenta el desequilibrio hormonal y el colesterol alto.* Si está propenso a estos problemas, deberá consumir porciones más altas de grasas saludables y de verduras.

4. *Fíjese en su peso.* La balanza es otra manera tangible de medir si los tamaños de sus porciones son incorrectos; sin embargo, recuerde que comer menos no significa pesar menos. Si la balanza está subiendo disimuladamente, acuda *a la comida* para bajar de peso. ¿Está comiendo demasiados perturbadores metabólicos? El aumento de peso es una señal de que hay que retroceder. Si no está segura de la fuente de la subida de peso, siempre puede regresar a los mapas de comida de la Revolución del metabolismo por una o dos semanas para poner al día a su peso. Vuelva a hacer los cálculos del Puntaje de intervención metabólica y seguir el mapa de comidas vinculado con su puntaje para volver a controlar el aumento de peso.

P: ¿Debo tomar suplementos?

R: Personalmente, soy una tremenda admiradora de los suplementos. Los micronutrientes específicos fueron una parte integral de que yo pudiera salir de la prednisona y los antibióticos sistémicos mientras trataba de resolver algunos problemas serios de la salud en mi pasado. También me crié tomando suplementos. Para mí han sido poderosos y eficaces. Sin embargo, hay muchos productos sucios, falseados e ineficaces en el mundo de los suplementos que han demostrado haber sido adulterados con perturbadores metabólicos. Yo creé mi propia línea de suplementos porque quería algo limpio, seguro y eficaz para mi familia y mis clientes, y soy muy exigente con lo que ellos ingieren. Yo los uso, mis hijos los usan, mis clientes los usan; pero usted puede ir con cualquier compañía de confianza para producir un producto limpio. En cuanto a cuáles suplementos debe tomar, el cuerpo de todos es específico y las metas de todos son singulares. No tome algo si no está haciendo lo que usted necesita, ya sea suplemento o producto farmacéutico. Los suplementos deben trabajar duro para usted. Si le gustaría informarse más, por favor explore los recursos en mi página web acerca de este tema.

P: Sé que el alcohol es un perturbador metabólico, pero también sé que voy a tomar esta noche. ¿Algún consejo?

R: Por supuesto. Mientras sepa que su hígado tomará un descanso en descomponer la grasa para procesar ese alcohol, usted puede hacer unas cuantas cosas para minimizar el daño:

1. Coma cada 3 horas durante el día.
2. Coma de 10 a 15 gramos de proteína con cada comida y refrigerio.
3. Coma un refrigerio de proteínas 30 minutos antes de planear beber. Buenas opciones son el coctel de camarones, albóndigas o nueces crudas. Evite los carbohidratos vacíos como las rodajitas fritas y las galletas.

4. Durante el evento beba por lo menos 8 onzas de agua por cada copa de vino, vaso de cerveza o bebida mezclada. El agua será aún más efectiva si le añade jugo de lima (no solo el pedazo; exprima el pedazo, y pida varios más).

5. Escoja vino o un coctel sin azúcar en vez de cerveza, la cual tiene un contenido mucho más alto de carbohidratos.

6. Si está tomando vino, pida vino orgánico, sin sulfito. Si está bebiendo un coctel, opte por lo mejor del estante, sin ingredientes o colorantes a los que se les haya añadido químicos. Los licores claros como la ginebra, el ron, el vodka y el tequila blanco generalmente son más puros.

7. Observe los mezclados. Los mezclados no deben estar llenos de azúcar, colorante o sabor artificial. El agua gaseosa es fabulosa. El jugo debe ser fresco.

8. Al día siguiente haga una Sopa estilo una margarita cayó por casualidad en mi boca (página 315), lo cual es un caldo limpiador y desintoxicante para ayudar a que su hígado trate la carga extra en forma más eficiente. Tome de 1 a 3 tazas tres veces durante el día siguiente.

P: ¡Socorro! LLegan los feriados y no quiero destruir todo mi arduo trabajo, pero las comidas son muy tentadoras.

R: La temporada de los feriados es un desafío cuando está tratando de mantener la pérdida de peso. Sin duda. Mucha gente sube unas cuantas libras durante los feriados cada año, y eso se acumula con los años. Pero usted no tiene que ser esa persona. Tampoco se estrese. Los feriados deben ser divertidos, con mucho tiempo social con la familia y amigos. Concéntrese en eso, y en todas las increíbles verduras, frutas y proteínas por ahí. Tenga cuidado de todas las comidas con mucha grasa y mucha azúcar. Trate de hacer algunas de mis recetas (en este libro, en mi página web, y en mi página en Pinterest) que usan xilitol de abedul o stevia 100% puro en lugar de una parte o todo el azúcar, y mis muchas recetas sanas para feriados de los platos principales y acompañamientos. Traiga sus propias comidas a los eventos sociales, y admire pero evite, si es que puede, los abundantes postres llenos de azúcar refinada y mantequilla. Haga sus platos llenos de colorido y piense en la mucha más diversión que tendrá si no se siente hinchada y culpable. Sobre todo, diviértase. Cuanto más hable, abrace y baile, menos tiempo tendrá para rondar por la mesa de postres.

También quiero asegurarme de que usted sepa que la culpabilidad engorda. El pánico engorda. El estrés engorda. Si puede evitar comidas que la hacen sentir mal y reducen su metabolismo, hágalo. Pero si termina dándose su antojo con algunas de ellas, es más importante que no se sienta mal por ello. Encarrílese al día siguiente.

También hay algunas cosas que puede hacer para protegerse y recobrarse después, si su rostro aterriza por casualidad en un plato de galletas de Navidad o pastel de calabazas.

1. Tome desayuno el día del feriado o de la fiesta. Asegúrese de tomar proteínas.
2. Coma un almuerzo sustancioso.
3. Coma un refrigerio a base de grasas en la tarde, como nueces, semillas o aguacate. Esto ayudará a estabilizar el azúcar en la sangre desde el comienzo.
4. El día después de la fiesta, coma montones de fruta y verduras para volver a normalizarse, para que sus antojos no se conviertan en una sesión de juerga de toda una temporada. Los licuados son una manera fabulosa de ingerir productos alimenticios fácilmente, así que empiece su mañana con una de mis recetas de licuados (vea las páginas 274 y 308).
5. Después, asegúrese de regresar a los principios básicos. Beba la mitad del peso de su cuerpo en onzas de agua cada día. Coma dentro de un lapso de 30 minutos de haberse despertado. Nunca esté más de 4 horas sin una comida o refrigerio cuando esté despierta. Sabe la rutina.

P: Estoy muy estresada por algo que está sucediendo en mi vida. ¿Hay alguna forma de ayudar con comida?

R: Por supuesto que la hay. Durante los tiempos de estrés, es superimportante enfocarse en carbohidratos saludables, que tranquilizan el cuerpo y las glándulas suprarrenales. Coma granos enteros en vez de granos refinados y mucha fruta alta en glicemia, como el mango, piña, sandía, cantalupo y kiwi. Beba mucha agua fresca natural, tome sorbos de té de hierbas como pasionaria, ashwagandha, bálsamo de limón y ginseng, y coma alimentos con triptófano, el cual ayuda a crear aminoácidos calmantes. Estos alimentos incluyen pavo, legumbres, granos enteros, nueces, semillas y cacao (suertuda; ¿alguien quiere un licuado de chocolate? Vea mi receta en la página 308).

Hacer más cardio también puede ayudar realmente a consumir el estrés. También me gusta cepillarme la piel antes de tomar una ducha, lo cual hace que se mueva mejor su sistema linfático. Cuanto más eficientemente saque las toxinas del cuerpo, menos estrés sentirá. La respiración profunda por unos cuantos minutos puede calmar la ansiedad, y también podría beneficiarse de escuchar música, estirarse por unos minutos, e irse a dormir temprano. Y yo jamás le impediría que se dé un masaje. A veces un toque sanador puede marcar una gran diferencia.

P: Yo salgo mucho a comer. ¿Cómo controlo lo que estoy comiendo en un restaurante?

R: Esta pregunta me la hacen muchas veces, y es una buena pregunta porque usted no sabe lo que está pasando en la cocina de ese restaurante. Muchas comidas de restaurante sirven porciones inmensas con mucho más aceite, azúcar y sal de lo que se imaginaría. Lo mejor es planificar con anticipación (trate de ver si puede encontrar el menú en la Internet), luego sea muy cordial con su servidor cuando le esté haciendo muchas preguntas. Explique que tiene algunas restricciones dietéticas y pida ayuda. ¿Pueden los platos estar hechos sin la salsa, mantequilla o aceite extras? ¿Puede tener verduras como acompañamiento en vez de papas? También puede elegir ignorar la canasta de pan o chips de tortilla (o pídale a su servidor que no la traiga), y enfóquese en las verduras y la proteína magra cuando ordene.

Yo siempre llevo conmigo paquetes de tamari cuando salgo a comer. Si pide algo preparado sin toda la salsa y aceite, puede ser algo insípido, así que esto puede ayudar a añadir sabor. También podría pedir trozos de limón o lima. Yo frecuentemente pido té de hierbas en los restaurantes, o llevo mi propia bolsita de té y endulzo mi té con stevia. No, no es tiramisú, pero por lo menos se siente como un especial y dulce final a la comida. También siempre tengo conmigo una botella de agua fresca. A la mayoría de los restaurantes, no les interesa si trae su propia agua. (Y en ocasiones especiales, claro, pido tiramisú, cuando me estoy sintiendo bien y sé que mi metabolismo puede manejarlo).

P: Me da mucha hambre cuando no estoy en casa. ¿Cuáles son los refrigerios portátiles y fáciles?

R: Yo llamo a mis refrigerios portátiles mi «reserva estimulante», y me han rescatado en miles de ocasiones. Algunos de mis favoritos son:

- Fruta fresca, como naranjas, mandarinas, manzanas, peras y kiwis
- Verduras frescas, como un recipiente de plástico con tomatitos cerezos o una bolsa de palitos de apio o rodajas de pepino
- Carne seca sin nitrato
- Almendras crudas, castañas, pecanas, pistachos, semillas de girasol o semillas de calabaza
- Barras De por vida para el metabolismo acelerado. Siempre llevo unas cuantas en mi cartera.

P: ¿Cómo mantengo mi metabolismo encendido cuando viajo?

R: Viajar puede ser estresante, y también puede ser difícil controlar su acceso a comida buena, sana, pura e integral. Yo viajo mucho en mi trabajo, y he acumulado algunos consejos. Aquí los tiene.

- Visite las tiendas de comestibles en lugar de tiendas de atención rápida. Puede conseguir fruta fresca, proteína limpia como carnes de charcutería sin nitrato, carne seca, y grasas saludables como nueces, semillas, puré de garbanzos, paquetes de nuez cruda y mantequillas de semilla. Hasta los aeropuertos tienden a tener puré de garbanzos y verduras estos días. Otras ideas: bolsas de atún; roscas de espelta; verduras cortadas; y para dar sabor a la comida insípida de restaurante, paquetes de tamari, stevia líquida, vinagre balsámico, botellitas de salsa picante y botellitas de aceite de oliva.
- Lleve una hielera, si es posible. Mi familia invirtió en una que se enchufa al encendedor de cigarrillos del carro, y siempre la llevamos en viajes largos por carro. Cuando la enchufamos en el hotel, nuestras opciones son interminables.
- Mis batidos y barras para el Metabolismo acelerado son fabulosos para viajar cuando no se tiene acceso a comida pura; son una opción.
- Permanezca hidratada. Beber mucha agua mientras viaja es crucial para sentirse bien, especialmente cuando viaja por avión. También puede comer alimentos hidratantes como la sandía, piña y pepinos. Los kioscos del aeropuerto ahora los tienen también.
- Aquí tiene algunas de las cosas que siempre llevo conmigo cuando viajo:
  - Avena instantánea
  - Endulzante stevia
  - Paquetes de mantequilla de nuez cruda

- Carne seca de pavo, sin nitrato
- Batidos limpiadores para el metabolismo acelerado
- Una botella de licuadora
- Manzanas
- Paquetes de té de hierbas
- Trocitos de cacao

- Cada día que viajo, bebo dos batidos limpiadores, como dos refrigerios (típicamente fruta y nueces, tales como una manzana con mantequilla de almendra o rodajas de mango con semillas de girasol), luego escojo un restaurante que ofrezca comida limpia lo más que se pueda, y tengo una comida afuera por día.
- También estimulo mi sistema inmunológico con suplementos cuando viajo, especialmente con Metabolismo multi, Metabolismo probiótico, Equilibrio de enzimas del metabolismo, Metabolismo T4T3, y Energía del metabolismo, esto último es mucho mejor que el café.

P: Comer saludablemente es muy caro. ¿Cómo lo hago más asequible?

R: Esta es otra pregunta común, y me entristece que la comida saludable sea mucho más cara que la comida barata perturbadora del metabolismo. Pero así es. Hasta que esto cambie (y espero que la demanda del consumidor lo haga), trate de comprar en grandes cantidades con amigas, como carne de granjas y verduras de un mercado de productores. Compre en grandes cantidades cuando la buena comida está en oferta, y congele la carne y las verduras en cantidades específicas para una comida. La comida local a menudo también es más barata y más pura. Chequee los estantes de granjas al costado de las carreteras, mercados de productores, y haciendas donde uno mismo se sirve. Compre mucho y congélelo. También podría tratar de sembrar un jardín, si tiene el espacio, o un jardín en contenedores en un patio para cosas como tomates y pimientos.

P: Yo tengo un horario de trabajo raro/trabajo de noche/trabajo muchas horas seguidas. ¿Es importante a qué hora como? ¿Como aún tres comidas y dos refrigerios o más si estoy levantada por más tiempo que la mayoría de la gente?

R: Tres comidas y dos refrigerios es un buen sitio donde empezar, pero trate de comer cada 2 a 4 horas mientras esté despierta, no importa la hora del día o noche que sea. Usted ya sabe que la primera vez que coma debe ser dentro de un lapso de 30 minutos de haberse despertado, aun si duerme durante el día y se despierta lista para su turno de la noche. Este es el tiempo para encender su metabolismo. Si está despierta más de 4 horas después de haber terminado su última comida, añada otro refrigerio. Eso puede ser en la mañana apenas se despierte si le gusta tomar desayuno más tarde, o al final del día. Lo principal que hay que recordar es que si ha salido el sol o no, cuando usted está despierta, nunca esté más de 4 horas sin comer.

P: No tengo tiempo para cocinar. ¿Hay comida congelada u otra forma conveniente que pueda usar con este plan?

R: Ah, sí. Ya sea que compre en una tienda que se enfoque en la salud como Whole Foods, Trader Joe's, o el local de su vecindario, o ha notado que su mercado ha expandido la sección de comida saludable, puede encontrar una tonelada de comida que facilitará la preparación de su comida. Son muy útiles los muchos tipos de verduras, frutas y granos congelados, gran parte de los cuales son orgánicos. Busque aquellos sin aditivos o conservantes. También he visto más y más carnes precocidas congeladas.

Por ejemplo, Trader Joe's tiene un rosbif congelado completamente cocido que fue alimentado con pasto y que no contiene nada más que carne de res alimentada con pasto, sal de mar y pimienta. Lo importante es convertirse en un lector de etiquetas porque muchas comidas que parecen ser saludables en realidad no lo son. Si ve una larga lista de aditivos, conservantes, y otros químicos, rellenos y colorantes en la etiqueta, regréselo a su sitio. Si no hay aditivos, y lo que es mejor, si la comida es orgánica, alimentada con pasto, apacentada, capturada en la naturaleza, etc., entonces prosiga y haga que su vida sea más fácil.

Lo que es mejor aún, busque estas comidas en oferta y cómprelas en grandes cantidades. Me gusta cocinar varias libras de carne molida con anticipación y congelarla en bolsas de plástico herméticas en porciones de 1 libra (,45 kg) o menos. También pongo una tonelada de pollo rallado con cebollas y ajo en la olla para cocinar a fuego lento y empaqueto esas porciones con anticipación. Usted fácilmente podría cocinar suficiente carne molida y pollo rallado para que le dure todo el plan de 14 días. Si quiere comer la misma comida en cada cena de la Parte 1, y la misma comida en cada cena de la Parte 2, entonces la preparación se vuelve aún más fácil.

P: Estos comestibles me parecen caros, con todos esos productos y carnes orgánicas frescas. ¿Hay maneras de hacerlo más asequible?

R: A veces tengo que volverme creativa con mis clientes para resolver la carga económica de la comida saludable, pero este es un problema que debe resolverse. Necesitamos comida saludable para tener cuerpos sanos, y conforme el mercado descubra esto, responderá. Espero que esto signifique que la comida saludable se haga más disponible y asequible para todos. Ya lo veo sucediendo, puesto que los populares consumidores de productos saludables por fin están descubriendo que los problemas de la salud inducidos por comida de baja calidad han llegado a un nivel de crisis y están exigiendo algo mejor. Pero hasta que esto suceda en todos lados con toda la gente, aquí tiene algunas de mis estrategias favoritas para hacer más asequible comer en forma sana:

- **Compre en grandes cantidades, y compre en oferta.** Si eso significa comprar una congeladora más grande o cocinar en grandes cantidades y congelar porciones individuales una vez al mes, piense en cuánto dinero se puede ahorrar con un poquito más de inversión. Busque las ofertas y compare tiendas. Busque las mejores ofertas. La mayoría de las ciudades y los pueblos tienen por lo menos un par de lugares para comprar comida, con ofertas rotativas y más énfasis en «comidas saludables», como productos alimenticios orgánicos y carnes alimentadas con pasto, y un día a la semana todo lo del pasillo de comida saludable está en oferta. Muchas tiendas también tienen aplicaciones para el teléfono que muestran descuentos especiales solo para los usuarios de esas aplicaciones.

  Afortunadamente, la comida saludable está teniendo más demanda, y eso quiere decir que usted ya no siempre tiene que ir a las tiendas más caras. De hecho, lugares como Trader Joe's e incluso Walmart tienen grandes ofertas de comida saludable. Estuve en Trader Joe's el otro día, y las manzanas orgánicas estaban más baratas que las no orgánicas, porque eran más feas. En lo personal, no me interesa que sean más feas. Yo quiero manzanas que me hagan más sana, y eso es lo que quiero para usted también. Y si las puedo conseguir barato en Walmart, lo hago.

- **Busque el mercado de productores de su área.** Los mercados de productores son una fuente increíble de comida local fresca, a menudo a un precio más barato que la tienda de comestibles. Para conseguir una oferta aun mejor, pase por ahí al final del horario de atención con dinero en efectivo, cuando los vendedores tienen ganas de negociar. Yo he conseguido unas ofertas increíbles de verduras y frutas frescas haciendo esto. Muchos mercados de productores también tienen carne de res alimentada con pasto de la zona, cerdo apacentado, pollos criados en el campo y hasta pescado capturado en la naturaleza.

- **Mande la cuenta a su compañía de seguros.** Algunas cuentas de ahorros de la compañía de seguros de salud (HSA, por sus siglas en inglés) podrían cubrir o reembolsarle el costo de algunas de sus comidas, si tiene la receta de un doctor (escrita en un papel para recetas) para comidas relacionadas con un plan nutritivo en particular que usted sigue para su salud, especialmente si tiene diabetes o su doctor le ha dicho que tiene que bajar de peso. Muchos de mis clientes muestran a sus doctores mis programas y pueden obtener estas recetas porque los doctores están conscientes de los resultados que obtengo con clientes que médicamente necesitan bajar de peso. Chequee con su doctor y su compañía de seguro para ver si esto podría aplicarse con usted.

P: Yo vivo en otro país, y tenemos frutas, verduras y pescado diferentes. ¿Cómo sigo este plan?

R: He descubierto que la mayoría de la gente tiene éxito con cualquier tipo de pescado capturado en la naturaleza, y yo no especifico los tipos de pescado en la lista de alimentos, así que disfrute lo que le ofrezca la abundancia del océano. En cuanto a verduras y frutas, hay tanta variedad y diversidad por todo el mundo que sería imposible que yo abarque las opciones en cada país que serían aceptables en este programa. Típicamente, lo que recomiendo para aquellos cuyas opciones son diferentes y que no pueden obtener las verduras y frutas listadas en este programa de alimentos es tratar de duplicar lo que está listado. Por ejemplo, con las verduras, puede sustituir verduras con hojas frondosas por otras verduras con hojas frondosas, o tubérculos por otros tubérculos para cualquier receta. Con frutas podría sustituir frutas de hueso por otras frutas de hueso, frutas cítricas por otras frutas cítricas, o moras por otras moras. Si parecen ser el mismo color y tipo, entonces está bien.

P: Detesto (o mi esposo detesta) las verduras. Realmente no veo cómo pueda comer todas esas. ¿Una porción es dos tazas mínimo? Ni soñarlo. ¿Qué puedo hacer?

R: Sinceramente, el consejo profesional que he dado a muchos de mis clientes, incluyendo aquellos que son internacionalmente famosos o tienen un patrimonio neto descabellado o que son atletas superestelares, es literalmente taparles la nariz si es necesario. (Este es el método supersofisticado que aprendí cuando tuve a mis hijos). No, hablando en serio, debemos encontrar una forma en que usted ingiera esas verduras si quiere alcanzar y mantener una salud óptima, y hay maneras de minimizar el factor asco, especialmente para aquellos con un paladar supersensible.

- Si no le gusta una verdura cocida, pruébela cruda. Si no le gusta una verdura cruda, pruébela cocida.
- Sea valiente y pruebe algunas verduras que no haya probado antes. Tal vez aún no ha encontrado sus favoritas.
- Haga puré de verduras y añádalas a caldos, estofados, chiles, salsas, cazuelas, o cualquier otra receta sabrosa donde no las note o tenga que sentir la textura.
- Ponga verduras frondosas en sus licuados junto con algunas frutas, o cacao crudo y menta fresca para ocultar el sabor.
- Esfuércese en insensibilizar su paladar. Empiece con porciones pequeñas y aumente gradualmente. Divida las porciones durante todo el día. Elija las verduras que menos detesta y luego póngase más valiente.

Básicamente, haga lo más que pueda y recuerde que es menos importante que le encante el sabor de cada mordida de comida y más importante obtener los nutrientes que necesita para estar sana. Hay micronutrientes antiinflamatorios que mejoran el metabolismo de manera singular que solo se pueden encontrar en las verduras, ¡caramba! Así que necesitan formar parte de su vida. Usted puede lograrlo.

P: Tengo un problema con la tiroides y se supone que no debo comer verduras derivadas del repollo. ¿Cuáles son algunas opciones buenas para que yo pueda ingerir todas las verduras?

R: Hay muchas opciones de verduras en las listas de alimentos que no son verduras derivadas del repollo: espárragos, remolachas, zanahorias, pepinos, vainitas, verduras frondosas, hongos, cebollas, pimientos, rabanitos y calabacitas. Siempre puede sustituir una verdura por otra. Escoja esas verduras que no sean derivadas del repollo (verduras derivadas del repollo incluyen brócoli, coliflor, y el repollo). Si alguna receta que quiera probar de este libro usa verduras derivadas del repollo, también funcionará con cualquier otra verdura.

Tomando en cuenta lo dicho, hay nuevas ideas acerca de los problemas con la tiroides y las verduras derivadas del repollo. Cuando la gente tiene problemas con la tiroides, vemos cuatro cosas: 1) una falta de producción de hormonas de la tiroides; 2) una falta de conversión de una hormona producida a una hormona activa; 3) una conversión disfuncional de hormona producida a hormona activa; y 4) una situación de autoinmunización en la que el cuerpo está autodestruyendo el lugar de producción de la hormona. El debate de la verdura derivada del repollo en realidad solo tiene que ver con el problema de la conversión disfuncional. Lo que la ciencia nos está mostrando ahora es que típicamente esos individuos tienen un problema con el metabolismo de la glutationa, y eso significa que no necesariamente tiene que evitar las verduras derivadas del repollo. Lo que necesita hacer es asegurarse de que también esté comiendo muchos antioxidantes y alimentos ricos en selenio. La Revolución del metabolismo tiende mucho hacia los antioxidantes y alimentos ricos en selenio, así que tal vez no necesite preocuparse de las verduras derivadas del repollo después de todo. Hable con su doctor. O, como dije antes, sustituya las verduras derivadas del repollo por otras, si está preocupada. Si quiere saber más acerca de esto, he escrito varios blogs acerca de los problemas de la tiroides en mi página web.

P: ¿Cómo puedo consumir calcio si no estoy tomando leche?

R: El calcio es un mineral que ayuda a fortalecer los huesos, coagular la sangre, contraer los músculos, y también ayuda a que el sistema nervioso se comunique con el resto del cuerpo. Usted necesita unos 1.000 mg de calcio todos los días. La gente tiende a relacionar el calcio con los productos lácteos, pero muchos alimentos fabulosos contienen calcio, como la col rizada (3½ tazas tienen tanto calcio como un vaso de leche), la rúcula, el brócoli, las naranjas (1 naranja tiene 60 mg de calcio), las sardinas (3 onzas con espinas tienen casi 400 mg), el salmón, el halibut, las semillas de ajonjolí (3 cucharadas tienen 280 mg), almendras crudas y legumbres como los frijoles blancos, frijoles negros, garbanzos, porotos y frijoles pinto. Es fácil obtener suficiente calcio cuando incluye estos alimentos en su dieta. Usted no necesita productos lácteos.

P: Estoy embarazada. ¿Necesito hacer otra cosa aparte de seguir las pautas estándares de De por vida?

R: ¡Felicitaciones! Es algo asombroso lo que está haciendo su cuerpo ahora mismo. Las únicas cosas que le diría que haga mientras está embarazada son:

1. *No haga dieta*. Usted necesita mucha comida buena para sostener todo lo que su cuerpo está haciendo.
2. Evite los perturbadores metabólicos de manera más estricta de lo normal (están listados en el capítulo anterior).
3. Consuma mucha proteína, específicamente, recomiendo 60 gramos al día durante el primer semestre, 80 gramos al día durante el segundo semestre, y 100 gramos al día durante el tercer trimestre.

4. Coma mucha grasa saludable. Su bebé necesita ácidos grasos omega-3 en particular (la clase que se encuentra en pescados grasos) para el desarrollo del cerebro. Sin embargo, ya que muchos de los pescados más grandes como el atún están contaminados con mercurio, es buena idea limitar el consumo de pescados grasos a solo pescados más pequeños capturados en la naturaleza, como las sardinas, arenques y anchoas. El salmón capturado en la naturaleza de Alaska y la costa del Pacífico también tienen un bajo riesgo de mercurio.

5. Coma toneladas de frutas y verduras por sus muchos micronutrientes. Disfrute este tiempo hermoso, y con buena nutrición, tal vez incluso descubra que tiene menos efectos secundarios incómodos.

P: Estoy dando pecho a mi bebé. ¿Hay algo en particular en lo que me debo enfocar?

R: Sí. No se preocupe por bajar de peso ahora mismo. En cambio, enfóquese en mucha variedad, y especialmente mucha fruta, la cual ayuda a mantener activa la producción de leche y elevar la calidad nutritiva de su leche. Generalmente recomiendo que las mamás lactantes tengan cinco porciones de fruta cada día.

11
RECETAS ESPECIALES
DE POR VIDA

sted puede continuar deleitándose con cualquiera de las recetas de la Revolución del metabolismo que le encantan, del capítulo 6, mientras esté siguiendo el plan De por vida, pero también puede expandir sus horizontes con recetas que incorporan nuevos ingredientes en la Lista maestra expandida de alimentos De por vida (ver la página 227). Estas recetas aprovechan esos alimentos, incluyendo algunos de los Alimentos para reflexionar de los que hablo en la página 233. Disfrute su nueva abundancia de opciones.

DESAYUNOS DE POR VIDA

Licuado de arándano, aguacate y coco

SIRVE 1

¾ **taza de agua**

¼ **taza de kéfir con coco**

Unos cuantos cubos de hielo

1 taza de espinacas, tallo removido

1 taza de arándanos

¼ **aguacate**

Trozos de cacao crudo

Licúe todos los ingredientes juntos. Diluya con más agua si está demasiado espeso, y sirva.

Pan de plátano con pedacitos de chocolate para desayuno

SIRVE 6

Contiene Alimentos para reflexionar: plátanos, cacao en polvo (opcional)

3 plátanos pequeños que se pasaron de maduros

3 huevos grandes

¼ taza de leche de coco enlatada llena de grasa

½ cdta de extracto puro de vainilla

2 cdas de jarabe puro de arce

½ taza de harina de coco

3 cdas de harina de tapioca

2 cdas de cacao o cacao en polvo sin azúcar

½ cdta de bicarbonato de sodio

½ cdta de polvo de hornear

Pizca de sal de mar

¼ taza de trozos de cacao crudo

1. Precaliente el horno a 350 °F (177 °C). Cubra un molde para panes de 9 x 5 pulgadas con papel para hornear. (Puede usar un molde para panes más pequeño si le gusta un pan más alto, o podría usar tres moldes o potecitos para bollos de pan dulce para porciones individuales).

2. En un tazón grande, aplaste bien dos de los plátanos y añada y bata los huevos, la leche de coco, la vainilla y el jarabe de arce.

3. En un tazón más pequeño, combine la harina de coco, harina de tapioca, cacao, si se está usando, bicarbonato de sodio, polvo de hornear y sal.

4. Incorpore los ingredientes secos a los ingredientes húmedos y revuelva hasta que todo esté totalmente combinado.

5. Corte el tercer plátano en trozos pequeños e incorpórelos en la masa junto con los trozos de cacao.

6. Vierta la mezcla en el molde preparado de pan y espárzala en forma pareja. Hornee de 55 a 60 minutos, hasta que esté dorado y cuando se inserte un palito de dientes cerca del centro salga sin residuos.

7. Remueva del horno y deje que se enfríe completamente antes de cortarlo en seis pedazos. Envuelva bien cualquier sobra y guárdelo en la refrigeradora hasta dos días.

Barras de camote con arándanos

SIRVE 6

⅔ taza de puré de camote cocido

1 huevo grande

1 cda de aceite de coco, derretido

1 cda de jarabe puro de arce

2 cdts de extracto puro de vainilla

¾ taza de harina de almendra o masa de almendra

¾ cdta polvo de hornear

¾ taza de arándanos

1. Precaliente el horno a 350 °F (177 °C). Cubra un molde para panes de 9 x 5 pulgadas con papel para hornear.

2. En un tazón mediano, combine el camote, huevo, aceite de coco, jarabe de arce y la vainilla. Bata con un tenedor hasta que la mezcla se vea uniforme.

3. En un tazón separado, bata la harina de almendra y el polvo de hornear, luego revuelva incorporando la mezcla de camote hasta que se haya combinado completamente.

4. Vierta la masa en el molde preparado y ponga lisa la parte de encima. Acomode los arándanos encima de la masa, presionándolos ligeramente.

5. Hornee de 35 a 40 minutos, o hasta que el medio esté bien cocido. Deje que se enfríe completamente antes de cortarlo en 6 pedazos. Envuelva bien cualquier sobra y guárdelo en la refrigeradora hasta dos días.

Tostada de pera con nueces

SIRVE 1

1 rebanada de pan a base de grano retoñado
1 cda de mantequilla de almendra cruda
½ pera fresca, con pepa quitada y en tajadas
1 cdta de miel cruda
1 cda de almendras o nueces crudas cortadas
Espolvoreo ligero de canela molida

Tueste el pan como le guste. Esparza la mantequilla de almendra encima de la tostada, ponga encima las tajadas de pera, rocíe la miel y salpique los trozos de nueces y la canela.

Tazón de huevo y aguacate para desayuno

SIRVE 2

2 cebolletas, en tajadas finas

1 taza de quinua cocida o arroz integral

1 cdta de vinagre de arroz (sin azúcar)

Sal de mar y pimienta molida

1 cda de aceite de coco

4 huevos

½ aguacate, en tajadas (opcional)

Salsa de chile (opcional)

½ hoja grande o 2 tamaño bocado de algas nori,
cortadas en tiras delgadas, para adornar

1. En un tazón pequeño, mezcle las cebolletas, quinua y el vinagre y sazone con sal y pimienta.

2. En una sartén mediana de teflón, derrita el aceite de coco a temperatura media-alta. Rompa los huevos y póngalos en la sartén, sazone con sal y pimienta y cocine hasta que estén a su gusto.

3. Divida la mezcla de quinua entre dos tazones. Ponga encima de cada tazón dos huevos y adorne con tajadas de aguacate y salsa de chile, si se desea. Adorne con las tiras de algas nori.

Huevos rancheros picantes

SIRVE 2

3 cdas de aceite de alazor

4 cebolletas, partes blancas y verdes claras, en rodajas finas

1 diente de ajo, picado

1 jalapeño o ½ pimiento Anaheim, cortado en forma bien delgada
(opcional; si no le gusta el picante, añada ¼ taza de pimiento verde
cortado en forma bien delgada)

1 lata (de 14,5 onzas) de tomates picados en cubos y tostados al fuego

1 taza de espinaca fresca cortada

¼ taza de cilantro fresco cortado

2 tortillas de grano retoñado (de 6 pulgadas)

2 huevos (de cualquier tamaño)

Ingredientes para poner encima (use, no obstante, el número de ellos
que usted quiera y en la cantidad que desee): salsa roja y/o verde,
guacamole, tomates picados en cubos

1. Precaliente el horno a 375 °F (191 °C).

2. En una sartén mediana, caliente 2 cucharadas de aceite de alazor a temperatura media. Añada las cebolletas, el ajo y el jalapeño, si se está usando, y cocine, revolviendo continuamente, hasta que quede suave, unos 3 minutos. Añada los tomates, la espinaca y el cilantro, y haga hervir la salsa. Reduzca el calor a temperatura media-baja y cubra. Cocine, revolviendo de vez en cuando, unos 10 minutos.

3. Mientras tanto, ponga las tortillas en el horno, directamente sobre la rejilla, y caliente justo hasta que queden crocantes, esto solo debe requerir unos 10 minutos, más o menos, dependiendo de lo aguadas que estén sus tortillas.

4. En una sartén de teflón aparte, caliente la cucharada de aceite restante a temperatura media. Con mucho cuidado rompa los huevos en la sartén y cocínelos hasta que estén cocidos al gusto.

5. Saque las tortillas del horno y ponga cada una en un plato. Cubra cada tortilla con la mitad de la salsa y un huevo. Adorne con cualquiera de los ingredientes que se desee poner encima.

ALMUERZOS DE POR VIDA

Tapas de garbanzo con aceitunas verdes

SIRVE 4

2 cdas de aceite de alazor

1 cebolla roja pequeña, picada

4 dientes de ajo, picados

1 lata (de 14 onzas) de tomates picados

1 cda de pasta de tomate

²/₃ taza de caldo de verduras o caldo de pescado

1 cda de vinagre rojo

1 cdta de paprika ahumada o regular

1 cdta de sal de mar

½ cdta de pimienta molida

4 tortillas a base de granos retoñados

1 lata (de 14 onzas) de garbanzos, colados y enjuagados

½ taza de aceitunas verdes, sin pepa y en tajadas

1 cda de aceite de oliva extra virgen

Jugo de 1 limón

¼ taza de perejil fresco cortado

1. En una sartén mediana, caliente el aceite de alazor a temperatura media. Añada la cebolla y cocine, revolviendo, hasta que quede suave, unos 5 minutos, luego añada el ajo y cocine unos 2 minutos más. Revuelva incorporando los tomates picados, la pasta de tomate, el caldo, vinagre, la paprika, la sal y pimienta. Cubra y hierva a fuego lento, revolviendo de vez en cuando para evitar que se pegue, unos 15 minutos.

2. Mientras tanto, precaliente el horno a 400 °F (204 °C).

3. Corte las tortillas en cuartos y acomódelas en una bandeja para hornear. Tuéstelas en el horno hasta que queden crocantes, unos 10 minutos (dependiendo de lo aguadas que estén las tortillas).

4. Quite la tapa a la mezcla de tomate y revuelva incorporando los garbanzos. Cubra y hierva a fuego lento 5 minutos, o hasta que los garbanzos se hayan calentado completamente. Revuelva incorporando las aceitunas. Ponga la mezcla en un tazón y rocíe el aceite de oliva y el jugo de limón. Esparza el perejil por encima y sirva con los trozos de tortilla tostada (también lo podría comer solo con una cuchara).

Salmón ennegrecido con arroz silvestre

SIRVE 4

¼ **taza de paprika**

1 **cdta de pimienta de cayena**

1 ½ **cdts de tomillo, fresco o seco**

¾ **cdta de ajo en polvo**

1 **cdta de sal de mar**

3 ½ **cdas de aceite de oliva**

Jugo de 1 limón

4 **filetes de salmón (de 6 onzas)**

2 **tazas de arroz silvestre cocido**

1/3 **taza de perejil fresco cortado en forma fina**

1 **limón, cortado en trozos**

1. Precaliente el horno a 400 °F (204 °C).

2. En un plato hondo (suficientemente hondo para meter los filetes de salmón), combine la paprika, la cayena, el tomillo, el ajo en polvo y ¾ cucharadita de la sal.

3. En un plato hondo aparte, combine 2½ cucharadas de aceite y el jugo de limón. Meta cada filete de salmón a la mezcla de limón y aceite para cubrir ambos lados, luego cubra ambos lados con las especias.

4. Caliente una sartén grande para horno a temperatura media-alta. Cocine el salmón hasta que se ennegrezca, 2 minutos cada lado.

5. Transfiera la sartén al horno y hornee de 5 a 8 minutos (dependiendo del grosor de sus filetes), o hasta que el salmón esté casi opaco en el centro.

6. En un tazón pequeño, combine el arroz silvestre, el perejil, la cucharada de aceite restante, y el ¼ de cucharadita de sal restante.

7. Sirva el salmón con el arroz y los trozos de limón al costado.

Sartén de salchicha de pavo de huerto

SIRVE 2

½ libra de salchicha de pavo molido

½ cebolla amarilla, cortada en cubos

2 dientes de ajo, picados

1 taza de pedazos de calabacín tamaño bocado

1 taza de pedazos de vainitas frescas tamaño bocado

1 pimiento rojo, cortado en pedazos tamaño bocado

1 lata (de 14 onzas) de tomates cortados en cubos

1 cdta de orégano seco

1 cdta de sal de mar

¼ cdta de pimienta molida

½ taza de tomates cerezos, cortados en cuartos

½ aguacate, cortado en cubos

1. Caliente una sartén grande de teflón a temperatura media-alta. Añada la salchicha de pavo y la cebolla y cocine, rompiendo la salchicha con una cuchara de madera mientras se cocina, hasta que la salchicha se cocine completamente y la cebolla esté suave. Añada el ajo, revuelva, y cocine 2 minutos más.

2. Añada el calabacín, las vainitas, el pimiento, los tomates, el orégano, la sal y la pimienta. Revuelva hasta que todo esté bien mezclado y cocine hasta que las verduras estén tiernas y de color brilloso, unos 8 minutos más.

3. Divida la mezcla entre dos platos y cubra cada una con la mitad de tomates cerezos y la mitad de aguacate. Sirva inmediatamente.

Ensalada tibia de calabaza con frijoles blancos

SIRVE 4

¼ taza de aceite de oliva

¼ taza de vinagre de vino blanco o vinagre de champán

2 dientes de ajo, picados

1 cdta de sal de mar

½ cdta de paprika ahumada o chile en polvo

1 calabaza mediana, pelada, con semillas y cortada en cubos de ¾ de pulgada

1 cda de aceite de alazor

1 lata (de 14 onzas) de frijoles blancos, colados y enjuagados

¼ taza de pedazos de nueces crudas

8 tazas de espinaca fresca, col rizada bebé, u hojas de col

1. Precaliente el horno a 425 °F (218 °C).

2. En un tazón pequeño, bata el aceite de oliva, vinagre, ajo, la sal y paprika. Apártelo.

3. Mezcle la calabaza con el aceite de alazor y espárzalo sobre una bandeja para hornear. Hornee hasta que la calabaza esté tierna y se le pueda perforar fácilmente con un tenedor, unos 30 minutos. Transfiera la calabaza a un tazón e inmediatamente añada los frijoles blancos y el aderezo. Mezcle hasta que todo esté completamente combinado y los frijoles estén tibios.

4. Revuelva las nueces y sirva encima de las verduras de la ensalada.

Sopa toscana para almorzar

SIRVE 3

1 cda de aceite de alazor

1 pimiento verde, picado

1 cebolla blanca pequeña, picada

2 cdts de sal de mar

1 cdta de pimienta molida

6 dientes de ajo, picados

6 zanahorias delgadas, en tajadas

4 tazas de caldo de verduras, y más si es necesario

1 lata (de 8 onzas) de tomates aplastados

1 cdta de orégano seco

½ cdta de tomillo seco

1 lata (de 15 onzas) de habas o frijoles cannellini, colados y enjuagados

3 tazas de hojas de col rizada cortadas en trozos grandes

2 rebanadas de pan a base de granos retoñados, tostadas

1. En una olla grande de hierro o una cacerola de fondo pesado, ca-liente el aceite de alazor a temperatura media. Añada el pimiento, la cebolla, 1 cucharadita de sal y la pimienta negra. Cocine, revolviendo, hasta que las verduras se hayan suavizado, unos 8 minutos.

2. Añada el caldo, los tomates, el orégano, el tomillo y la cucharadita de sal restante. Revuelva todo junto y cúbralo. Cocine unos 30 minu-tos, revolviendo cada 5 a 10 minutos para evitar que se pegue. Si la mezcla se ve seca, añada un poquito más de caldo o agua. Después de 30 minutos, revuelva e incorpore los frijoles y la col rizada. Co-cine, revolviendo, 5 minutos más para calentar los frijoles y ablandar la col rizada.

3. Parta la tostada en pedazos tamaño bocado y divídala entre cuatro tazones. Saque con cucharón la sopa y póngala sobre la tostada y sirva inmediatamente.

Sopa poderosa de lentejas en olla de cocción lenta

SIRVE 8

2 tazas de lentejas verdes secas, escogidas sin piedras y enjuagadas

8 tazas de caldo de verduras

4 tallos de apio, cortados en forma fina

4 zanahorias, en tajadas delgadas

2 puerros, solo las partes blancas y verdes claras, en rodajas delgadas y bien enjuagadas

1 cebolla amarilla, cortada

1 lata (de 14 onzas) de tomates aplastados

4 dientes de ajo, picados

1 hoja seca de laurel

2 cdts de sal de mar, y más si es necesario

2 cdts de comino molido

4 hojas frescas de albahaca, cortadas en forma fina

½ cdta de tomillo seco

½ cdta de paprika ahumada

½ cdta de pimienta molida, y más si es necesario

4 tazas de espinaca bebé

Jugo de 1 limón

1. En una olla de cocción lenta o una cacerola grande, combine todos los ingredientes excepto la espinaca y el jugo de limón. Cubra y cocine a fuego lento unas 8 horas (si está usando una cacerola, cubra y cocine a fuego lento unas 4 horas). Unos 15 minutos antes de servir, revuelva e incorpore la espinaca y el jugo de limón. Pruebe y sazone con más sal y pimienta según sea necesario.

2. Sirva caliente. Esta sopa se mantendrá bien en un recipiente hermético en la refrigeradora hasta 3 días o congélala en porciones individuales para comidas rápidas posteriormente.

Sopa cremosa de coliflor

SIRVE 4

6 tazas de verduras o caldo de pollo

1 cabeza de coliflor, sin tallo y cortada en pedazos tamaño bocado

1 cebolla amarilla, cortada en cubos

4 zanahorias, cortadas

2 tallos de apio, picados

4 dientes de ajo, picados

2 cdas de perejil fresco picado

2 cdts de sal de mar

1 cdta de tomillo molido

½ cdta de pimienta molida

4 tazas de hojas de col rizada cortadas en trozos gruesos

1. En una cacerola grande, combine todos los ingredientes excepto la col rizada. Haga hervir a fuego lento a temperatura media-alta, luego reduzca el calor a temperatura media. Cubra y cocine a fuego lento unos 30 minutos, o hasta que todas las verduras estén tiernas.

2. Con cuidado sirva con cucharón la mitad de la sopa en una licuadora y licúe a velocidad baja para hacer puré (tenga cuidado cuando licúe líquidos calientes). Ponga la sopa licuada en la olla. Revuelva e incorpore la col rizada y cocine 10 minutos más, o hasta que la col rizada esté blanda.

3. Sirva caliente. Esta sopa se mantendrá bien en un recipiente hermético en la refrigeradora hasta 3 días o congélela en porciones individuales para tener una comida fácil posteriormente.

CENAS DE POR VIDA

Burritos ahogados

SIRVE 8

½ taza de aceite de oliva

5 cdas de harina de almendra

⅓ taza de chile en polvo

2 latas (de 8 onzas) de salsa de tomate

2 tazas de agua

½ cdta de comino molido

½ cdta de cacao crudo en polvo

½ cdta de ajo en polvo

½ cdta de sal de cebolla

1 pizca de sal de mar

1 cerdo asado (de 5 libras, con hueso) o lomo

Tortillas a base de granos retoñados

Adornos: cilantro fresco, jalapeño, rabanitos, aguacate, aceitunas,
lechuga rallada, queso de almendras y tomate

1. Precaliente el horno a 325 °F (163 °C).

2. En una cacerola mediana, caliente el aceite de oliva a temperatura media. Esparza la harina y el chile en polvo sobre el aceite y rápidamente empiece a revolver. Raspe alrededor de los bordes de la sartén para que se incorpore toda la harina. Cocine a fuego lento durante 2 minutos. Lentamente añada la salsa de tomate, el agua, comino, cacao en polvo, ajo en polvo, la sal de cebolla y sal de mar, y bata hasta que se combine todo.

3. Cocine a fuego lento a temperatura media 10 minutos. La mezcla se reducirá y se volverá ligeramente espesa. Remuévala del calor y ponga a un lado la salsa de enchilada.

4. Quite la grasa (si la hay) del asado. Ponga el asado en una olla grande de cocción lenta. Vierta toda la salsa de enchilada encima. Cubra y cocine a temperatura baja durante 8 horas, hasta que el cerdo se desmenuce fácilmente con dos tenedores. Saque la carne usando

una espumadera. Asegúrese de que se haya sacado toda la carne del hueso (si lo hay), agarrando cualquier carne restante con tenacillas. Corte la carne en tiras.

5. Ponga 4 onzas del cerdo en tiras en medio de una tortilla, añada sus adornos favoritos, y doble/enrolle hasta formar un burrito. Sirva con cucharón algo de la salsa de la olla a cocción lenta y póngala encima, esparza adornos adicionales y sirva.

Sofrito de col china

SIRVE 2

1 cda de aceite de semilla de uva
½ libra de pollo molido
1 cebolleta, cortada, y más para servir
2 cdts de jengibre fresco rallado
2 dientes de ajo, picados en forma muy fina
12 onzas de col china, cortada por la mitad
1 cda de agua
2 cdts de tamari
2 cdts de aceite de ajonjolí tostado
Semillas de ajonjolí, para servir

1. En un wok o sartén grande para saltear, caliente el aceite de semilla de uva a temperatura alta. Añada el pollo molido y cocine, revolviendo, hasta que quede dorado pero no totalmente cocido. Reduzca el calor a temperatura media-alta y añada la cebolleta, el jengibre y el ajo. Cocine, revolviendo, durante 30 segundos, o hasta que esté fragante.

2. Añada la col china y el agua, y mezcle bien para cubrir con el aroma. Cubra el wok. Cocine durante 2 minutos, o hasta que la col china esté crocante. Añada el tamari y el aceite de ajonjolí, y mezcle bien durante 30 segundos. La col china debe tener el tallo tierno pero no demasiado blando. Esparza las semillas de ajonjolí y más cebolletas, y sirva.

Salmón agridulce

SIRVE 2

1 diente de ajo, picado
½ cdta de jengibre fresco picado
2 cdas de tamari
2 cdas de vinagre de cidra de manzana
12 onzas de filete de salmón, cortado en dos porciones
2 cdas de miel cruda
Tajadas de jengibre curtido, para adornar
Unos cuantos ramitos de cilantro, para adornar

1. Precaliente el horno a 350 °F (177 °C). Cubra una bandeja para hornear con papel para hornear.

2. En un tazón, combine el ajo, jengibre, tamari y vinagre. Añada el salmón y deje que se adobe 30 minutos. Ponga el salmón en la bandeja para hornear, reservando el adobo restante. Hornee unos 15 minutos.

3. Mientras tanto, vierta el adobo en una pequeña cacerola y luego hiérvalo a temperatura media-alta. Reduzca el calor a temperatura media y cocine a fuego lento 10 minutos, hasta que el adobo se haya reducido a la mitad. Sáquelo del calor.

4. Divida el salmón entre dos platos. Revuelva la miel en el adobo y rocíelo sobre el salmón. Adorne con el jengibre curtido y los ramitos de cilantro.

Cerdo asado con raíces y frutas

SIRVE 4

4 cdas de aceite de alazor

1 lomo de cerdo (de 16 onzas)

1 cda de romero seco

2 ¼ cdts de sal de mar

1 cdta de pimienta molida

¼ cdta de nuez moscada molida

1 pera, con pepa quitada, cortada en cubos tamaño bocado

1 manzana, con pepa quitada, cortada en cubos tamaño bocado

2 camotes, cortados en cubos tamaño bocado

1 cebolla amarilla, cortada en cubos tamaño bocado

1 chirivía, pelada y cortada en cubos tamaño bocado

6 dientes de ajo, que se les han cortado las puntas con raíces, sin pelar

1 cda de aceite de oliva

1. Precaliente el horno a 350 ºF (177 ºC). Unte el fondo de una bandeja para hornear o asar de 9 x 13 pulgadas con 2 cucharadas de aceite de alazor.

2. Ponga al cerdo en la bandeja y frótelo completamente con las 2 cucharadas restantes de aceite de alazor

3. En un tazón pequeño, mezcle 2 cucharaditas de la sal, la pimienta, y la nuez moscada. Esparza la mitad de la mezcla sobre el cerdo y frótelo hasta que lo cubra. Ponga la pera, manzana, los camotes, la cebolla, chirivía y el ajo alrededor del cerdo y esparza la mezcla restante de sal. Hornee por 30 minutos.

4. Remueva al cerdo del horno. Quite los dientes de ajo (use tenacillas para evitar que usted se queme) y cubra la bandeja con papel de aluminio. Deje que repose unos 10 minutos.

5. Cuando el ajo esté suficientemente frío para manipularlo, ponga el ajo asado en un tazón pequeño. Mézclelo con aceite de oliva y el ¼ cucharadita de sal restante.

6. Corte el cerdo en pedazos de ½ pulgada de grosor y póngalo en un plato (o platos individuales). Rocíe el aceite de ajo y rodéelo de las verduras asadas y frutas. Sirva inmediatamente.

Halibut al vapor con jengibre, tamari y verduras

SIRVE 4

¼ taza de tamari

¼ taza de jugo fresco de lima

1 cda de jengibre fresco picado

2 ½ cdts de jalapeño (1 pequeño) picado, al que se le han quitado las semillas

½ taza de zanahoria rallada

¼ taza de cebolletas cortadas diagonalmente

1 taza de arvejitas descascaradas

1 taza de hongos shiitake en tajadas bien delgadas (unas 2 onzas)

1 taza de pimiento rojo cortado en tiras (1 grande aproximadamente)

4 filetes de halibut (de 6 onzas) sin pellejo

8 onzas de fideos de trigo rubión estilo soba

4 cdas de cilantro fresco cortado

1. Precaliente el horno a 425 °F (218 °C).

2. En un plato ancho y hondo (suficientemente grande para meter los filetes de halibut), bata el tamari, jugo de lima, jengibre y jalapeño, y póngalo a un lado.

3. Arranque cuatro hojas de papel de aluminio resistente de 16 x 12 pulgadas y doble cada una por la mitad en diagonal. Abra el papel metálico y divida la zanahoria, las cebolletas, arvejitas, los hongos, y el pimiento en forma pareja entre las hojas de papel metálico.

4. Meta los filetes de halibut en la mezcla de tamari, volteando para cubrir uniformemente. Ponga cada filete en cada grupo de verduras. Sirva la mezcla restante de tamari en forma pareja sobre cada porción. Tape con el papel metálico el halibut y las verduras, y selle los bordes de manera muy ceñida. Ponga los paquetes en una bandeja para hornear y hornee durante 13 minutos.

5. Mientras tanto, cocine los fideos soba según las instrucciones del paquete, omitiendo cualquier uso de sal y grasa que indiquen las instrucciones. Cuele y enjuague los fideos soba con agua fría.

6. Saque del horno los paquetes de papel metálico y deje que reposen 3 minutos.

7. Ponga una taza de fideos soba en cada uno de los cuatro platos y coloque encima de cada uno el contenido de un paquete de papel metálico. Esparza 1 cucharada de cilantro sobre cada porción. Sirva inmediatamente.

Chuletas de cerdo con chipotle

SIRVE 4

1 cda de chile en polvo

1 cdta de paprika

½ cdta de comino molido

1 cdta de chipotle molido

½ cdta de sal de mar en trozos gruesos

1 diente de ajo, picado

4 chuletas de cerdo cortadas en el centro, sin hueso, de ¾ a
1 pulgada de grosor

2 cdas de aceite de oliva, o un poquito más si es necesario

1 taza de leche de coco, enlatada llena de grasa

1 cdta de humo líquido

¼ taza de cilantro fresco cortado (opcional)

Jugo de 1 lima (opcional)

1. Caliente una sartén a temperatura media-alta.

2. En un tazón, combine el chile en polvo, la paprika, el comino, ½ cucharadita de chipotle, la sal y el ajo. Unte cada chuleta de cerdo con algo de aceite de oliva, dejando suficiente para la bandeja. Frote las chuletas de cerdo con las especias hasta cubrirlas completamente.

3. Cubra la sartén con el aceite de oliva restante y añada las chuletas de cerdo. Cocine 5 minutos por lado, o hasta que al insertarse un termómetro de lectura instantánea en el centro indique 145 °F (63 °C) y el centro esté solo ligeramente rosado. Reduzca el calor a temperatura baja.

4. En una licuadora o procesador de alimentos, combine la leche de coco, el humo líquido, el cilantro y la ½ cucharadita de chipotle restante, y licúe hasta que esté sin grumos.

5. Vierta la salsa sobre las chuletas de cerdo. Ponga las chuletas en los platos y adorne con el jugo de lima y el cilantro extra, si se desea, y sirva caliente.

Ensalada rellena de chimichurri

SIRVE 8

¼ taza de aceite de oliva

5 dientes de ajo, picados

¼ taza de cilantro fresco cortado

¼ taza de perejil fresco cortado

½ cdta de sal de mar, y más si es necesario

½ cdta de pimienta molida, y más si es necesario

Una pizca de hojuelas de pimiento rojo

2 libras de falda de res, cortada parcialmente

2 huevos duros, divididos en cuatro partes

½ pimiento verde, en tajadas

½ pimiento rojo, en tajadas

16 tazas de ensalada mixta de verduras

1. Precaliente una parrilla a temperatura media alta o precaliente un asador.

2. En un tazón pequeño, mezcle el aceite, el ajo, el cilantro, el perejil, la sal, la pimienta negra y las hojuelas de pimiento rojo. Ponga el bistec en un plato y cúbralo con la mezcla, pásele una brocha para cubrir uniformemente toda la superficie.

3. Acomode los cuartos de huevos en tres filas cruzando la falda de res en diferentes intervalos. Repita esto con las tajadas de los pimientos. Con cuidado enrolle la carne para cerrar el relleno. Amarre el rollo con un cordel de cocina en varios sitios para sostenerlo bien. Sazone la parte de afuera del rollo generosamente con sal y pimienta negra.

4. Ponga el rollo en la parrilla o ase durante unos 20 minutos, rotándolo cada 5 minutos. Sáquelo de la parrilla o asador y deje que repose 15 minutos.

5. Corte el rollo, deseche el cordel de cocina, y sirva sobre la verdura mixta.

Tazón de camarones con fideos

SIRVE 4

1 cda de aceite de ajonjolí tostado

2 cdts de jengibre fresco rallado

2 dientes de ajo, picados

¼ taza de aminos de coco

1 cda de vinagre de arroz (sin azúcar)

6 tazas de caldo de pollo

2 tazas de hongos baby bella (cremini) en tajadas

4 cebolletas, en tajadas

1 cdta de sal de mar

4 tazas de repollo verde en tajadas bien delgadas (o use repollo mixto)

4 tazas de fideos soba cocidos

24 onzas de camarones (de cualquier tamaño)

Para decorar:

Retoños frescos de frijoles

Cubos de aguacate

Hojas frescas de cilantro cortado

Jalapeño fresco en tajadas bien delgadas

Almendras o nueces crudas cortadas

Su salsa picante favorita

1. En una cacerola grande, caliente el aceite de ajonjolí a temperatura media-alta. Añada el jengibre, el ajo y cocine, revolviendo, durante 1 minuto. Añada los aminos de coco, el vinagre y el caldo. Aumente el calor a temperatura alta y haga hervir. Reduzca el calor a temperatura baja y cocine a fuego lento, sin tapar, por 5 minutos. Añada los hongos y cocine a fuego lento 10 minutos más. Revuelva e incorpore las cebolletas, la sal, y sáquelo del calor.

2. Mientras tanto, llene una olla aparte con agua. Haga hervir a temperatura alta y añada el repollo. Cocine durante 5 minutos. Revuelva e incorpore los fideos soba cocidos y los camarones. Hierva de 2 a 3 minutos más, o hasta que los camarones estén rosados. Cuele.

3. Divida los fideos, el repollo y los camarones entre cuatro tazones. Sirva el caldo en los tazones y adorne cubriendo con los ingredientes deseados.

Albóndigas dulces y picantes

SIRVE 4

2 cdts de aceite de alazor

1 libra de pavo y/o pollo molido

½ cebolla, cortada en forma bien delgada

½ taza de mango cortado en forma bien delgada

2 dientes de ajo, picados

1 cda de cilantro fresco cortado

1 cda de jalapeño picado

(remueva las semillas y las puntas para que pique menos)

2 huevos

½ taza de harina de almendra o harina de coco

(o use la Mezcla para hornear del Metabolismo acelerado)

1 cdta de comino molido

1 cdta de sal de mar

1 cdta de chipotle molido o paprika ahumada

½ cdta de pimienta molida

1. Precaliente el horno a 375 °F (191 °C). Unte ligeramente con aceite de alazor una bandeja para hornear.

2. Combine todos los ingredientes en un tazón grande y mezcle bien con las manos limpias. Forme bolitas de 1 pulgada y acomode en una sola capa en la bandeja preparada. Hornee durante 20 minutos, o hasta que las albóndigas estén doradas y cocidas completamente. Sírvalas calientes o disfrútelas frías salidas de la refrigeradora como refrigerio. Se mantendrán en la refrigeradora hasta 2 días, y también se mantienen bien en la congeladora.

POSTRES DE POR VIDA

Helado de plátano con un solo ingrediente

SIRVE 2

Contiene Alimentos para reflexionar: plátano

1 plátano grande y bien maduro

Ingredientes para mezclar de su preferencia, como trozos de cacao crudo, mantequilla de almendra, nueces crudas cortadas, miel, o canela molida

1. Pele el plátano y córtelo en rodajas. Póngalo en una bolsa de plástico hermética, selle, y congele durante por lo menos 2 horas o hasta la mañana siguiente.

2. Ponga los pedazos de plátano en un procesador pequeño de alimentos o una licuadora de alta velocidad y licúe hasta que la consistencia se parezca a un helado suave. Esto lleva tiempo, así que continúe si piensa que no está sucediendo. Añada cualquier ingrediente para mezclar y licúe unos cuantos segundos más.

3. Transfiera a un recipiente hermético y congele hasta que se ponga duro para una consistencia más tradicional, o coma inmediatamente para una consistencia más suave.

Galletas de Jengibre sin Hornear

Contiene Alimentos para reflexionar: dátiles

¼ taza de masa de almendra

¼ taza de cereal de trigo de rubión

¾ taza de avena enrollada sin gluten

1 cda de canela molida

1 cdta de jengibre molido

½ cdta de nuez moscada molida

½ cdta de extracto puro de vainilla

¼ cdta de clavos de olor molidos

1 ¼ taza de dátiles empacados sin pepa

1 cda de azúcar de coco (opcional)

1. Combine todos los ingredientes excepto los dátiles y el azúcar de coco en una licuadora de alta velocidad o procesador de alimentos y licúe hasta que la mezcla tenga una consistencia fina, como harina.

2. Añada la mitad de los dátiles y licúe hasta que se combinen bien, luego añada los dátiles restantes y licúe hasta que tenga una masa uniforme.

3. Sirva porciones redondas de masa del tamaño de 1 cucharada y enróllelas hasta formar bolitas, o aplástelas con un rodillo y use un molde de galletas para hacer las figuras deseadas.

4. Ruede las bolitas sobre el azúcar de coco, si se está usando, o rocíe el azúcar encima de las galletas.

5. Para dar más blandura, ponga las galletas en hojas de deshidratación y deshidrate a 115 °F (46 °C) por 2 horas. Guarde en un recipiente hermético en el mostrador hasta por 2 días, o congele lo que sobre para después.

Rollo de sushi de plátano

SIRVE 1

Contiene Alimentos para reflexionar: plátanos

1 plátano firme, pelado
2 cdas de mantequilla de almendra o de otra nuez cruda
1 cda de coco rallado sin azúcar
1 cda de trozos de cacao crudo

Esparza el plátano con la mantequilla de nuez. Corte transversalmente en pedazos de tamaño bocado. Ruede cada pedazo sobre el coco, luego sobre los trozos de cacao, presionándolos para que se peguen. Sirva inmediatamente.

Pudín de chía del paraíso tropical

SIRVE 2

1 taza de leche de coco enlatada y llena de grasa
½ taza de mango fresco o congelado cortado en cubos
¼ taza de semillas chía
4 gotas del Dulce de Metabolismo u otro líquido puro stevia,
o 2 cdts de jarabe puro de arce
1 cdta de cáscara rallada de limón

1. En un tazón mediano, revuelva la leche de coco, el mango, las semillas de chía, stevia y la cáscara rallada de limón. Cubra y refrigere hasta la mañana siguiente.

2. En la mañana, revuelva y ponga encima las hojuelas de coco.

Galletas de monedas de cacao glaseado

PRODUCE 12 GALLETAS

Para las galletas

1 ½ cdts de aceite de coco, derretido

1 cda de leche de almendra sin azúcar

22 gotas de Dulce de Metabolismo u otro líquido puro stevia

¾ cdta de extracto puro de vainilla

¾ taza más 2 cdas de harina de almendra

2 cdas de cacao crudo en polvo

1/8 cdta de sal de mar

⅛ cdta de bicarbonato de sodio

Para el glaseado

1 cda de mantequilla de coco, derretida

1 cdta de aceite de coco, derretido

⅛ cdta de extracto puro de vainilla

6 gotas de líquido puro stevia, o al gusto

1 ½ cdts de cacao crudo en polvo

1. Haga las galletas: en un tazón mediano, combine el aceite de coco, la leche de almendra, stevia y la vainilla, y revuélvalos.

2. En un tazón aparte, revuelva la harina de almendra, el cacao en polvo, la sal y el bicarbonato de sodio.

3. Añada los ingredientes líquidos a los ingredientes secos y revuelva bien, rompiendo los grumos conforme revuelve, hasta que pueda formar una bola con la masa en sus manos. Aplaste la bola de masa hasta formar un disco, envuélvalo con envoltura plástica, y refrigere durante 10 minutos.

4. Precaliente el horno a 325 °F (163 °C). Cubra una bandeja para hornear con papel para hornear.

5. Ponga la bola enfriada entre dos hojas de papel para hornear y enrolle hasta que tenga ¼ pulgada de grosor. Corte la masa en círculos de 2 pulgadas con un molde para galletas o panecillos, transfiera a la bandeja preparada para hornear y congele durante 20 minutos.

6. Hornee las galletas por 10 minutos. Remuévalas del horno y deje que se enfríen completamente en la bandeja para hornear.

7. Haga el glaseado: en un tazón pequeño, revuelva todos los ingredientes del glaseado hasta que quede sin grumos.

8. Usando una cucharita, esparza un poquito de glaseado sobre cada galleta fría. Guarde estas galletas en un recipiente hermético hasta por 2 días, o congele para después.

Mousse de trocitos de menta fresca y cremosa

SIRVE 9

1 lata (de 14,5 onzas) de leche de coco sin azúcar llena de grasa
½ taza de xilitol de abedul
1 ½ cdts de extracto puro de menta
1 cdta de extracto puro de vainilla
1 pizca de sal de mar
¼ taza de mantequilla de coco, derretida
2 aguacates maduros
¼ taza de trozos de cacao crudo

1. En una licuadora, combine la leche de coco, el xilitol de abedul, el extracto de menta, la vainilla y la sal. Licúe para que se combine todo.

2. Añada la mantequilla derretida de coco y los aguacates. Licúe hasta que quede cremoso.

3. En platos individuales, ponga en capas alrededor de ¼ taza de *mousse*, seguida de una cucharadita escasa de trozos de cacao, seguida de otro ¼ taza de *mousse*. Adorne con un espolvoreo final de trozos de cacao.

4. Refrigere durante unos 10 minutos antes de servir. (Es mejor servir esto inmediatamente en el día que lo haga, ya que los aguacates perderán gradualmente su color verde y se volverán marrones conforme se oxiden).

REFRIGERIOS DE POR VIDA

Salsa fermentada

PRODUCE UNOS 2 CUARTOS

3 libras de tomates, cortados

1 cebolla roja, cortada

2 jalapeños, picados

1 taza de cilantro fresco, cortado

4 dientes de ajo, picados

Jugo de 2 limas

1 ½ cdas de sal de mar

2 cdts de comino molido

1. Combine todos los ingredientes en un tazón grande.

2. Transfiéralo a jarras limpias de vidrio (deje espacio encima) y cúbralas con unas cuantas capas de estopilla amarrada con cordel o una liga. Deje la salsa sobre el mostrador de 2 a 3 días, luego cierre bien las tapas y refrigere. El sabor continuará intensificándose en la refrigeradora.

3. Use la salsa para poner encima de las carnes o verduras, o simplemente comerla sola. Se mantendrá en la refrigeradora hasta dos semanas. También se congela bien.

Cecina de res casera

SIRVE 4

1 libra de bistec orgánico
¼ taza de tamari
Jugo de 1 lima o limón
½ cdta de sal de cebolla
¼ cdta de ajo en polvo
¼ cdta de pimienta molida
⅛ cdta de sal de mar
⅛ cdta de hojuelas de pimiento rojo

1. Quite y deseche cualquier grasa que tenga la carne. Corte la carne en tiras de unas 5 pulgadas de largo y ½ pulgada de ancho.

2. En una bolsa grande hermética de plástico, combine el tamari, el jugo de lima, la sal de cebolla, el ajo en polvo, la pimienta negra, la sal y las hojuelas de pimiento rojo. Añada la carne a la bolsa, selle y sacuda para cubrir con la mezcla. Deje que se adobe en la refrigeradora por lo menos 8 horas o hasta la mañana siguiente.

3. Cuele la carne y deseche el adobo. Ponga la carne en hojas deshidratantes (si tiene un deshidratador), o cubra dos bandejas para hornear con papel de aluminio, ponga las rejillas, y acomode la carne en las rejillas separándola a una distancia de ¼ pulgada.

4. Si tiene un deshidratador, deshidrate la carne hasta que esté seca, de 4 a 12 horas, dependiendo de la temperatura y el grosor de su carne (siga las instrucciones de su deshidratador).

5. Si está usando el horno, precaliéntelo a 200 ºF (93 ºC). Hornee la carne, sin tapar, de 6 a 7 horas, o hasta que esté seca como cuero. Remuévala del horno y deje que se enfríe completamente.

6. Guarde la cecina en un recipiente hermético en la refrigeradora hasta por una semana, o congélela.

RECETAS TERAPÉUTICAS/PARA RECUPERACIÓN/ PARA REPARACIÓN DE POR VIDA PARA CUANDO LA VIDA SIGA SU RUMBO

Licuado para repararse de una semana loca

SIRVE 1

Contiene Alimentos para reflexionar: dátiles

Si ha estado estresada, trabajado demasiado, o se está divirtiendo en un centro turístico o en un crucero, o está saliendo de un fin de semana de feriado decadente por darse el gusto excesivamente, este licuado la enderezará otra vez. Hasta los buenos tiempos son estresantes, y esta es justamente la reparación que necesita. Este licuado es un sueño para sus glándulas suprarrenales.

¼ taza de alazor crudo o semillas de calabaza

1 a 2 tazas de espinaca, col rizada o arúgula

¾ taza de leche de coco sin azúcar, leche de arroz,
o leche de almendra, y más si es necesario

½ taza de agua

4 o 5 cubos de hielo

¼ taza de arándanos congelados

¼ aguacate

1 cda llena de maca

1 cda de vinagre de coco o vinagre de cidra de manzana

1 dátil Medjool sin azufre, sin pepa, o 1 higo seco

2 cdts de cacao crudo en polvo

2 cdts de semillas de chía

En una licuadora, vierta las semillas de girasol hasta que se vuelvan polvo fino. Añada los ingredientes restantes y licúe hasta que esté sin grumos. Diluya con más agua o leche no láctea si se desea. Disfrute inmediatamente.

Leche con cúrcuma

SIRVE 2

Esta leche de oro es todo un placer delicioso, calmante para antes de dormir y es bueno en particular si tiene dolor o inflamación. La cúrcuma es un poderoso antiinflamatorio. No pase por alto la pimienta, ayuda a su cuerpo a absorber los compuestos beneficiosos que se hallan en la cúrcuma con más eficacia.

2 tazas de leche de coco enlatada, llena de grasa, o cualquier leche de nueces sin azúcar

1 cdta de cúrcuma molida

¼ cdta de pimienta molida

1 pedazo (de 1 pulgada) de jengibre fresco, pelado y en tajadas

Miel cruda (opcional)

1. En una cacerola, bata la leche de coco, la cúrcuma, la pimienta y el jengibre. Caliente a temperatura media hasta que empiece a salir burbujas. Reduzca el calor a temperatura baja y cocine a fuego lento unos 5 minutos.

2. Escurra la leche en dos tazas, añada la miel, si se desea, y revuelva. Disfrute inmediatamente.

Elíxir de chia

SIRVE 1

Este elíxir es para esos días con el estómago revuelto o con acidez estomacal. Corrige el nivel de pH y absorbe el exceso de ácido.

1 cda de semillas de chía
Jugo de ½ limón
1 cda de vinagre de cidra de manzana
1 ½ tazas de agua tibia

Mezcle todos los ingredientes en un vaso. Deje que repose, revuelva de vez en cuando, de 5 a 10 minutos, o hasta que las semillas de chía se hayan cuajado. Bébaselo.

Caldo de huesos para sanar la barriga

Si tiene problemas digestivos crónicos, recomiendo dar sorbos a este caldo de huesos a menudo y usarlo como base para las sopas que haga en casa. Esto también es bueno para problemas temporales con el estómago.

4 libras de huesos de res

3 hojas de laurel

1 ½ tazas de zanahoria

6 dientes de ajo

1 ½ tazas de puerros en rodajas

1 cebolla

3 ramitos de romero

1 cdta de granos negros de pimienta

2 cdas de vinagre de cidra de manzana

12 tazas de agua

1. Combine todos los ingredientes en una olla de cocción lenta, cubra, y cocine a fuego lento de 6 a 24 horas. Escurra el caldo, desechando los sólidos.

2. Beba algo inmediatamente y/o congele el resto en recipientes herméticos para que siempre tenga caldo de huesos a la mano para hacer sopa o para hacer que su barriga se sienta mejor. Se mantendrá bien hasta una semana en la refrigeradora.

Limonada para el estrés y la ansiedad

SIRVE 12

Esta limonada es perfecta para aliviar la ansiedad. Cuando se esté sintiendo abrumada, tome un vaso de esto. Preferentemente afuera, en el porche, en un día hermoso, pero darle sorbos al vuelo ayuda también.

12 tazas de agua
1 taza de miel cruda
1 cda de flores de lavanda seca de calidad culinaria
Jugo de 6 limones

1. En una cacerola grande, combine 6 tazas de agua con miel y hágalo hervir, revolviendo para disolver la miel. Remueva del calor y añada la lavanda. Cubra y deje que repose 1 hora. Enfríe las seis tazas de agua restantes.

2. Escúrralo a una jarra, desechando la lavanda. Revuelva e incorpore el agua fría y jugo de limón. Sirva con hielo.

Comida reconfortante con mermelada

SIRVE 1

Esta receta es un remedio sorprendente para los calambres en las piernas... y en cualquier momento que se quiera sentir como una niña otra vez (pero sin la comida chatarra). Y otra sorpresa: usted está haciendo esta mermelada en casa en unos 2 segundos. (Pero hágala un día antes).

2 tazas de moras, de cualquier tipo

3 cdas de miel cruda

2 a 3 cdas de semillas de chía

2 cdas de mantequilla de almendra

1 rebanada de pan Ezequiel, cortada por la mitad

1. En una licuadora, combine las moras, la miel y las semillas de chía (use 2 cucharadas para una mermelada ligeramente más diluida, o 3 cucharadas para una mermelada más espesa). Licúe hasta que se combine bien, transfiera a un recipiente hermético, y refrigere hasta la mañana siguiente. La chía se gelificará y cuajará el puré de frutas.

2. Esparza la mermelada de chía y las moras sobre una mitad del pan (no usará todo), y esparza la mantequilla de almendra sobre la otra mitad. Junte las mitades y boom... el tiempo se detiene.

Pastel en taza para los días malos

SIRVE 1

¿Está teniendo uno de esos días malísimos? Alégrese con este queque en taza chocolatoso, de menta y crocante. La vida se verá mucho mejor. Esta receta es similar a la de Pastel de chocolate en taza, pero con la refrescante y alegre adición de la menta.

1 clara de huevo

1 ½ cdas de cacao crudo en polvo

1 ½ cdas de xilitol de abedul

1 cda de trozos de cacao crudo

2 gotas de extracto puro de menta

1 pizca de sal de mar (opcional)

1. Ponga la clara de huevo en una taza y bata bien, luego añada y bata el cacao en polvo, xilitol de abedul, los trozos de cacao, el extracto de menta, y la sal, si se está usando.

2. Ponga en el microondas de 45 a 60 segundos a 50% de potencia.

Nota: Mezclar todos los ingredientes en la jarra de una licuadora y luego verter en una taza funciona bien, también.

Usted también puede hornear esto a 350 °F (177 °C) de 12 a 15 minutos. Solo asegúrese de que la taza sea segura para usar en el horno.

Sopa «Una margarita cayó por casualidad en mi boca»

SIRVE 8

Esta receta ayudará a que su hígado se desintoxique al día siguiente después de haber bebido alcohol. Es la mejor receta que conozco para la resaca.

4 calabacines medianos, en rodajas

1 libra de vainitas, recortadas y partidas por la mitad

2 tallos de apio, cortados

Hojas de 2 atados grandes de perejil, cortadas gruesamente

Ramillete de adorno: 1 ramito individual de tomillo, romero y estragón, atados con cordel de cocina (opcional)

4 tazas de agua natural

Sal de mar y pimienta negra

Combine las verduras, el ramillete de hierbas y el agua en una cacerola grande y hágala hervir. Cubra, reduzca el calor a temperatura baja, y cocine a fuego lento por unos 30 minutos. Remueva el ramillete de hierbas. Sazone con sal y pimienta al gusto. Tómela tal como está, o hágala puré en una licuadora.

PLAN DE APOYO SUPERSIMPLE

A mi comunidad le encanta meterse a la cocina, compartir recetas y encontrar los mejores ingredientes para preparar comida que estimule el metabolismo, pero a veces es más difícil de lo que suena. (O tal vez usted piense que suena totalmente difícil). A veces está más ocupada de lo normal. A veces no tiene la energía. Muchos de mis clientes y mi comunidad han expresado interés en un plan que use mis productos para minimizar el tiempo para cocinar aún más. Si necesita un plan aún más fácil que el plan de la Revolución del metabolismo, pruebe este Plan de apoyo supersimple, el cual usa mis Batidos reemplazantes de comida para el metabolismo limpios, vegetarianos, a base de alimento integral, ricos en micronutrientes, antiinflamatorios, y que apoyan el metabolismo para desayunos y almuerzos, junto con refrigerios muy fáciles y portátiles, y la misma cena fácil de preparar con anticipación cada noche para la Parte 1, y otra cada noche para la Parte 2, para ambas semanas. Esto hace más eficiente el tiempo para preparar y cocinar de una manera que le ayudará a hacer más cosas en su día cuando no tiene ni un segundo disponible.

EL PLAN DE APOYO SUPERSIMPLE DE DIANA

Diana es un poquito como Sue (ver la página 76). Ella tiene un trabajo extremadamente ocupado como representante de productos farmacéuticos, así que tiene muy poco tiempo para preparar las comidas. También viaja dos o tres días o más a la semana, así que frecuentemente no está cerca de la cocina para nada. Ella realmente quería bajar 12 libras (5,4 kg), y su Puntaje de intervención metabólica la puso con el Mapa de comidas A, pero me dijo que no podía preparar comidas cada noche, y cómo se suponía que tenía que encargarse de los viajes. Fácil, le dije yo, y entonces le mostré este plan; la única información que ella necesitaba era el modelo para un día para su Mapa de comidas A Parte 1, y el modelo para un día para su Mapa de comidas A Parte 2. Cada día de la Parte 1 (los primeros cuatro días de cada semana, según la división 4/3 del Mapa de comidas), ella iba a comer lo mismo: un Batido reemplazante de comida para el metabolismo para el desayuno, un refrigerio portátil sencillo a la mitad de la mañana, otro batido para el almuerzo, un refrigerio sencillo en la tarde y una cena de la Parte 1.

Ella iba a hacer lo mismo en la Parte 2, pero con refrigerios aprobados y una cena de la Parte 2. Le expliqué que podía pasar un día —solo uno— preparando las dos recetas. Todo lo que tenía que hacer era preparar ocho porciones de la cena de la Parte 1 que había escogido y seis porciones de la cena de la Parte 2 que había seleccionado. Ella admitió que tenía un domingo libre, y solo pasó dos horas haciendo las recetas. Empacó las comidas para la semana 1 en porciones individuales y las puso en la refrigeradora, y empacó las comidas para la semana 2 en porciones individuales y las puso en la congeladora. Ella encontró una botella para batidos y le mostré cómo separar porciones de sus batidos en bolsas herméticas para viajar. Todo lo que necesitaba era una botella de agua natural para cada batido, algo que podía comprar fácilmente mientras viajase.

Diana se reportó conmigo y me dijo que fue más fácil de lo que creía. Ella pudo guardar sus cenas preparadas con anticipación en una hielera e incluso calentarlas en el microondas de un hotel cuando estaba manejando; una vez incluso empacó dos cenas congeladas en su maleta para un vuelo. Sus refrigerios eran fáciles de guardar en su cartera, y los batidos iban con ella a todas partes. Le encantaba poder verter, sacudir, beber y acabar su comida. ¿Y al final de los 14 días? *Trece libras menos.* Ahora Diana vive el estilo de vida del Metabolismo acelerado de por vida (ver la página 213) y un año después, ella todavía está en su peso ideal y se mantiene.

He aquí exactamente lo que hizo. Fíjese que este mapa de comidas contiene las dos cenas que escogió Diana, pero usted podría escoger cualquier receta de la Parte 1 y de la Parte 2 para hacer con anticipación sus cenas. También podría hacer más de una cena, si tiene tiempo. Solo asegúrese de que coincida con la parte correcta y que la prepare en la cantidad apropiada para el Mapa de comidas A.

(Fíjese que el peso, agua y ejercicio no están incluidos en esta muestra de mapa de comidas, pero Diana llevó la cuenta de estos, y usted también debería hacerlo, en su mapa de comidas en blanco siguiendo la página 327).

PLAN DE APOYO SUPERSIMPLE PARA EL MAPA DE COMIDAS A: DIANA (Las recetas empiezan en la página 131).

	DESAYUNO	REFRIGERIO A.M.	ALMUERZO	REFRIGERIO P.M.	CENA
PARTE 1 (LUNES - JUEVES)	BATIDO REEMPLAZANTE DE COMIDA PARA EL METABOLISMO: 1½ CUCHARAS	NARANJA	BATIDO REEMPLAZANTE DE COMIDA PARA EL METABOLISMO: 1½ CUCHARAS	1 TAZA DE MORAS	TAZÓN DE BISTEC CON QUINUA
PARTE 2 (VIERNES - DOMINGO)	BATIDO REEMPLAZANTE DE COMIDA PARA EL METABOLISMO: 1½ CUCHARAS	MANZANA CON 2 CDAS DE MANTEQUILLA DE ALMENDRA (EN PAQUETES APROPIADOS PARA VIAJAR)	BATIDO REEMPLAZANTE DE COMIDA PARA EL METABOLISMO: 1½ CUCHARAS	PERA Y ¼ TAZA DE PISTACHOS CRUDOS	POLLO AL ARCO IRIS CON VERDURAS

EL PLAN DE APOYO SUPERSIMPLE DE DAVID

David trabaja como agente de la policía, y tiene el turno nocturno, así que rara vez puede compartir una comida con su familia y a menudo se encuentra en la cocina a tempranas horas de la mañana antes del amanecer, devorándose cualquier cosa que pudiese encontrar para su llamada cena. Para su disgusto, David había subido 25 libras (11,3 kg) de peso durante los primeros dos años de su nuevo trabajo, y si bien quería mantenerse en forma y volver a tener un peso saludable, esto se le hacía extremadamente difícil. Él tenía un horario opuesto al de su familia, y cuando todos ellos estaban despiertos al mismo tiempo, él quería estar con ellos, no estar haciendo ejercicios en el gimnasio o preocuparse de seguir cierto plan de dieta.

Yo sabía que el Plan de apoyo supersimple sería perfecto para David, cuyo Puntaje de intervención metabólica lo llevó al Mapa de comidas B. Le expliqué que él podía fácilmente traer sus batidos y refrigerios al trabajo, y si preparaba con anticipación una cena simple, solo iba a tener que calentarla cuando llegara a casa temprano en la mañana para comer algo que apoyase sus metas saludables.

Luego le mostré cómo podía comer lo mismo cada día de la Parte 1 (los primeros tres días de cada semana) y después lo mismo cada día de la Parte 2 (los segundos cuatro días de cada semana). Le ayudé a escoger dos comidas que pudiese cocinar con poco esfuerzo y congelar para que estuvieran listas para él. Él compró con anticipación y consiguió una botella para batidos para su Batido reemplazante de comida para el metabolismo, y estaba listo para empezar.

Cada noche empaquetaba el polvo del batido que había separado, dos botellas de agua natural, sus dos refrigerios diarios, y su botella de batidos, y se los llevaba al trabajo. Él me dijo que nunca estaba con hambre porque los batidos lo llenaban bastante, y sentía que siempre era hora de volver a comer. En un lapso de 14 días, David había bajado 14 libras (6 kg), y decidió seguir el plan una vez más para deshacerse de las últimas 11 libras (6 kg).

He aquí exactamente lo que él hizo. Fíjese que este mapa de comidas contiene las dos cenas que escogió David, pero usted podría escoger cualquier receta de la Parte 1 y de la Parte 2 para hacer con anticipación sus cenas. También podría hacer más de una cena, si tiene tiempo. Solo asegúrese de que coincida con la parte correcta y que la prepare en la cantidad apropiada para el Mapa de comidas B.

(Fíjese que el peso, agua y ejercicio no están incluidos en esta muestra de mapa de comidas, pero David llevó la cuenta de estos, y usted también debería hacerlo, en su mapa de comidas en blanco siguiendo la página 327).

PLAN DE APOYO SUPERSIMPLE PARA EL MAPA DE COMIDAS B: DAVID (Las recetas empiezan en la página 131).

	DESAYUNO	REFRIGERIO A.M.	ALMUERZO	REFRIGERIO P.M.	CENA
PARTE 1 (LUNES - MIÉRCOLES)	BATIDO REEMPLAZANTE DE COMIDA PARA EL METABOLISMO: 2 CUCHARAS	MANZANA	BATIDO REEMPLAZANTE DE COMIDA PARA EL METABOLISMO: 2 CUCHARAS	PERA	CERDO CON LIMÓN Y ALBAHACA CON ARROZ SILVESTRE
PARTE 2 (JUEVES - DOMINGO)	BATIDO REEMPLAZANTE DE COMIDA PARA EL METABOLISMO: 2 CUCHARAS	4 ONZAS DE LONJAS DE PAVO SIN NITRATO Y 10 ACEITUNAS	BATIDO REEMPLAZANTE DE COMIDA PARA EL METABOLISMO: 2 CUCHARAS	4 ONZAS DE TROZOS DE TOCINO Y ¼ TAZA DE AGUACATE	SALCHICHA CON VERDURAS ASADAS

EL PLAN DE APOYO SUPERSIMPLE DE SALLY

Sally tiene una familia grande: cuatro hijos en edad de cuatro a trece años. Si bien Sally sabía que necesitaba bajar por lo menos 50 libras (23 kg), se sentía atascada porque tenía una familia que le encantaba pedir pizza, recoger por automóvil comida rápida, y comer dulces. «Y todos ellos son flacos», se quejaba ella. Le expliqué que la razón por la que ella era la que estaba teniendo problemas era porque su metabolismo necesitaba reparación, y que nosotras podíamos encargarnos de eso. Ella estaba motivada, pero su preocupación más grande era su familia. Sabía que ellos simplemente no estaban listos para aceptar estas clases de comidas que ella iba a estar comiendo. «No hay problema», le dije. «El Plan de apoyo supersimple es para usted».

Calculamos el Puntaje de intervención metabólica de Sally y determinamos que ella necesitaba el Mapa de comidas C, y le expliqué que con el plan de apoyo, ella podía tener batidos fáciles para los desayunos y almuerzos, refrigerios portátiles, y la misma cena preparada con anticipación cada noche para la Parte 1 y otra cada noche para la Parte 2. El resto de su familia podía comer la comida que quisiera, mientras ella se concentraba en hacer lo que necesitaba por sí misma. Estaba dispuesta, así que escogimos una cena de la Parte 1 y una cena de la Parte 2. Ya que el Mapa de comidas C tiene una división 3/4, ella hizo seis porciones de la cena de la Parte 1 y ocho porciones de la cena de la Parte 2. Puso las comidas para la semana 1 en la refrigeradora, en porciones individuales, y las comidas para la semana 2 en la congeladora. Ella estaba entusiasmada por empezar, y al final de los 14 días, había bajado exactamente 14 libras (6 kg). Estaba tan inspirada que decidió seguir el plan otra vez. Y lo que es mejor, su familia estaba tan curiosa por lo que estaba haciendo, y tan interesada en la deliciosa comida casera que estaba comiendo, que decidieron ayudarla a seguir el plan normal la segunda vez. (Pero ella aún tenía esos batidos a la mano para esos días superatareados).

He aquí exactamente lo que ella hizo. Fíjese que este mapa de comidas contiene las dos cenas que escogió Sally, pero usted podría escoger cualquier receta de la Parte 1 y de la Parte 2 para hacer con anticipación sus cenas. También podría hacer más de una cena, si tiene tiempo. Solo asegúrese de que coincida con la parte correcta y que la prepare en la cantidad apropiada para el Mapa de comidas C.

(Fíjese que el peso, agua y ejercicio no están incluidos en esta muestra de mapa de comidas, pero Sally llevó la cuenta de estos, y usted también debería hacerlo, en su mapa de comidas en blanco siguiendo la página 327).

PLAN DE APOYO SUPERSIMPLE PARA EL MAPA DE COMIDAS C: SALLY (Las recetas empiezan en la página 131).

	DESAYUNO	REFRIGERIO A.M.	ALMUERZO	REFRIGERIO P.M.	CENA
PARTE 1 (LUNES – MIÉRCOLES)	BATIDO REEMPLAZANTE DE COMIDA PARA EL METABOLISMO: 2 CUCHARAS	1 TAZA DE ARÁNDANOS	BATIDO REEMPLAZANTE DE COMIDA PARA EL METABOLISMO: 2 CUCHARAS	2 TAZAS DE FRESAS CORTADAS EN RODAJAS	TACOS DE POLLO Y FRIJOLES NEGROS
PARTE 2 (JUEVES – DOMINGO)	BATIDO REEMPLAZANTE DE COMIDA PARA EL METABOLISMO: 2 CUCHARAS	4 ONZAS DE LONJAS DE PAVO SIN NITRATO Y 1/4 AGUACATE, CORTADO Y ENVUELTO CON HOJAS DE LECHUGA	BATIDO REEMPLAZANTE DE COMIDA PARA EL METABOLISMO: 2 CUCHARAS	4 ONZAS DE CECINA DE RES SIN NITRATO, 1/4 TAZA DE PURÉ DE GARBANZOS Y PALITOS DE APIO	SALMÓN CON JENGIBRE Y LIMA

MATERIAL SUPLEMENTARIO

Aquí están todos los mapas de un vistazo y mapas de comidas en blanco para el plan de la Revolución del metabolismo, la Lista de alimentos de la Revolución del metabolismo, los Mapas de comidas del metabolismo acelerado de por vida con recomendaciones de ejercicios, y la Lista maestra de comidas para la Dieta del metabolismo acelerado de por vida, para su fácil referencia.

Mapa de comidas A (Puntaje de intervención metabólica 10 o más)

Semana Uno—Parte 1

		PESO A.M.	PESO A.M.	REFRIGERIO A.M.	ALMUERZO	REFRIGERIO P.M.	CENA	ONZAS DE AGUA AL DÍA	EJERCICIO
	LUNES		RECETA: O 1 P: 1 V: 1 F: 1 G O CC:	1 F:	RECETA: O 1 P: 2 V: 1 F:	1 F:	RECETA: O 1 P: 1 V: 1 CC:		
	MARTES		RECETA: O 1 P: 1 V: 1 F: 1 G O CC:	1 F:	RECETA: O 1 P: 2 V: 1 F:	1 F:	RECETA: O 1 P: 1 V: 1 CC:		
PARTE 1	MIÉRCOLES		RECETA: O 1 P: 1 V: 1 F: 1 G O CC:	1 F:	RECETA: O 1 P: 2 V: 1 F:	1 F:	RECETA: O 1 P: 1 V: 1 CC:		
	JUEVES		RECETA: O 1 P: 1 V: 1 F: 1 G O CC:	1 F:	RECETA: O 1 P: 2 V: 1 F:	1 F:	RECETA: O 1 P: 1 V: 1 CC:		

CLAVE: P = Proteína V = Verdura F = Fruta CC = Carbohidratos complejos G = Carbohidratos a base de granos GS = Grasa y Aceites saludables

Mapa de comidas A
Semana Uno—Parte 2

	PESO A.M.	DESAYUNO	REFRIGERIO A.M.	ALMUERZO	REFRIGERIO P.M.	CENA	ONZAS DE AGUA AL DÍA	EJERCICIO
VIERNES		RECETA: O 1 P: 1 V: 1 F:	1 F: 1 GS:	RECETA: O 1 P: 1 V: 1 GS:	1 P: 1 GS:	RECETA: O 1 P: 1 V: 1 GS:		
PARTE 2 SÁBADO		RECETA: O 1 P: 1 V: 1 F:	1 F: 1 GS:	RECETA: O 1 P: 1 V: 1 GS:	1 P: 1 GS:	RECETA: O 1 P: 1 V: 1 GS:		
DOMINGO		RECETA: O 1 P: 1 V: 1 F:	1 F: 1 GS:	RECETA: O 1 P: 1 V: 1 GS:	1 P: 1 GS:	RECETA: O 1 P: 1 V: 1 GS:		

CLAVE: P = Proteína V = Verdura F = Fruta CC = Carbohidratos complejos G = Carbohidratos a base de granos GS = Grasa y Aceites saludables

Mapa de comidas A (Puntaje de intervención metabólica 10 o más)

Semana Dos—Parte 1

		PESO A.M.	REFRIGERIO A.M.	ALMUERZO	REFRIGERIO P.M.	CENA	ONZAS DE AGUA AL DÍA	EJERCICIO
	LUNES	RECETA: O 1 P: 1 V: 1 F: 1 G O CC:	1 F:	RECETA: O 1 P: 2 V: 1 F:	1 F:	RECETA: O 1 P: 1 V: 1 CC:		
	MARTES	RECETA: O 1 P: 1 V: 1 F: 1 G O CC:	1 F:	RECETA: O 1 P: 2 V: 1 F:	1 F:	RECETA: O 1 P: 1 V: 1 CC:		
PARTE 1	MIÉRCOLES	RECETA: O 1 P: 1 V: 1 F: 1 G O CC:	1 F:	RECETA: O 1 P: 2 V: 1 F:	1 F:	RECETA: O 1 P: 1 V: 1 CC:		
	JUEVES	RECETA: O 1 P: 1 V: 1 F: 1 G O CC:	1 F:	RECETA: O 1 P: 2 V: 1 F:	1 F:	RECETA: O 1 P: 1 V: 1 CC:		

CLAVE: P = Proteína V = Verdura F = Fruta CC = Carbohidratos complejos G = Carbohidratos a base de granos GS = Grasa y Aceites saludables

Mapa de comidas A
Semana Dos—Parte 2

	PESO A.M.	DESAYUNO	REFRIGERIO A.M.	ALMUERZO	REFRIGERIO P.M.	CENA	ONZAS DE AGUA AL DÍA	EJERCICIO
VIERNES		RECETA: O 1 P: 1 V: 1 F:	1 F: 1 GS:	RECETA: O 1 P: 1 V: 1 GS:	1 P: 1 GS:	RECETA: O 1 P: 1 V: 1 GS:		
PARTE 2 SÁBADO		RECETA: O 1 P: 1 V: 1 F:	1 F: 1 GS:	RECETA: O 1 P: 1 V: 1 GS:	1 P: 1 GS:	RECETA: O 1 P: 1 V: 1 GS:		
DOMINGO		RECETA: O 1 P: 1 V: 1 F:	1 F: 1 GS:	RECETA: O 1 P: 1 V: 1 GS:	1 P: 1 GS:	RECETA: O 1 P: 1 V: 1 GS:		

CLAVE: P = Proteína V = Verdura F = Fruta CC = Carbohidratos complejos G = Carbohidratos a base de granos GS = Grasa y Aceites saludables

MAPA DE COMIDAS B (Puntaje de intervención metabólica 7 a 9)

Semana uno—Parte 1

	PESO A.M.	PESO A.M.	REFRIGERIO A.M.	ALMUERZO	REFRIGERIO P.M.	CENA	ONZAS DE AGUA AL DÍA	EJERCICIO
PARTE 1								
LUNES		RECETA: O 1 P: 1 V: 1 F: 1 G O CC:	1 F:	RECETA: O 1 P: 2 V: 1 F:	1 F:	RECETA: O 1 P: 1 V: 1 CC:		
MARTES		RECETA: O 1 P: 1 V: 1 F: 1 G O CC:	1 F:	RECETA: O 1 P: 2 V: 1 F:	1 F:	RECETA: O 1 P: 1 V: 1 CC:		
MIÉRCOLES		RECETA: O 1 P: 1 V: 1 F: 1 G O CC:	1 F:	RECETA: O 1 P: 2 V: 1 F:	1 F:	RECETA: O 1 P: 1 V: 1 CC:		

CLAVE: P = Proteína V = Verdura F = Fruta CC = Carbohidratos complejos G = Carbohidratos a base de granos GS = Grasa y Aceites saludables

Mapa de comidas B
Semana Uno—Parte 2

	PESO A.M.	DESAYUNO	REFRIGERIO A.M.	ALMUERZO	REFRIGERIO P.M.	CENA	ONZAS DE AGUA AL DÍA	EJERCICIO
JUEVES		RECETA: O 2 P: 1 V: 1 GS:	1 P: 1 GS:	RECETA: O 1 P: 2 V: 1 GS:	1 P: 1 GS:	RECETA: O 1 P: 2 V: 1 GS:		
VIERNES		RECETA: O 2 P: 1 V: 1 GS:	1 P: 1 GS:	RECETA: O 1 P: 2 V: 1 GS:	1 P: 1 GS:	RECETA: O 1 P: 2 V: 1 GS:		
PARTE 2 SÁBADO		RECETA: O 2 P: 1 V: 1 GS:	1 P: 1 GS:	RECETA: O 1 P: 2 V: 1 GS:	1 P: 1 GS:	RECETA: O 1 P: 2 V: 1 GS:		
DOMINGO		RECETA: O 2 P: 1 V: 1 GS:	1 P: 1 GS:	RECETA: O 1 P: 2 V: 1 GS:	1 P: 1 GS:	RECETA: O 1 P: 2 V: 1 GS:		

CLAVE: P = Proteína V = Verdura F = Fruta CC = Carbohidratos complejos G = Carbohidratos a base de granos GS = Grasa y Ace tes saludables

Mapa de comidas B (Puntaje de intervención metabólica 7 a 9)

Semana Dos—Parte 1

PARTE 1		PESO A.M.	PESO A.M.	REFRIGERIO A.M.	ALMUERZO	REFRIGERIO P.M.	CENA	ONZAS DE AGUA AL DÍA	EJERCICIO
	LUNES		RECETA: O 1 P: 1 V: 1 F: 1 G O CC:	1 F:	RECETA: O 1 P: 2 V: 1 F:	1 F:	RECETA: O 1 P: 1 V: 1 CC:		
	MARTES		RECETA: O 1 P: 1 V: 1 F: 1 G O CC:	1 F:	RECETA: O 1 P: 2 V: 1 F:	1 F:	RECETA: O 1 P: 1 V: 1 CC:		
	MIÉRCOLES		RECETA: O 1 P: 1 V: 1 F: 1 G O CC:	1 F:	RECETA: O 1 P: 2 V: 1 F:	1 F:	RECETA: O 1 P: 1 V: 1 CC:		

CLAVE: P = Proteína V = Verdura F = Fruta CC = Carbohidratos complejos G = Carbohidratos a base de granos GS = Grasa y Aceites saludables

Mapa de comidas B
Semana Dos—Parte 2

	PESO A.M.	DESAYUNO	REFRIGERIO A.M.	ALMUERZO	REFRIGERIO P.M.	CENA	ONZAS DE AGUA AL DÍA	EJERCICIO
JUEVES		RECETA: O 2 P: 1 V: 1 GS:	1 P: 1 GS:	RECETA: O 1 P: 2 V: 1 GS:	1 P: 1 GS:	RECETA: O 1 P: 2 V: 1 GS:		
VIERNES		RECETA: O 2 P: 1 V: 1 GS:	1 P: 1 GS:	RECETA: O 1 P: 2 V: 1 GS:	1 P: 1 GS:	RECETA: O 1 P: 2 V: 1 GS:		
PARTE 2 SÁBADO		RECETA: O 2 P: 1 V: 1 GS:	1 P: 1 GS:	RECETA: O 1 P: 2 V: 1 GS:	1 P: 1 GS:	RECETA: O 1 P: 2 V: 1 GS:		
DOMINGO		RECETA: O 2 P: 1 V: 1 GS:	1 P: 1 GS:	RECETA: O 1 P: 2 V: 1 GS:	1 P: 1 GS:	RECETA: O 1 P: 2 V: 1 GS:		

CLAVE: P = Proteína V = Verdura F = Fruta CC = Carbohidratos complejos G = Carbohidratos a base de granos GS = Grasa y Aceites saludables

Mapa de comidas C (Puntaje de intervención metabólica 6 o menos)

Semana Uno—Parte 1

	PESO A.M.	PESO A.M.	REFRIGERIO A.M.	ALMUERZO	REFRIGERIO P.M.	CENA	ONZAS DE AGUA AL DÍA	EJERCICIO
LUNES		RECETA: O 2 P: 2 V: 1 F: 1 G O CC:	1 F:	RECETA: O 1 P: 2 V: 2 F:	2 F:	RECETA: O 2 P: 2 V: 1 CC:		
MARTES		RECETA: O 2 P: 2 V: 1 F: 1 G O CC:	1 F:	RECETA: O 1 P: 2 V: 2 F:	2 F:	RECETA: O 2 P: 2 V: 1 CC:		
MIÉRCOLES		RECETA: O 2 P: 2 V: 1 F: 1 G O CC:	1 F:	RECETA: O 1 P: 2 V: 2 F:	2 F:	RECETA: O 2 P: 2 V: 1 CC:		

PARTE 1

CLAVE: P = Proteína V = Verdura F = Fruta CC = Carbohidratos complejos G = Carbohidratos a base de granos GS = Grasa y Aceites saludables

Mapa de comidas C
Semana Uno—Parte 2

	PESO A.M.	DESAYUNO	REFRIGERIO A.M.	ALMUERZO	REFRIGERIO P.M.	CENA	ONZAS DE AGUA AL DÍA	EJERCICIO
JUEVES		RECETA: O 2 P: 2 V: 1 GS:	1 P: 1 GS:	RECETA: O 2 P: 2 V: 1 GS:	1 P: 1 GS:	RECETA: O 2 P: 2 V: 1 GS:		
VIERNES		RECETA: O 2 P: 2 V: 1 GS:	1 P: 1 GS:	RECETA: O 2 P: 2 V: 1 GS:	1 P: 1 GS:	RECETA: O 2 P: 2 V: 1 GS:		
PARTE 2 **SÁBADO**		RECETA: O 2 P: 2 V: 1 GS:	1 P: 1 GS:	RECETA: O 2 P: 2 V: 1 GS:	1 P: 1 GS:	RECETA: O 2 P: 2 V: 1 GS:		
DOMINGO		RECETA: O 2 P: 2 V: 1 GS:	1 P: 1 GS:	RECETA: O 2 P: 2 V: 1 GS:	1 P: 1 GS:	RECETA: O 2 P: 2 V: 1 GS:		

CLAVE: P = Proteína V = Verdura F = Fruta CC = Carbohidratos complejos G = Carbohidratos a base de granos GS = Grasa y Aceites saludables

Mapa de comidas C (Puntaje de intervención metabólica 6 o menos)

Semana Dos—Parte 1

		PESO A.M.	REFRIGERIO A.M.	ALMUERZO	REFRIGERIO P.M.	CENA	ONZAS DE AGUA AL DÍA	EJERCICIO
PARTE 1	LUNES	RECETA: O 2 P: 2 V: 1 F: 1 G O CC:	1 F:	RECETA: O 1 P: 2 V: 2 F:	2 F:	RECETA: O 2 P: 2 V: 1 CC:		
	MARTES	RECETA: O 2 P: 2 V: 1 F: 1 G O CC:	1 F:	RECETA: O 1 P: 2 V: 2 F:	2 F:	RECETA: O 2 P: 2 V: 1 CC:		
	MIÉRCOLES	RECETA: O 2 P: 2 V: 1 F: 1 G O CC:	1 F:	RECETA: O 1 P: 2 V: 2 F:	2 F:	RECETA: O 2 P: 2 V: 1 CC:		

CLAVE: P = Proteína V = Verdura F = Fruta CC = Carbohidratos complejos G = Carbohidratos a base de granos GS = Grasa y Aceites saludables

Mapa de comidas C
Semana Dos—Parte 2

	PESO A.M.	DESAYUNO	REFRIGERIO A.M.	ALMUERZO	REFRIGERIO P.M.	CENA	ONZAS DE AGUA AL D A	EJERCICIO
JUEVES		RECETA: O 2 P: 2 V: 1 GS:	1 P: 1 GS:	RECETA: O 2 P: 2 V: 1 GS:	1 P: 1 GS:	RECETA: O 2 P: 2 V: 1 GS:		
VIERNES		RECETA: O 2 P: 2 V: 1 GS:	1 P: 1 GS:	RECETA: O 2 P: 2 V: 1 GS:	1 P: 1 GS:	RECETA: O 2 P: 2 V: 1 GS:		
PARTE 2 **SÁBADO**		RECETA: O 2 P: 2 V: 1 GS:	1 P: 1 GS:	RECETA: O 2 P: 2 V: 1 GS:	1 P: 1 GS:	RECETA: O 2 P: 2 V: 1 GS:		
DOMINGO		RECETA: O 2 P: 2 V: 1 GS:	1 P: 1 GS:	RECETA: O 2 P: 2 V: 1 GS:	1 P: 1 GS:	RECETA: O 2 P: 2 V: 1 GS:		

CLAVE: P = Proteína V = Verdura F = Fruta CC = Carbohidratos complejos G = Carbohidratos a base de granos GS = Grasa y Aceites saludables

EJERCICIOS DE LA REVOLUCIÓN DEL METABOLISMO DE UN VISTAZO

Ejercicios recomendados para el Mapa de comidas A

- *Cardio:* 3 o 4 veces a la semana, para elevar su ritmo cardíaco hasta que esté entre 120 y 140 latidos por minuto de 20 a 35 minutos en cada sesión.
- *Pesas:* No levantar pesas durante el programa de 14 días.
- *Ejercicios de intervención metabólica:* Mínimo 1 vez a la semana.

Ejercicios recomendados para el Mapa de comidas B

- *Cardio:* 2 o 3 veces a la semana, para elevar su ritmo cardíaco hasta que esté entre 120 y 140 latidos por minuto de 20 a 35 minutos en cada sesión.
- *Pesas:* 1 vez a la semana, concentrándose en 3 grupos musculares principales en cada sesión.
- *Ejercicios de intervención metabólica:* Mínimo 1 vez a la semana.

Ejercicios recomendados para el Mapa de comidas C

- *Cardio:* 2 o 3 veces a la semana, para elevar su ritmo cardíaco hasta que esté entre 120 y 140 latidos por minuto de 20 a 35 minutos en cada sesión.
- *Pesas:* 2 veces a la semana, concentrándose en 3 grupos musculares principales en cada sesión.
- *Ejercicios de intervención metabólica:* Mínimo 2 veces a la semana.

LISTA DE ALIMENTOS DE LA REVOLUCIÓN DEL METABOLISMO

ALIMENTOS SIN RESTRICCIONES

Estos se pueden incorporar en cualquier comida en cualquier momento en cantidades ilimitadas.

100% fruta de monje/lo han
100% estevia pura
Xilitol de abedul
Apio
Hierbas y especias secas o frescas
Claras de huevo
Ajos
Jengibre
Rábano picante

Limones
Limas
Mostaza, pura (sin aditivos)
Cebollas
Pimienta: negra, roja, de cayena en escamas
Cacao crudo
Sal de mar
Vinagre, puro (sin aditivos)

FRUTAS: 1 TAZA = 1 PORCIÓN

Estas pueden ser frescas o congeladas y se pueden servir combinadas.

Manzanas
Moras, fresas, frambuesas, toda clase
Cerezas
Toronja
Mangos
Melones, toda clase

Melocotones
Naranjas
Duraznos
Peras
Piña
Ciruelas

VERDURAS: 2 TAZAS, CRUDAS / 1 TAZA, COCIDA = 1 PORCIÓN

Estas pueden ser frescas o congeladas, servidas crudas o cocidas y se pueden servir combinadas.

Espárragos
Remolacha, toda clase
Brócoli/brocolini
Repollo
Zanahorias
Coliflor
Pepinos
Vainitas, frijoles amarillos, frijoles de cera

Verduras con hojas y lechugas
Hongos, toda clase
Cebollas, toda clase
Pimientos, toda clase
Rabanitos
Calabazas, toda clase

CARBOHIDRATOS COMPLEJOS NO BASADOS EN GRANOS: ½ TAZA, COCIDOS = 1 PORCIÓN

Frijoles/legumbres (excepto maníes, arvejas y soya)

Quinua

Camotes/ñames

Arroz silvestre

GRANOS: ½ TAZA, COCIDOS = 1 PORCIÓN

Arroz integral

Rubión

Kamut

Avena

Espelta

PROTEÍNAS: 4 ONZAS O 2 HUEVOS = 1 PORCIÓN

Se prefieren orgánicas, de granja, y sin antibióticos. Seleccione sin nitrito, sin aditivos, sin azúcares o conservantes.

Carne de res

Búfalo

Pollo

Huevos, enteros

Pescado, fresco

Cordero

Cerdo

Camarón

Pavo

Aves silvestres

PROTEÍNAS VEGETARIANAS

Edamame, ¾ taza (con cáscara)

Legumbres, ¾ taza cocidas (tales como las lentejas, frijoles negros, frijoles blancos, frijoles refritos, etc.; *maníes no*)

Hongos, de cualquier tipo, 3 tazas (crudos)

Tempe, 4 onzas, crudo (el único producto de soya permitido)

GRASAS SALUDABLES

Estas se pueden servir combinadas.

Aguacate, ¼ aguacate

Puré de garbanzos, ¼ taza

Nueces y mantequillas de semillas, solo de nueces y semillas crudas, 2 cucharadas

Nueces y semillas, solo crudas, ¼ taza

Aceites: aguacate, coco, semilla de uva,

aceituna, alazor, girasol, aceite de nuez, 2 cucharadas

Aceitunas, 8 a 10

Pulpa de coco crudo, ¼ taza

Mayonesa de aceite de alazor, 2 cucharadas

PLANTILLA PARA LA NUTRICIÓN SALUDABLE DEL METABOLISMO ACELERADO DE POR VIDA Y EL PLAN DE EJERCICIOS

DESAYUNO	REFRIGERIO A.M.	ALMUERZO	REFRIGERIO P.M.	CENA	REFRIGERIO NOCTURNO OPCIONAL	EJERCICIO
FRUTA	VERDURA	GRASA/ PROTEÍNA	VERDURA	GRASA/ PROTEÍNA	VERDURA	CARDIO (2 VECES/ SEMANA
GRASA/ PROTEÍNA	GRASA/ PROTEÍNA	VERDURA	GRASA/ PROTEÍNA	VERDURA	GRASA/ PROTEÍNA	
CARBO-HIDRATOS COMPLE-JOS		FRUTA		CARBO-HIDRATOS COMPLE-JOS		LEVANTA-MIENTO DE PESAS (2 VECES/ SEMANA)
VERDURA				OPCIONA-LES		EIM (1 VEZ/ SEMANA)

LISTA MAESTRA DE ALIMENTOS PARA EL METABOLISMO ACELERADO DE POR VIDA

VERDURAS:

1 porción = mínimo 2 tazas crudas

Alcachofas

Espárragos

Retoños de bambú

Frijoles, todo tipo (verdes, amarillos, cera y legumbres), excepto soya

Remolachas, todo tipo

Brócoli, todo tipo

Repollitos de Bruselas

Repollo, todo tipo

Cactus

Zanahorias

Coliflor

Apio, todo tipo

Pepino, todo tipo

Verduras de cultivo/fermentadas, todo tipo

Berenjena

Hinojo

Hojas enrolladas de helecho

Hojas de uva

Corazones de palma

Alcachofa de Jerusalén

Jícama

Col rizada

Colinabo

Verduras con hojas frondosas, todo tipo (lechugas, espinaca, col rizada, etc.)

Puerros

Hongos
Calalú
Cebollas, todo tipo
Chirivías
Pimientos, todo tipo
Rabanitos, todo tipo
Ruibarbo
Nabo sueco
Verduras marinas/algas, todo tipo
Arvejas
Espinaca

Espirulina
Retoños, todo tipo
Calabaza, todo tipo
Camotes
Taro
Tomatillos
Tomates
Nabos, todo tipo
Grass de trigo
Yuca

FRUTAS (FRESCAS O CONGELADAS):

1 porción = 1 a 1 ½ tazas o pedazos

Manzanas, todo tipo
Albaricoque
Moras, todo tipo
Chirimoya
Cerezas
Pitaya
Higos, solo frescos
Toronja
Guayaba
Jaca
Kiwi
Naranja china
Limones
Limas
Nísperos
Lichi
Mangos
Melones, todo tipo
Melocotones

Naranjas, todo tipo
Papayas
Maracuyá
Duraznos
Peras, todo tipo
Caquis
Piña
Plátanos para freír
Ciruelas
Pluot
Granadas
Pomelo
Tuna
Membrillo
Carambola
Tamarindo
Ugli
Sandía

CARBOHIDRATOS COMPLEJOS:

1 porción = ¼ a ¾ taza cocidos, o 1 tajada o pedazo

Amaranto
Cebada, todo tipo
Trigo rubión
Trigo escaña

Farro
Harinas hechas de todos los granos
    aprobados
Freekeh

Kamut

Leches hechas de todos los granos aprobados (como leche de avena)

Mijo

Avenas (tradicionales, hojuelas)

Pasta hecha de todos los granos aprobados

Quinua

Arroz, todo tipo excepto blanco

Centeno

Sorgo

Espelta

Retoño de trigo

Tapioca

Teff

Moras de trigo (retoñado)

PROTEÍNA ANIMAL

1 porción = 4 a 5 onzas, o 2 huevos

Carne de res

Búfalo

Pollo

Colágeno

Gallineta

Crustáceos, todo tipo

Carnes magras curadas, todo tipo (sin nitrato)

Carnes de salchichonería, todo tipo (sin nitrato)

Huevos

Caracol

Pescado, todo tipo (capturado en la naturaleza, crudo, ahumado, enlatado)

Ancas de rana

Gelatina

Carne seca, todo tipo (sin nitrato)

Cordero

Moluscos, todo tipo

Órganos, todo tipo

Cerdo, todo tipo

Conejo

Pavo, todo tipo

Ave silvestre, todo tipo

PROTEÍNA VEGETAL

1 porción = ¼ a ½ taza cocida de proteína en polvo según las instrucciones del paquete

Frijoles/legumbres, todo tipo, excepto arvejitas, maníes y soya (aunque los vegetarianos que están en su peso ideal y no están teniendo problemas hormonales en la actualidad pueden elegir comer solo soya fermentada, de vez en cuando, ver más acerca de la soya en la página 246)

Lentejas, todo tipo

Proteína vegetal en polvo (tales como la de arveja, arroz integral, etc.; *soya no*)

GRASAS SALUDABLES

Aguacate, ¼ a ½

Mantequilla de cacao, 1 a 2 cdas

Coco, fresco o seco (sin azúcar), 1 a 2 cdas

Puré de garbanzos, ¼ a ½ taza

Mayonesa (de aguacate, aceituna, alazor, girasol), 1 a 2 cdas

Aceites (aguacate, coco, semilla de uva, aceituna, ajonjolí, girasol, alazor), 1 a 2 cdas

Aceitunas, todo tipo, 8 a 10
Nueces crudas y semillas, todo tipo
   (incluyendo mantequillas de nueces

crudas, leches, quesos y yogures), ¼
a ½ taza de nueces o semillas; 1 a 2
cdas de mantequilla de nueces

HIERBAS, ESPECIAS, CONDIMENTOS Y DIVERSOS ALIMENTOS

El tamaño de las porciones es ilimitado

Agar
Arrurruz en polvo
Polvo de hornear
Bicarbonato de sodio
Aminos líquidos Bragg
Levadura Brewer
Caldo, todo tipo (hecho en casa o sin
   azúcar añadida)
Algarrobo (sin azúcar)
Pasta de chile
Aminos de coco
Agua de coco
Sustitutos del café (Dandy Blend, Pero)
Crema tártara
Hierbas, todo tipo
Extractos, puros, todo tipo (sin alcohol)
Esencias e infusiones, naturales, todo
   tipo (sin alcohol)
Goma guar
Tés de hierbas (sin cafeína)
Salsa picante, todo tipo (sin azúcar
   añadida)
Salsa de tomate (sin jarabe de maíz o
   azúcar añadida)

Humo líquido
Maca en polvo
Mostaza, todo tipo
Levadura nutricional
Pimiento
Pepinillo encurtido (sin azúcar añadida)
Cacao crudo en polvo y en trocitos
Salsa
Sal de mar
Especias, todo tipo
Endulzantes, naturales (xilitol en base
   a abedul, azúcar de coco, jarabe de
   arce puro, melaza, fruta ciento por
   ciento pura, azúcar de palma, miel
   cruda, stevia 100% pura)
Tamari
Vinagres, todo tipo
Castañas de agua
Goma Xanthan (no en base a maíz)
Cáscara/ralladuras (cítricos)

RECONOCIMIENTOS

¡Es difícil creer que esté agradeciendo a la gente por lo que ellos han significado para mí durante el proceso de escribir mi quinto libro! Jamás me imaginé estar en este lugar, y es en gran parte debido al apoyo personal y profesional, amor y cuidado que he tenido el privilegio de recibir desde tantos rincones de mi compleja y loca vida.

Ante todo, Alex Glass, mi brillante agente, ha sido mi firme campeón en esta montaña rusa de la publicación del libro, y jamás hubiera alcanzado cinco libros, y ni se diga tantos otros aspectos cruciales de mi carrera, sin él. Alex, eres una bendición del cielo y el mejor en este negocio.

Estoy endeudada con Harper Wave por forjar una nueva relación conmigo y llevar mi visión hacia el futuro. Karen Rinaldi, Hannah Robinson, Brian Perrin y Yelena Nesbit, gracias por confiar en mí y llevar a cabo esto; su trabajo ayudará al mío a salvar vidas y cambiar el mundo.

Eve Adamson, hemos estado en un largo camino juntas y me siento muy afortunada por haberte tenido a mi lado a través de todo. Tu facilidad de palabra hace que cada página sea mejor. Bob Marty, mi gurú de la televisión pública, gracias por encabezar esta parte importante de nuestro alcance a la gente. Melanie Parish, gracias por tu guía continua, tanto personal como profesionalmente. Marc Chaplin, mi pilar legal, tu guía ha sido y continuará siendo invalorable para mi negocio y mi vida. A Leilani, John, Carol, Tim, Wendy, Hanna, Emily, Marq y todo el equipo HPG, gracias por hacer que mi misión sea la suya. Estamos haciendo algo muy importante, y ustedes lo hacen una realidad.

Nada de esto sería posible sin mi comunidad de clientes, tanto en persona como en forma virtual, incluyendo mis lectores y todos los que me acompañan en línea para nuestras muchas incursiones inspiradoras. Me encanta lo sagaces que se han vuelto, y la manera en que traen ese conocimiento a cada persona nueva que viene al redil. Ustedes son la razón por la que hago lo que hago, y hacer que sus vidas mejoren hace que la mía mejore. Gracias por eso.

Finalmente, gracias a mi familia loca y hermosa: mis padres, mis hermanas y cuñada, mis facinerosos hermanos, mis adorables sobrinas y sobrinos, mis descabelladamente preciosos hijos, y mi esposo, quien es mi roca, y cuyo pozo profundo de amor me alimenta diariamente y es interminable. Te amo con todo lo que tengo.

ÍNDICE

ACERCA DE LA AUTORA

HAYLIE POMROY es una candidata al título de maestría en salud pública de The George Washington University y es la fundadora y presidente ejecutiva de Haylie Pomroy Group, que alberga su práctica clínica, página web de membresía y servicios de orientación. Ella es la gurú máxima en nutrición de Hollywood, y sus clientes célebres incluyen a Jennifer López, Robert Downey Jr., LL Cool J, Reese Witherspoon, Raquel Welch y Cher, junto con atletas profesionales y olímpicos, y ejecutivos de compañías de Fortune 500. Sus cuatro libros de gran éxito de ventas internacionales se han publicado en catorce idiomas.

hayliepomroy.com

HAYLIE POMROY
Comida real, gente real, cambio real.

¡ESPERE!
Antes que haga cualquier cosa, Vaya a mi página web y
¡HÁGASE MIEMBRO HOY!

Usted encontrará deliciosas recetas, mapas de comidas super-simples, acceso a nuestra página privada de Facebook, ¡y más!

Obtenga un mes de prueba GRATIS de mi Programa de Membresía

Use el código de cupón: **joinmefree**

HayliePomroy.com